Sports

21世纪高等职业院校通识教育规划教材

生命安全与健康

侍勇 主编

马鸣 陈伟辉 徐敏 副主编

傅遐龄 主审

人民邮电出版社

北京

图书在版编目（CIP）数据

生命安全与健康 / 侍勇主编. -- 北京 : 人民邮电出版社, 2015.1(2018.6重印)
21世纪高等职业院校通识教育规划教材
ISBN 978-7-115-37289-5

Ⅰ. ①生… Ⅱ. ①侍… Ⅲ. ①安全教育－高等职业教育－教材②健康教育－高等职业教育－教材 Ⅳ. ①X956②R193

中国版本图书馆CIP数据核字(2014)第251564号

内容提要

本书以提升学生生命质量，树立安全意识，普及救护、避险、逃生知识与技能，促进学生身心健康，提高生存技能为主要内容，详细介绍并说明了生命教育、安全教育、应急避险、紧急救护、体质健康等知识与技能。

本书将安全教学与高职学生人才培养目标融合一体，采用典型案例和情景，促进学生掌握安全、紧急救护、应急避险、健康自测的方法与技能。

本书既可作为高职高专公共基础课程的教材，又可作为学生学习的参考书。

◆ 主　　编　侍　勇
　副 主 编　马　鸣　陈伟辉　徐　敏
　主　　审　傅遐龄
　责任编辑　李育民
　责任印制　焦志炜

◆ 人民邮电出版社出版发行　北京市丰台区成寿寺路 11 号
　邮编 100164　电子邮件 315@ptpress.com.cn
　网址 http://www.ptpress.com.cn
　固安县铭成印刷有限公司印刷

◆ 开本：787×1092 1/16
　印张：13.75　2015 年 1 月第 1 版
　字数：346 千字　2018 年 6 月河北第 3 次印刷

定价：32.00 元

读者服务热线：(010)81055256　印装质量热线：(010)81055316
反盗版热线：(010)81055315

前言

Preface

教育学生要尊重生命、热爱生命、呵护健康，是学校和每一位教育工作者义不容辞的责任。在当下社会环境中，生命教育尤为重要。在各高等院校中，以就业率为衡量标准之一的高等教育逐渐与“知识教育”和“职业教育”画上了等号；而同时，大学生损害生命（坠楼、伤人）、沉迷网络和电子游戏、逃学、厌学、心理障碍等事件与现象频频发生，因而，生命安全与健康教育正越来越受到各级政府和学校的重视。我国的生命教育也就是在这样一个大背景下被提出来的。因此，编写《生命安全与健康》教材，为加强和改进大学生思想政治教育，引导学生正确认识生命、尊重生命、提升生命的意义感和价值感的生命教育，是非常具有现实意义的。

本书编写的主要目的是为了满足当前高职院校教学改革要求，在教材编写内容上支持任务驱动教学，通过更加合理的案例材料和表现形式，为教师教学提供更丰富的教学材料，帮助学生能够更直观地学习和理解教材内容。本书的主要特点如下。

1. 本书在总体设计上仍沿用传统教材的教学顺序，但内容组织上采用项目化、任务驱动设计，每个任务均能够体现生命安全教育的工作过程，使学生通过5个项目的学习，循序渐进地掌握生命安全的知识和技能。

2. 本书配套了丰富的案例和任务训练。

3. 本书与课程网络课堂相结合，是两套完整的系统，一方面可以用于学生初次学习和教师课堂讲解，另一方面可以通过课程网络空间学习。

4. 本书在表现形式上，使用了大量的便于学生理解的图表，每个项目的任务内容均具有可操作性。

通过5个项目的学习和训练，使学生理解生命的意义与价值，了解紧急救护、应急避险的体系组成，熟悉避险救灾程序和救护工作要点，掌握救护技术和自救、互救、急救方法，达到人人动手实践急救、避险技能操作，积累丰富的日常生活中的防灾避险知识和救护知识，学会预测和规避各种危险，明白遇到险境该如何应对，及应以怎样的知识和心理素质，把危害降到最低，从而保证自己的生命安全。

本书的参考学时为60～80学时，建议采用理论实践一体化教学模式，各章的参考学时见下面的学时分配表。

学时分配表

项目	课程内容	学时
项目一	生命教育	12～16
项目二	安全教育	12～16
项目三	应急避险	12～16
项目四	紧急救护	12～16
项目五	体质健康	12～16
课时总计		60～80

本书由江苏财经职业技术学院侍勇任主编，江苏财经职业技术学院马鸣、陈伟辉、徐敏任副主编，江苏财经职业技术学院傅遐龄任主审，江苏财经职业技术学院庞建民、徐晓娟、朱亮、季宵磊参编。具体编写任务如下：马鸣、徐晓娟编写了项目一，陈伟辉编写了项目二，季宵磊、朱亮编写了项目三，徐敏编写了项目四，庞建民编写了项目五。此外，在本书编写过程中，得到了江苏省体育教学指导委员会专家和兄弟学校同仁的大力支持和热情帮助，在此深表感谢。

由于编者水平和经验有限，书中难免有欠妥和错误之处，恳请读者批评指正。

编　者

2014 年 7 月

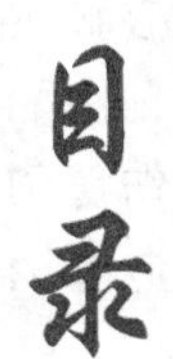

目录
Contents

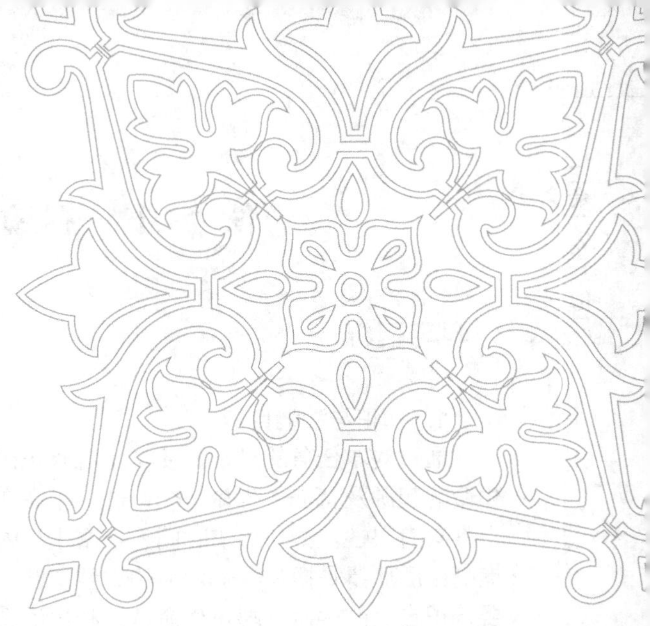

项目一

生命教育

Project 1

项目导读：欣赏生命，呵护生命，爱惜自己

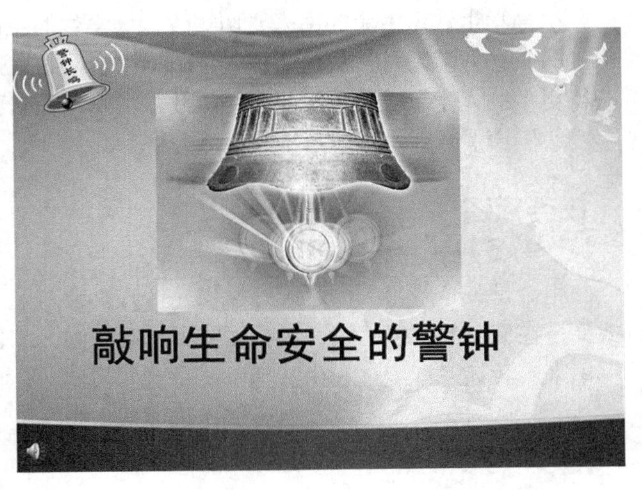

生命安全与健康教育，首先是生命的教育，是帮助大学生正确选择生命态度和人生目标，为提高受教育者生命质量和人身幸福奠定基础的教育。是以跨学科为特征，以人与自然、人与自我、人与社会的关系为核心内容，旨在帮助大学生认识、珍惜、尊重并热爱生命，从而增强生存技能，提高生命质量的一种教育和训练活动。生命教育其意义是唤起人们对生命的热爱，消除生命的威胁，培植热爱生命的智慧，帮助学生探索与认识生命的意义，珍惜生命的可贵，树立正确的生命观，实现每个人独特的生命价值，从而让自己的生命与自然、他人、社会建立起美好、和谐的关系。

其次是安全、救护、避险教育，是弘扬“人道、博爱、奉献”的红十字精神。我们应不断提高广大师生的安全意识，普及救护、避险知识和技能，增强师生的责任意识和安全意识，切实提高学校安全管理水平，以达到“挽救生命、减轻伤残”的目的，为安全生产、健康生活提供必要的保障。

任务1 认识生命，善待生命

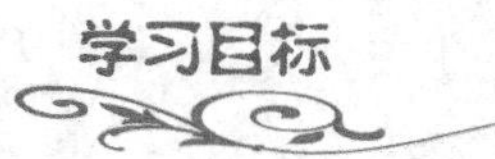

1. 知识与技能目标

通过对本任务的学习，使学生能够正确认识生命的起源及特征，生命是个奇迹，生命在时间上具有有限性。如何珍惜时间，丰富生活内涵，提高生活质量是摆在我们面前的重要课题。我们要认识自己的生命，端正生命意识和生活态度，善待生命。

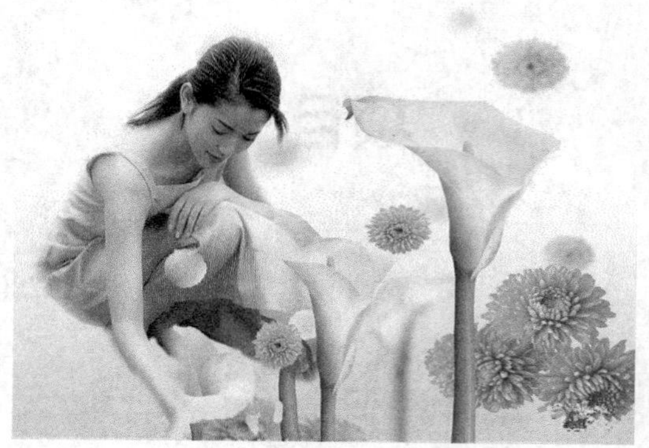

2. 过程与方法目标

从生命的起源、特征切入，以历史名人的事例为引导，告诉学生必要的生命知识，并分析如何善用此生，珍惜时间，丰富生活内涵，提高生命质量，使学生认识自身，由衷的感叹生命的伟大和时间的宝贵，引导他们认识生命的价值，能够善待生命，让生活更精彩。

3. 情感、态度与价值观发展目标

引导学生认识生命的由来，切实改善大学生的生命观，端正对生命的态度，善待生命，珍惜时间，努力学习科学文化知识，不断丰富自己，提升自己的生命质量。力争在相同的时间内获得更多的人生意义，善用此生，由此才可以丰富自我的生命内涵，提高综合素质，促进大学生身心健康。

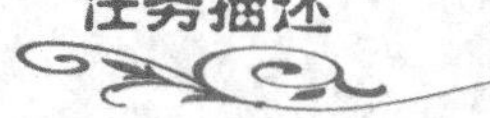

生命是一个严肃的命题。几乎每一个人都会对这一命题提出疑问，或许是在闲暇的时候；或许是在疲惫的时候；或许是在面壁沉思的时候。总之我们不禁会问：生命究竟是什么？我从哪里来？我该怎样度过一生？

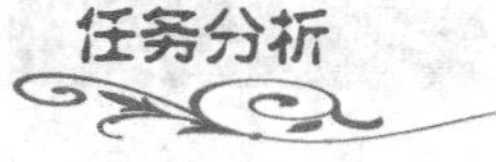

作为当代大学生，我们应对生命有所认识：生命泛指其具有稳定的物质代谢和能量代谢现象，并能回应刺激和进行自我复制的半开放系统。人类生命的表现是自身繁殖、生长发育、新陈代谢、遗传变异以及对刺激的反应等。生命具有自然属性和社会属性，同时具有偶然性和必然性。生命中有理想才会更有意义。我们要具有挑战困难的勇气，努力学习科学文化知识，不断丰富自己，提升自己的生活质量。我们还应该力争在相同的时间内获得更多的人生意义，善用此生，以此不断丰富自我生命的内涵。

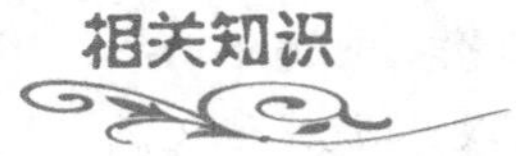

1. 生命不只是偶然

从生命的起源及生物进化的角度来看，生命具有偶然性和必然性。环境和条件稍稍改变，也许就不会有你我、世界或者地球。然而，宇宙是动态的，不是恒定的，它必然会出现偶然现象，所以也可以说生命的产生是一种必然。从生物进化角度看，个体生命的诞生是偶然的，但生命的延续是必然的；从人类生命的特点看，生命同样不只是偶然。生命是相对脆弱的，人的生命随时都存在着被毁灭的可能性，灾难的瞬间就能够导致生命的消失。因此，生命具有偶然性。同时，人在认识和实践过程中，会表现出自觉性、自主性、自立性和创造性，因此人的生命具有能动性，这是人类独有的特性和本质属性。人类能够充分发挥能动性，积极主动地改造自然和社会，创造自己的历史。人的主观能动性决定了不同人的不同生活方式，而不良的生活方式往往会损害一个人的健康，甚至影响一个人的寿命。人的行为方式在一定程度上决定了他的寿命的长短，因此，生命具有必然性。

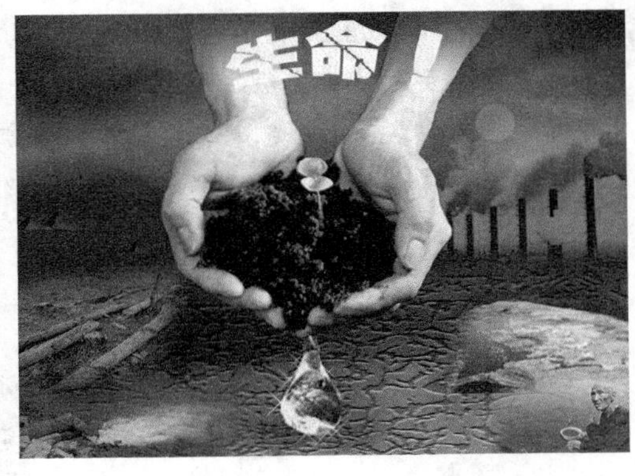

2. 生命具有时间有限性

从时间上来看，生命对每一个人而言都是公平的。生命具有时间有限性，如果青少年不好好把握利用时间，那么这看似宝贵的时间稍纵即逝。因此，青少年必须树立正确的时间观念，并在行动中珍惜时间。

时间是贯穿在人的生命中的一个刻度，它看似是人的亲密无间的朋友，但是实际上却是没有情面的。因为，属于一个人的时间并不多，每个人是有其自然寿命的。

时间是有价值的。时间是每个人的资本和财富，它对每个人都是公平的。给每个人的一天都是 24 小时，即 1 440 分钟。从你来到这个世界的那天开始，它就陪伴着你度过每一刻，无论你是贫穷还是富有，是高贵还是卑微，时间从来没离开过你。

人类的平均预期寿命可以随着医疗水平的提高而延长，但是预期寿命只是科学和医疗发展到一定程度的成果，有些人预言，人类的寿命会增至 120 岁或 150 岁，这并不代表每个人都会活到这个年龄。人的寿命还受到其他一些外界因素的影响，如不可预知的自然灾难、交通事故等。

对于任何人来说，时间都是一种非常宝贵的资源。如果缺少金钱、物质、学识，只要花时间就可以去填补。但是如果没有了时间，一切就都没有意义了。时间对于每个人来说都是极其宝贵的，都应该培养时间观念。

案例1-1

爱迪生是举世闻名的大发明家。他一生有 2 000 余项发明，对改进人类的生活方式做出了重大的贡献。

“浪费，最大的浪费莫过于浪费时间了。”爱迪生常对助手说，“人生太短暂了，要多想办法，用极少的时间办更多的事情。” 一天，爱迪生在实验室里工作，他递给助手一个没有灯丝的空玻璃灯泡，说：“你测量一下灯泡的容量，将结果给我。”说完他又低头沉浸在自己的工作中。

过了好半天，助手仍没有将结果测出来。当爱迪生再一次催促助手时，却发现助手拿着软尺在测量灯泡的周长、斜度，并将得到的数字伏在桌上进行计算。这时爱迪生说：“时间，时间，怎么费那么多的时间呢？”他拿起那个空灯泡，向里面斟满了水，交给助手，说：“把里面的水倒进量杯里，马上告诉我它的容量。”

助手立刻读出了数字。

爱迪生说：“这是多么容易的测量方法啊，它既准确，又节省时间，你怎么想不到呢？还去算，那岂不是白白浪费时间吗？”

助手的脸红了。

爱迪生喃喃地说：“人生太短暂了，要节省时间，多做事情啊！”

【案例分析】

从这个故事中不难看出，大发明家爱迪生时时刻刻都有时间紧迫感，因此才会想到这么简单巧妙的方法，用极少的时间办更多的事情。

虽然人在时间面前看起来几乎是无可作为的，但是，我们还是可以从不同的方面去获得更多的时间，用各种方法相对延长人的生命时间，从而使人们更好地实现人生理想。作为当代大学生，我们必须充分利用有限的时间。

（1）不要无所事事，不要做浪费时间的事情。今天的事情今天完成，做到今日事今日毕，杜绝懒惰和拖拉，不让电视和网络游戏成为学习和生活上的敌人。人不能没有娱乐，但要坚决地控制尺度，不让时间从眼前白白流逝。

（2）丰富个人的内心世界，充实自己的精神生活。青少年应该通过读书、艺术创作、思维训练、文化活动以及人际交往来提升自己的人生品质。这样，在人的感觉和感受层面上，你就会比其他人获得更多的经验；从另一种意义上来讲，你比别人赢得了更多的时间。良好的学习能力和求知欲可使一个人随时准备接受各种信息，能更好地完善和丰富自己，不断取得进步。

（3）我们必须明白，人生中的任何成功、进步都需要付出努力和代价。如果一个人总想投机取巧，不做任何努力就想获得机遇成就，那无异于企盼天上突然掉下无数的馅饼来。只有凭智慧和能力去拼搏、奋斗，一步一个脚印，这样，等有一天回首时，你才会发现生命中的时间没有白白浪费。

3. 善用此生，提高生命质量

雨果曾说过：“人有了物质才能生存，有了理想才谈得上生活。知道生存和生活的不同吗？动物生存，而人则生活。”因此，生命的质量和意义不在于物质生命，而在于精神生命。每个人都希望自己能拥有高质量的生命，那么青少年应该如何提升自己的生命质量呢？

（1）应该具有挑战困难的勇气。人生并不都是一帆风顺的，有时命运会给我们制造种种困境，设置道道障碍，让我们身陷困境之中。很多人会被暂时的困难压弯了腰，放弃了最初的梦想与追求，最终毫无目标、浑浑噩噩地度过一生。相反，困难也能使一些有远大理想和坚定信念的人得到磨练，从而成就辉煌的人生！

（2）努力学习科学文化知识，让知识伴随自己终生。丰富的知识同样可以丰富我们的心智，进而提高我们的生命质量。

案例1-2

当贝多芬刚患上耳疾时，并没有在意。他认为只是小毛病，慢慢就会好了。可是没想到，他的耳疾不仅没有好转，反而愈加严重起来。结果在1819年，他彻底丧失了听觉，对于一个热爱音乐，以音乐为梦想、为终身事业的人来说是多么大的打击。贝多芬的心彻底碎了。这就好比是攀岩时重新被打回到起点，甚至是深渊，刚开始就已与竞争者拉开了距离。

然而，他并没有因命运的严酷打击而就此颓废，他选择了从痛苦与折磨中重新站起来，他发誓说：我要向命运挑战！我要扼住命运的咽喉，绝不向它屈服。从此，他努力适应着没有声音的生活，努力编写乐曲，向不幸的命运奋力反驳。

最终，他成功了，在受着无声世界的巨大煎熬下，战胜了病痛，创作了大量令人称绝的交响乐，以及其他一些音乐作品，成为了一位举世闻名的大音乐家和作曲家。

【案例分析】

一次的成功并不等于永久的成功，即使有了很大成就的人也要在不断学习中寻求提高，只有善于自我改变，自我超越的人，才会时刻注意到自己的缺陷与不足，才能不断地完善自我，向更强更大的成就迈进。已经成功的人如果就此停止为自己“充电”，迎接自己的往往是更大的失败。

所以，当别人在学习，在提高的时候，自己绝对不可松懈。

另外，我们都知道“谦受益，满招损”这句话，它的意思是满足已获得的成绩，将会招来损失和灾害；谦逊并时时感到自己的不足，却能因此而得益。如果是这样，那么我们何不做一个谦虚的人呢？只有虚怀若谷，虚心听从别人的意见，接受别人的批评，及时纠正自己的错误，弥补自己的不足，才能使我们进步。

4. 善待生命，生活更精彩

每个人的生命都同等重要和珍贵，每个人的生命又都是脆弱的。我们应该学会善待生命。善待生命，首先要善待自己的生命。善待生命，也要善待别人的生命。轻视生命，会贻害无穷；善待生命，才会获得丰富多彩的人生。

生命是脆弱的。善待自己的生命，要求我们对自己的体力和精力进行适当的调整和补充，以便为后续的工作储备持续的动力和精力。同时，不要太看重钱财。一个人如果太看重物质生活，甚至不惜犯罪去获取金钱，就会走向死亡的边缘，这是一种不善待生命的极端做法。其次，我们生活的社会是人类群体共生共荣的社会，个体不可能脱离群体而独自生存。因此，善待自己的生命，总是与善待别人的生命联系在一起。

任务训练

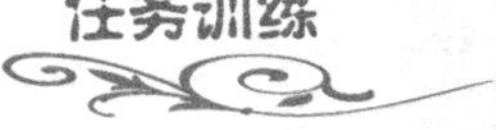

1. 观看影片《帝企鹅日记》，并写一篇不少于3 000字的读后感。
2. 阅读叔本华小说《活着》，并写一篇不少于3 000字的关于生命的读后感。

小　结

大学生拥有人生最美好的光阴，正处在生命力最旺盛的“青葱”岁月。我们应该学会认识生命和善待生命。生命具有偶然性和必然性，同时生命也是脆弱的、唯一的。生命具有时间有限性，所以生命又是宝贵的。生命具有伟大的力量，青少年在平凡的生活中要正确诠释生命的力量，好好活着，善待生命，做有意义的事。

同时，大学生还应做到珍惜时间，学会感恩、学会欣赏，提高自身的素质和修养，宽以待人、严于律己，建立良好的人际关系，为构建和谐社会出一份力。

亲爱的同学们，愿你们拥有一个丰盛的生命。当你们老去时，回顾此生，能看到自己的梦想开花结果，此生无悔！

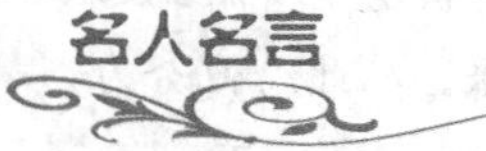

假如生命是乏味的，我怕有来生；假如生命是有趣的，我今生已是满足了。

——冰心

如果人生有也能有第二版，我将会如何认真地修改校对！

——克莱尔

愿你们每天都愉快地过着生活，不要等到日子过去了才找出它们的可爱之点，也不要把所有特别合意的希望都放在未来。

——居里夫人

谁也不会像老人那样热爱生活。

——索福克勒斯

即使断了一条弦，其余的三条弦还是要继续演奏，这就是人生。

——爱默生

没有人生活在过去，也没有人生活在未来，现在是生命确实占有的唯一形态。

——叔本华

若要享受生命，现在正是时候——不是明朝，不是明年，不是死后的来世。为了明年有更好的生活，最佳的准备是今年有个充实、完全、和谐而快乐的生活。

——陶玛士·锥尔

人的一生只是一刹那，所以我们要珍惜它，在世上一天就要过好一天，切莫虚度了年华。

——里克特

拓展阅读

[1] 季羡林. 季羡林生命沉思录. 北京：国际文化出版公司. 2008.

[2] [美] 赛安慈，[美] 吴至青. 还我本来面目，如何接纳自我和欣赏生命. 北京：华夏出版社. 2010.

任务2 认识生命，敬畏生命

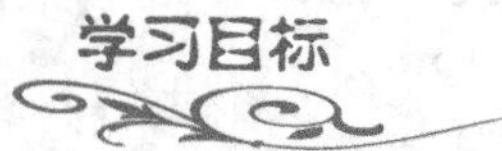

1. 知识与技能目标

通过对本任务的学习，使学生能够正确认识生命的意义。

2. 过程与方法目标

通过对大量素材和生动事例的解剖，深入讲解生命的神圣性，唯一性，强调生命的可贵；引导学生正确认识生命，敬畏生命。

活着
生命的價值在于你怎樣勇敢的存活

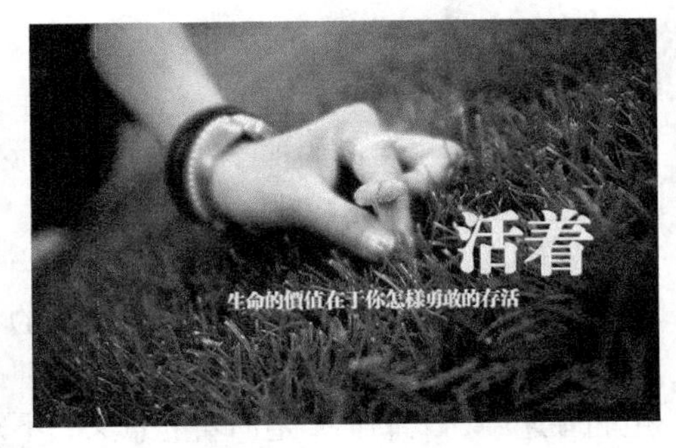

3. 情感、态度与价值观发展目标

引导学生认识生命的由来，切实改善大学生的生命观，端正对生命的态度，敬畏生命，提高综合素质，促进大学生身心健康。

任务描述

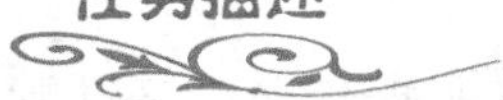

生命是一个奇迹，它具有神圣性、唯一性。正如美国《独立宣言》前言中所说：“造物者创造了平等的个人，并赋予他们若干不可剥夺的权利，其中包括生命权、自由权和追求幸福的权利。”生命是神圣的，不容侵犯的，我们必须和践踏我们尊严的任何人和事做斗争，只有正确认识这一点才能维护生命的神圣性，才能尊重和敬畏生命。

任务分析

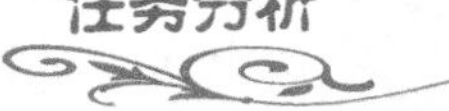

人们对生命的敬畏之心，常常源于对大自然的情感。敬畏生命，既要敬畏大自然，追求人与自然的和谐相处，又要敬畏自己的和他人的生命。学会感恩，感恩于父母、感恩于师长，是敬畏生命的最好体现。生命的神圣性在于维护尊严，每一个生命都是神圣的，有着不容侵犯的尊严。当我们的人格尊严受到践踏时，每一个人都应该勇于为维护尊严而抗争。

相关知识

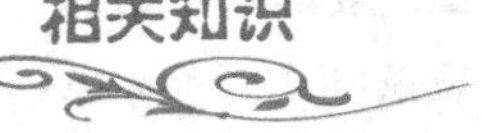

1. 生命具有神圣性，必须维护尊严

生命是一个奇迹，生命是神圣的，正确认识这一点才能尊重和敬畏生命。每个人的生命都只有一次，生命是短暂而宝贵的。大学生要珍惜生命，做有意义的事，才能实现自己的人生价值。

生命的价值

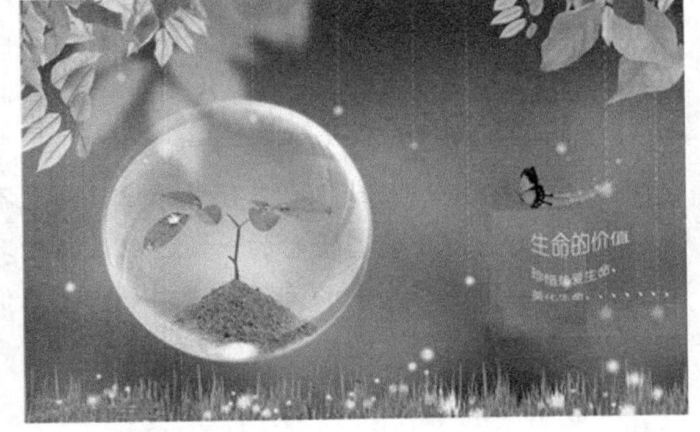

大家都知道，茫茫宇宙中，除了地球之外，目前在人类可观测的其他星球上都还没有生命存在的确凿证据，这是地球的奇迹。在自然界中，极端环境中的生命禁区里也存在生命，这是生命的奇迹。人类能够利用自然界的规律，绝境逢生，这是生命的奇迹。同时，人类创造了精神文明和物质文明，这也是生命的奇迹。

在中国，人们常说“人是万物之灵”，在注重理性的西方文化里也有“人是万物的尺度”或者“人是万物之理”的说法。不管是东方还是西方，之所以会有这些观念的出现，都是因为人们觉悟到了人是神圣而奇妙的。可是在实际生活中，并不是每个人都能意识到生命的神圣性，这就使许多人的人生陷入了误区。

当人们的生活极度贫困，维持不了生命的最基本的物质需要时，人们往往觉察不到生命的尊严，更不用说生命的神圣性了。人们对生命尊严的觉察，对生命神圣性的意识，是需要建立在一定的物质基础和文明程度之上的。

在物质文明和精神文明高度发展的当今社会，有些人衣食无忧，生活水平也比较高，但是他们的心理承受力太差，无法面对人生的各种挫折。在这种情况下，有些人就可能漠视生命、轻易结束了自己的生命。此时，生命的神圣性也荡然无存。还有一种更为严重的情况是：在人生的旅途中，人们不知道活着的意义，不知道为什么而活，于是，这些人就会觉得干什么都可以，怎么活都无所谓。这些人常常在生活中只是顺从肉体与生理欲望的引导下堕落，极度地纵欲、吸毒。在这种情况下，生命也毫无神圣性可言。

生命的神圣性在于尊严的维护。人的理性、情感、意志使人区别于其他动物，每一个人都是神圣的，有着不容侵犯的尊严。这正是现代文明社会的一个重要标志。即使一个国家中最高地位的元首也不能剥夺一位乞丐的基本权利。同样，一个社会中的强者，也不具有欺压弱势群体的权力。因此人类是一个个体平等的整体。任何歧视都是非正义的，当一个人践踏另外一个人的尊严时，意味着他践踏了所有人的尊严，也包括自己人性的尊严。当我们的人格尊严受到践踏时，每一个人都应该勇于为维护尊严而抗争。

案例1-3

2008 年 5 月 12 日 14 时 28 分，四川省汶川县等地发生里氏八级特大地震，山河变色，草木同悲。汶川地震，强度之大，范围之广，受灾之严重，是中国前所未有。人民的生命高于一切！13.8 万解放军指战员、武警官兵、民兵预备役人员和公安民警赶赴灾区：各省市救援队、医疗队、工程抢修队、新闻工作者和科学专家队伍，成群结队的志愿者，从四面八方汇聚在灾区，忍着饥渴奋战在废墟上，临危不惧，顽强奋战，争分夺秒解救被困群众。全国各地和社会各界人士大力发扬“一方有难，八方支援”的精神，调集大批人力、财力、物力抗震救灾。

汶川地震，举国同悲。为表达全国各族人民对遇难中八万多同胞的深切哀悼，国务院发出公告：5 月 19 日至 21 日为全国人民日。在此期间，全国和各驻外机构下半旗致哀，停止所有公共娱乐活动。5 月 19 日 14 时 28 分起，全国默哀 3 分钟，届时汽车、火车、舰船鸣笛，防空警报鸣响。

国家为平民而默哀，三分钟很短，三天不长，但足以让人铭记一生，也足以在共和国的历史上写下浓墨重彩的一笔。以国家的名义哀悼，是最高的规格和礼仪，这体现了国家对公民及其生命的无限尊崇，强化了人们慎终追远，珍爱生命的感情，也体现了国家尊重个体，以人为本的理念。

【案例分析】

这场灾难，让中华民族传承千年的高尚品格得到淋漓尽致的体现，感动了世界。外国媒体赞誉：“人性光辉照耀中国前行。”作为中国前行的旁观者和见证者，他们的评价是冷静的，也是客观的。的确，今天的中国，比以往任何时候更懂得人的珍贵，也比以往任何时候更懂得了发展的最终目的——人的幸福，生命的尊严。

案例1-4

在美国，有一个黑人女孩，由于肤色的关系，她处处受到白人的排挤，受尽了白人的冷嘲热讽。不仅如此，她还不能在白人的餐馆里用餐；买衣服时甚至被白人拒绝试穿；在学校里，没有一个白人学生愿意与她做朋友，就连白人老师也瞧不起她，更不要说像关心白人学生那样关心她，这些都让她倍感羞辱。自尊心很强的她立志有一天要在白人面前找回黑人的尊严，因为她知道黑人并不比白人差。有了这个目标与信念后，她以超乎常人的辛苦与努力发愤学习，暗自在心底里与白人做着斗争，不断地增长自己的知识与才干。普通美国白人只会讲英语，她则除母语外还精通俄语、法语、西班牙语。26岁的时候，她已经是斯坦福大学一名年轻的教授，随后又出任斯坦福大学历史上最年轻的教务长，而与她同龄的美国白人可能连研究生都还没有读完。最终，她终于实现了自己的梦想，走进白宫，成为美国的首位黑人女国务卿，权力之大，受信任之深，丝毫不输给任何一位知名男性国务卿。她就是著名的莱斯。

【案例分析】

莱斯的努力最终得到了回报。她不但得到了平等，还赢得了白人的尊重，成为了白人心目中的偶像！但这一切的一切都应追溯到最初的理想。如果当初，她没有定下那个伟大的理想，没有为理想付出那么多具体的行动，可能她永远都只能是黑人窑里不知名的一员。

2. 生命具有唯一性

每个人的生命都只有一次，生命是短暂的、宝贵的，青少年要珍惜生命，做有意义的事，才能实现自己的人生价值。每个人只有一次生命，在无限的时空中，再也不会有同样的机会让所有因素都恰好地组合在一起，产生某一个特定的个体了。一旦失去了生命，没有人能够活第二次。时间是生命的存在方式，它是不可逆的，生命在一点一滴凝聚的同时，也在一分一秒地失去。而且，每个人的生命都是独一无二的。当我们面对浩瀚星空时，常常喟叹自己的渺小。可是，你有没有想过，在这个世界上你自己本身也是绝无仅有、独一无二的呢？毫无疑问，你的外表、动作、个性和思想都是唯一的，过去没有，现在没有，将来也不会有其他人跟你一模一样。在这天地之中，你就是你，无人可以取代。

生命是珍贵而短暂的，因此我们要珍惜生命，在有限的时间内多做有意义的事，这样才能体现生命的价值。生命是人生中其他一切价值的前提，没有了生命，其他一切都无从谈起。大学生应该从小就认识到生命的神圣和珍贵，敬畏生命，珍惜自然界中的生命、自己的生命、他人的生命，这样才能为以后树立正确的人生观、生命观，为实现人生价值打下良好的基础。

3. 对生命的态度决定一切：敬畏生命

我们敬畏生命，同时是为了更爱自己。基于这样的理念，怀着对生命的敬畏之心，世界就会在我们面前呈现出它的无限生机，我们才会时时处处感受到生命的高贵与美丽。地上搬家的蚂蚁，春天枝头鸣唱的鸟儿，雪山脚下奔跑的羚羊，江河湖海中戏水的鱼儿……无不丰富了生命世界的底蕴，我们也才会时时处处在体验中获得“鸢飞鱼跃，道无不在”的生命顿悟与喜悦。

在当今社会，逞一时之快在街道上飙车，导致终身残废甚至毁人生命的大有人在。“用昂贵的汽车做棺材，不知道是不是现代人的可悲之处。”美国科学家在研究了数百起车祸后发现，一辆时速88千米每小时的汽车从相撞到司机死亡，只需短短的0.7秒。这短短的0.7秒，却一遍遍地重复上演。据粗略计算，平均每 5 分钟，就有 1 名中国人被汽车夺去宝贵的生命。悲剧的悲，不仅在于失去亲人的悲恸，更在于鲜活生命的消失并没有唤醒人们对生命的敬畏。在悲剧面前，一切话语都显得苍白；在痛不欲生的亲人面前，再多的悔恨都显得为时已晚。一起起交通事故，一个个用生命换来的教训告诫我们必须敬畏生命。所有的司机在学习交通法规的时候，更应该学习怎么敬畏生命。驾驶技术可以从驾驶过程中得以提高，而对生命敬畏的情感却容易在驾驶中渐渐迷失。

案例1-5

孔子带领他的学生们在周游列国的路上被困，一连好几天没吃饭。孔子实在受不住，只好大白天躺下睡大觉，籍此来忘却饥饿。孔子的大弟子颜回见此情景，心中感到十分忧伤。他想，老师上了年纪，怎能经得住这般折磨啊！再不想出办法，怕是要出危险了。想来想去，颜回只好去向人乞讨。不久，居然讨回了一些白米。颜回急忙把米倒在锅里，砍柴生火，不一会儿，饭就熟了。孔夫子醒来时闻到一股扑鼻的饭香，觉得奇怪，便起来想看个究竟。谁知孔子刚一跨出房门，就看见颜回正从锅里抓了一把米饭往嘴里送。孔子看见有饭吃了，自然十分高兴，可是又忍不住生气，因为颜回竟然如此无礼，老师尚且未吃，他却自己先吃了起来。没多久，颜回恭恭敬敬地端给孔子一大碗香喷喷、热腾腾的白米饭，说："今日幸好遇到好心人，现在饭做好了，先请老师进食。"不料孔子一下子站起身来，说："刚才我在睡梦中见到去世的父亲，让我先用这碗白米饭祭奠他老人家。"谁知颜回连忙说："不行！不行！这米饭不干净，不能用它来祭奠！"孔夫子问："为何说它不干净呢？"颜回答道："刚才我煮饭时，不小心把一块炭灰掉到上面，我感到很为难，倒掉吧，太可惜了，但又不能把弄脏的饭给老师吃！后来，我把上面沾有炭灰的饭抓来吃了。这沾有炭灰的米饭怎能用来祭奠呢？"听了颜回的话，孔子才恍然大悟，深感这个弟子是个贤德之人。

【案例分析】

"滴水之恩当涌泉相报"是祖先教育我们的处事原则，对广大大学生而言，无论是对给予我们生命的父母，教给我们本领的老师，还是与我们心心相印的朋友，我们都要感恩。感恩，不一定要有恩于己才施以报答，我们更需要为在世间所拥有的一切（无论是好还是不好）而感激；为我们生而为人而感激；为我们拥有如此之多而感激；为我们周围的一草一木而感激。这种感激是一种超越了自我的卑微之情，因为它有着对生命的敬畏。

任务训练

1. 阅读不同版本的《敬畏生命》一书，并写一篇不少于 3 000 字的读后感。
2. 每位同学摘录一句关于敬畏生命的名人名言，并在课堂讨论中谈谈自己的见解。
3. 学习歌曲《感恩的心》，并学会对应的手语。

小　结

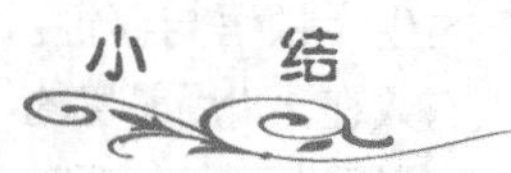

一个人就是一个生命，生命的意愿是生存，在一个人的生命意识中，怀着对毁灭和痛苦的惧怕，渴望着更广阔的生存环境和更多的快乐；我们围绕着同样的生命意识，无论她在我面前

表达自己还是保持沉默。生命的意识到处展现。我们是一个有意识的生命，我们必须以同等的敬畏来尊敬其他生命，而不仅仅限于自我的小圈子，因为我们明白：她深深地渴望圆满和发展的意愿，跟我们是一模一样的。所以，我们认为毁灭、妨碍、阻止生命的行为是极其恶劣的。尊敬生命，要在物质上和精神上两个方面都保持真实。根据同样的理由，尽我们所能去挽救和保护生命达到她的高度发展，这是尽善尽美的行为。在我们内部，生命意识懂得了其他的生命意识。她渴望透过自身达到合一，成为一个整体。我们只能坚持这样一个事实，即生命意识透过我们展示了她自己，成为与其他生命意识相互依存的一员。

名人名言

信缘分与不信缘分，对人的心情影响是不一样的。信者，胜可以做到不骄，败可以做到不馁；绝不至于胜则忘乎所以，败则怨天尤人。中国古话说："尽人事而听天命。"首先必须"尽人事"，否则馅饼绝不会自己从天上落到你嘴里来。但又必须"听天命"，人世间，波诡云谲，因果错综。只有能做到"尽人事而听天命"，一个人才能永远保持心情的平衡。

——季羡林

拓展阅读

[1] 燕燕. 感恩生命 价值人生. 长春：吉林大学出版社. 2010.
[2] 星汉. 世界上最经典的哲学故事大全集. 北京：中国华侨出版社. 2011.

任务3 珍爱生命，体现生命价值

学习目标

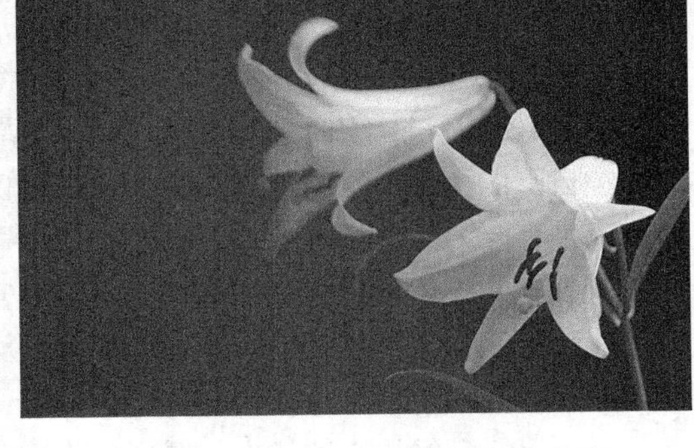

1. 知识与技能目标

通过有目的、有计划的教育活动，使学生正确认识生命的意义。生命属于我们只有一次，我们要对自己的生命负责，也要对所有的生命负责；我们要珍惜宝贵的生命，端正生命意识和生活态度，面对灾难及意外伤害时，要掌握一定的生存技能，并能积极开展自救与寻求救助。

2. 过程与方法目标

通过形式灵活、方法多样的授课过程，从课程的理论知识、从历史和现实的大量素材和生动事例中，提高学生的综合素质；鼓励学生正确掌握生命安全领域健康教育的理论和方法，加强自我修养；引导学生正确认识生命，珍爱生命。

3. 情感、态度与价值观发展目标

引导学生认识生存危机，强化生存意识，培养生存能力，增强安全防范意识，普及紧急救护、安全避险知识和技能，切实改善大学生的生命观，提高生存能力，促进大学生身心健康。

任务描述

生命是什么？生命的价值是什么？生命的价值不仅仅是惊天动地的壮举，也是一家人平平淡淡的生活。然而，潜伏在人生道路上的种种危机，如交通事故、自然灾难、火灾、溺水事故、食物中毒、性侵害、自杀行为等，随时都有可能结束我们的生命，能够活着是一件多么不容易多么幸福的事情！让我们从今天开始，更加珍爱生命，对自己的生命负责！端正生命意识和生活态度，了解常见的危机及解救方案，掌握一定的生存技能，使自己的生命绽放出更加绚丽的花朵吧！

任务分析

对大学生而言，生存危机主要包括交通事故、自然灾难、火灾、溺水事故、食物中毒、性侵害、自杀行为等。大学生遇到突发性灾难时，必须保持良好的心态，积极自救并及时寻求帮助。平时还要做到有备无患，强化生存意识，培养生存能力。具体来说就是端正生命意识和生活态度，了解常见的危机及解救方案，掌握一定的生存技能。

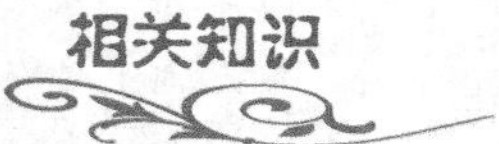

相关知识

1. 认识生存危机

尽管每个人都希望自己和家人能健康、平安地生活，但在现实生活环境里，一些意想不到的伤害总会困扰、折磨着人们。这种伤害对青少年而言尤其明显。全国每年约有 1.6 万名中小学生非正常死亡，平均每天达 40 余名，是发达国家的 3～11 倍！潜伏在人生道路上的种种危机不仅造成了巨大的经济损失，更严重的是造成了人员伤亡，给家庭和社会带来了不幸。

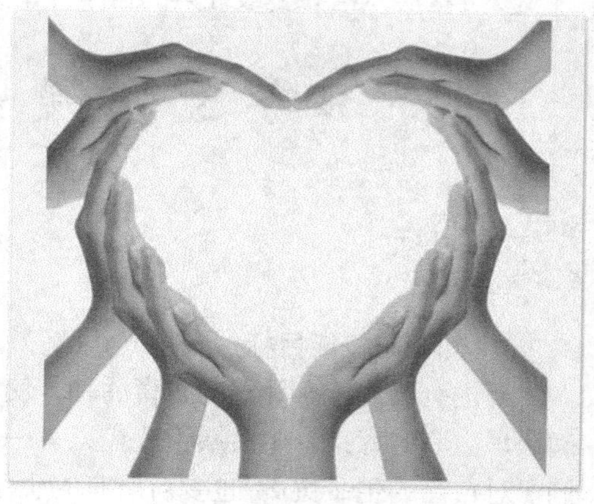

当前出现的触目惊心的生存危机和严峻的现实让我们必须谨记，生命是宝贵的，每个人都要学会保护自己的生命。青少年必须提高安全意识，提高个人生存能力。

青少年的人生阅历和生活经验都不够丰富，在防火、防盗、防骗、防滋扰等方面缺乏基本常识，对于一些危险或骗局常常难以应付，从而造成不应有的损失。在突发性灾难和危机情况下，大家要克服危险、保护自己的生命安全，必须注意多种问题。

（1）保持良好的心理状态。遇到危险情况时，需要良好的心理素质，保持镇定，利用一切条件挽救自己和他人的生命。惊慌失措只会把事情越弄越糟，甚至酿成悲剧。

（2）意志坚定。通过调查研究，专家证明：如果人要在极限状况下奇迹般地生还，则一定要有坚韧不拔的精神意志。

（3）及时寻求救助力量。实践表明，在各种意外事故发生时，尤其在交通事故中，如果在医护人员到达现场急救前，伤员及同伴能快速用科学方法自救和救人，就会为后面的抢救赢得机会。抢救的时间性决定了最有效最及时的急救，他的作用甚至超过任何一位医术高明的大夫。此外，还需立刻寻求救助力量。

（4）掌握基本的安全知识。为预防不测，并做到有备无患，我们每个人都应掌握一些基本的安全知识以应付危机、消除灾祸。掌握必要的遇险自救、互救知识，一旦遇险，就有可能为自己赢得宝贵的时间，自救和被救助的希望才会大大提高。

因此，普及遇险求生、自救互救知识，对大学生来说是非常重要的。

2. 强化生存意识

大学生的素质教育不仅包括音乐、体育、创新意识等，还应包括关于生存意识、生存能力等在内的生命教育。人要在世上生存下去，就必须强化生存意识。大学生强化生存意识必须要有正确的生命意识，要有正确的生活态度，要有战胜困难的生存勇气。

案例1-6

据说，过去的欧洲，在孩子很小的时候，父亲会把他们放在冰冷的水里，以此来锻炼孩子的胆量和勇气；过去日本的父母会让小孩子光着脚在碎石路上走；在中国农村，小孩子从小就喜欢光着脚丫在山间或田间奔跑；犹太人的传统教育要求在不伤害孩子身体前提下，一定的体罚是有必要的。然而随着社会的发展，青少年的生存能力却在下降。据有关资料显示，许多学生脾气暴躁，在学校里不听老师的话，在生活中和朋友无法和睦相处；抗挫折能力差，稍有点不顺心的事就不想上学，受到一点小小的打击就想躲避、退缩；生活自理能力弱，不爱劳动，在家里理所当然地认为要依赖父母。

【案例分析】

从这份资料中，我们不难看出，随着生活环境的改善和生活水平的提高，个体的能力在许多方面却相对下降了。特别是在应试教育的影响下，我国孩子的生存能力更是让人担忧。从历史和科学发展的总体情况来看，人类的总体生存能力是提高了，但从具体的个体来看，个人的生存能力还有待提高，生存意识必须得到强化。

案例1-7

据媒体介绍，2008 年 5 月 12 日下午，当汶川大地震发生时，桑枣中学绝大部分学生都在教学楼里上课。当他们感觉到大地的震动时，各个教室里的学生都立刻按照老师的要求钻进课桌下。在第一阵地震波过后，大家又在老师的指挥下进行了快速而有序的紧急疏散。在短短 1 分 36 秒左右的时间里，全校 2 200 名学生以及上百名老师就已经全部安全地转移到学校开阔的操场上。

叶志平是桑枣中学的校长，他曾花 40 万元对造价才 16 万元的一栋实验教学楼进行了彻底的加固，消除了隐患；从 2005 年开始，每学期他都要在全校组织一次紧急疏散演习，工作做得非常仔细。显然，平时注重生命安全，有较强的生存意识，在关键时刻就会起到救命的作用。

【案例分析】

人要在世上生活，离不开生存，生命存在的基础是生存。只有生存着的人，才能使其他一切成为可能。大家必须明白，个人很难阻挡自然灾害的降临。大学生必须学习在危机中的自救和生存技能。我们不可能将身边的危险源完全消除，只能提高防范和自我保护的能力。为此，大学生需要强化生存意识。

那么，当代大学生该如何强化生存意识呢？

（1）要有正确的生命意识。大学生要有正确的生命意识，就必须认识到生命的三重性，即人的生命是有亲缘性的血缘生命、人际性的社会生命和超越性的精神生命。生命既是我们自己的，同时又属于父母、兄弟姐妹、亲朋好友。大学生只有树立正确的生命意识，才能珍惜生命，才能不把生命当儿戏，不把生命视为草芥。

（2）要有正确的生活态度。每个人都有自己的生活态度。生活态度就是一个人对待生活所持有的观念。大学生应树立正确的生活态度，积极地生活，坦然面对人生中的挫折与困难。积极乐观的生活态度不仅可以克服各种困难，而且可以战胜自己，从而更好地生存。

案例1-8

一头驴掉进了枯井，它叫了好久。农夫在井口急得团团转，因为他想救驴，但又救不了。最后农夫觉得这头驴已经老了，应该“安享晚年”了，并且这口枯井也该填了。于是，农夫就找来铁锹往井里填土，驴一下子就知道要发生什么事了。刚开始，它只是大声哭叫，可到后来，它居然安静了下来，这让农民大为不解。当农夫向下望去时，大吃一惊，驴竟然把身上的土抖掉，然后狠狠地踩在脚底下，驴就这样轻而易举地上来了。

我们不得不佩服故事中那头聪明的驴，但故事同时也向我们揭示了一个道理：要学会在逆境中求生存。

【案例分析】

这个故事告诉大家，当面对困境时，沮丧、伤心、失落是于事无补的。正确的做法应该是用积极乐观的生活态度去勇敢地面对，并坚持不懈，只有这样才能走出困境。

（3）要有战胜困难的生存勇气。拥有生存所需要的勇气是大学生需要面对的人生课题。当人们遇到困难时，要想战胜、超越困难，就必须要有一种确信自己能够战胜困难的生存勇气，在逆境中不屈服、不放弃，坚守自己的信念，顽强拼搏，才能追求人生的胜利和辉煌。

3. 培养生存能力

美国前总统克林顿说过：“21 世纪需要的人才不是有知识的人，而是有生存能力的人。”可想而知，生存能力在人们的生命中起着至关重要的作用。培养生存能力就是要培养学习能力、生活能力和自救能力。大学生只有自身具备了安全意识和自护能力，才有可能在各种生存危机中获得平安。

案例1-9

这是发生在第二次世界大战期间的一个真实故事。

一艘满载军用物资的英国货船，被纳粹德国的潜艇击沉了。一艘救生艇载着包括船长沈祖挺在内的 36 名中国船员和 4 名英国船员，在茫茫大海里漂流了 3 天，最终在一个荒岛上登陆。靠岸时，救生艇的底部又被暗礁划破了，根本没办法补上。

40人被困在既无人烟、又无淡水的荒岛上。他们身上带的淡水和食物，按每人每天3块饼干和两杯淡水计算，最多也只能维持4天的时间。4天以后怎么办？当然不能等着饿死、渴死。一种强烈的生存愿望激励着每一名船员——一定要想办法活下去。

于是，沈祖挺指挥他们拆下了艇上一切有用的东西，在沙滩上用帆布搭起了棚子，当作暂时的营地。他们还用机器上的铜皮空气箱制造淡水，用海水制盐，捕捉海龟和海鸟、拾海鸟蛋、采树叶、捞海里一切能吃的东西拿来当作粮食。就这样40人在艰苦的环境中顽强地生存着，他们还在岛上伐木料，做成木筏去寻找有人的陆地。可惜，几次努力都失败了。

一天，他们看见一架英国皇家空军的巡逻飞机飞到了他们居住的荒岛上空。船员们急忙点起烟火，恰巧这时飞机也发现了他们。第二天，英国皇家空军派飞机把船员们接回了基地。获救时，他们已在荒岛上坚持了76天。

【案例分析】

生存能力是一个人在社会中生存的各种能力的综合体现。人不能离开社会而单独生存，具备一定的生存能力是一个人在社会中生存下去的重要保证。因此，培养生存能力，尤其对大学生而言，是能够在社会得以生存的基础。当大学生遇到意外事故、危及生命时，必须想尽一切办法，利用身边的一切有利条件，首先要生存下去，然后积极获取援救。

任务训练

1. 从网上搜索自救的图片或视频教程，学习自救自护的常识，包括自然灾害安全防范知识、生存自救知识、紧急避险常识等。
2. 假期学习游泳。
3. 参加拓展训练或野外生存训练。

小　结

大学生是祖国的未来，未来的路要靠自己去走。在21世纪的今天，社会的发展和人类的进步使得学会生存对大学生而言，显得尤为重要。当代大学生只有认识到生命的宝贵，了解生存危机，强化生存意识，珍爱生命并掌握一定的生存技能，才能实现人生价值，创造美好人生。

名人名言

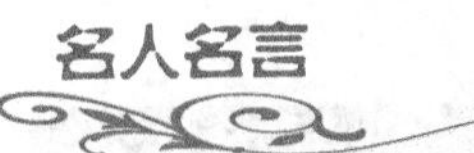

世间的活动，缺点虽多，但仍是美好的。

——罗丹

假如你觉得自己的日常生活很贫乏，不要去指责生活，而应该指责你自己。

——里尔克

生命是美好的，一切物质是美好的，智慧是美好的，爱是美好的！

——杜伽尔

人生就像打橄榄球一样，不能犯规，也不要闪避球，而应向底线冲过去。

——罗斯福

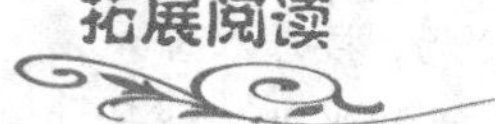

拓展阅读

[1] 蔡仁厚. 孔子的生命境界——儒学的反思与开展. 长春：吉林出版集团有限责任公司. 2010.

[2] 郑晓江. 生命与死亡——中国生死智慧. 北京：北京大学出版社. 2011.

任务4　追求幸福是生命的主题

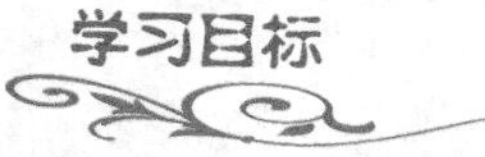

学习目标

1. 知识与技能目标

通过有目的、有计划的教育活动，对学生生命安全与健康教育整个过程进行完整性、人文性的意识培养，使学生掌握本课程传达的基本理念以及价值，学会用正确的救护避险方法树立起安全第一的意识，树立积极正确的生命观、安全观，把安全问题与个人发展和国家需要、社会发展相结合，为构筑平安人生主动付出积极的努力。

2. 过程与方法目标

通过形式灵活、方法多样的授课过程，帮助学生从课程的理论知识、从历史和现实的大量素材和生动事例中，汲取有益的精神养料，获得真、善、美的心灵启迪，提高综合素质；正确掌握生命安全领域的健康教育的理论和方法，加强自我修养；引导学生学会正确处理成长过程中遇到的突发事件和问题。

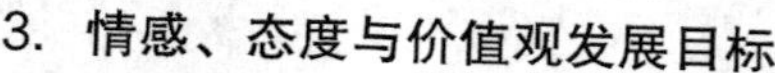

3. 情感、态度与价值观发展目标

引导学生认识生命的意义，追求生命的价值，绽放生命的光彩。将个体的生命作为德育的出发点，将培养健全的生命安全与意识作为教育的目标，使理论能运用于实践，切实改善大学生的生命观，完善其人格，促进大学生的身心健康。

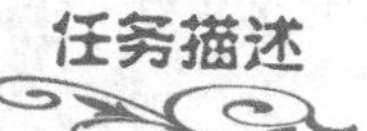

任务描述

人生活在世上是为了追求幸福，这是生命观的主题。大学生应树立正确的生命观与价值观，正确认识生命的意义，将苦难看成人生的一笔财富，学会选择与放弃。幸福在于德行和精神的充实，是一个过程，不是目的。人生离不开痛苦，大学生要学会面对生活的挫折与痛苦，勇于承受痛苦。只有奋发向上，才能超越痛苦、获得幸福。

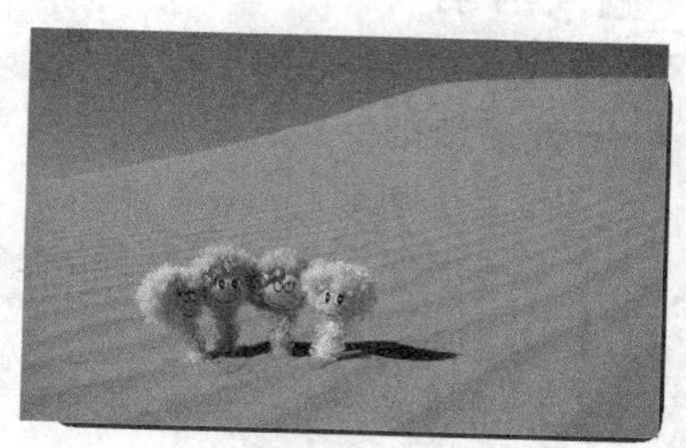

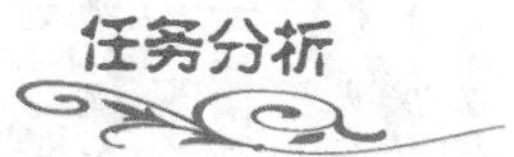

任务分析

生命观的主题是追求幸福。幸福生活不仅是物质的富有，而且是精神的充实。大学生应该有乐观奋斗的生命态度，将苦难看成人生的一笔财富。此外，大学生要学会在生命中做出选择与放弃，要多献爱心，热心投入社会之中，才有可能体会到生命的快乐。

如何化解痛苦？人的生命离不开痛苦，痛苦是一种力量，是大学生成长的代价。大学生需要提高化解痛苦的能力，学会面对生活的挫折与痛苦，勇于承受痛苦。在人生苦难面前，大学生要奋发向上，在遭受失败后仍不放弃、坚韧不拔，才能超越痛苦、获得幸福。

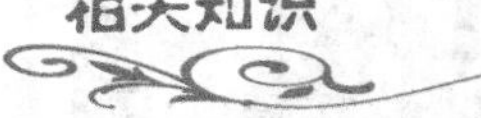

相关知识

1. 传统观点中的生命观和生命价值

何为生命观？首先，生命观是世界观的一种，是人类对自然界中生命物体所持有的一种态度。生命观反映了社会的文明程度和人类对自身的认识程度。

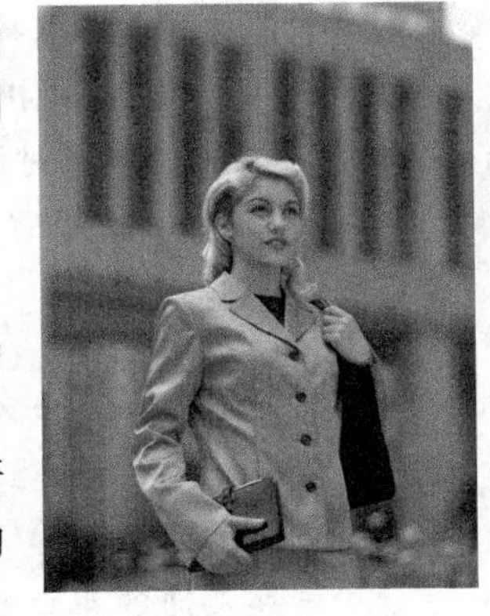

中国传统人生哲学中，儒家、佛教、道教都偏重于生命存在而相对忽略了人们日常的感性生活。现代人的人生最大的问题在于：人们大多专注于物质生活而忽视生命的层面，因而常常出现生活的意义与生命价值的危机。

2. 马克思主义的生命观和生命价值

马克思主义生命观认为，人的生命表现为自然现象基础上的社会性本质，生命价值体现为奉献社会和完善自我的有机统一。马克思主义生命价值观的内容是：生命价值是指一个人的生命所具有的自我价值和社会价值，生命价值是自我价值和社会价值的辩证统一。

这种观点是建立在马克思主义人生观、价值观的基础之上的，它以辩证唯物主义的科学世界观为基础和指导，是面向人的全面发展的价值观。

3. 正确认识生命的价值与意义

在现代社会中，生活意义的丧失和生命价值的隐去是大学生面临的最大且最严重的人生问题之一。现在物质生活水平已经大大提高了，但是无可否认的是：人们的空虚感也正在迅速地蔓延，精神的空虚不是物欲所能满足的。

有人说，郁闷、无聊已经成为当代一些大学生的流行词。在他们眼中学校生活就像一杯白开水，毫无味道。上课——考试——放假，周而复始，让人看不到生活的意义。有的学生说：“我也试图使自己的生活变得丰富起来，尽情地体会活着的乐趣，但在生活中真感觉不到有什么持久的快乐。我们平时所说的永远快乐，就好像说四方的圆形、静止的动作一样自相矛盾。我自己都不明白自己到底想要什么。

案例1-10

一个年轻人遇到了挫折，有些想不开，于是他跑去问智者：“老师，我觉得自己很没用，什么事也干不好，别人又瞧不起我，我该怎么办呢？”

智者说：“孩子，我很同情你的遭遇，但不能马上帮你，在解决这个问题之前，你能先帮我做件事吗？”

年轻人答应了。

于是智者从手指上脱下一枚戒指交给年轻人并让他到集市上把这枚戒指卖了，因为智者需要钱还债。无论如何，换回的钱都不能少于1个金币。

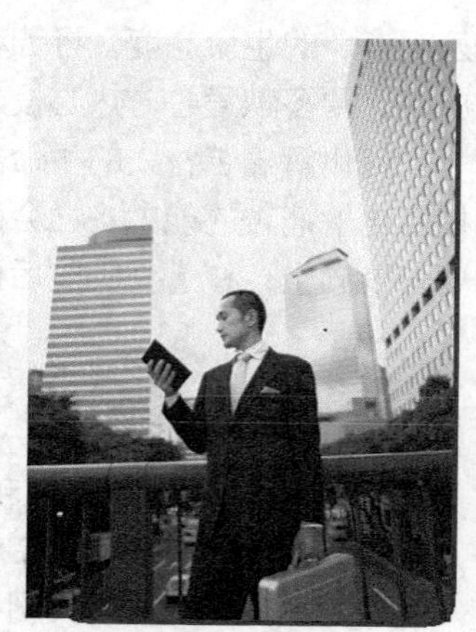

年轻人满怀信心地来到了集市上。但是，当听到年轻人说戒指的最低价不能少于1个金币后，集市上想与他做交易的人全都哈哈大笑起来，有的人甚至说年轻人头脑发昏了，只有一位好心人告诉年轻人他要的价太高了。年轻人有些失落，他穿过集市，到处兜售戒指，但是没有人肯出1个金币。最后，年轻人垂头丧气地回来了。此时，他多想自己能有1个金币啊，这样就可以把钱给智者用来还债了。

年轻人有些无奈地说："老师，对不起，我没能达到您的要求。也许我可以将戒指卖到两个或三个银币，但我记得那不应该是这枚戒指的真正价值。"

"孩子，你说得对！"智者笑着说，接着他要求年轻人再去一趟珠宝店。"没人比珠宝商更清楚它的价值了。你跟珠宝商说我要把戒指卖掉，问他能出多少钱，但是问完价格后你马上就带着戒指回来。"

年轻人把戒指递给珠宝商，珠宝商仔细看了看戒指说："告诉你老师，如果他想卖戒指，我可以给他58个金币。"

"58个金币！"年轻人惊呼。"对，"珠宝商说，"如果不急的话，我可以出更多的金币……"

年轻人没等珠宝商说完后面的话就兴奋地跑回去，他将发生的一切告诉智者。智者说："孩子，你就像这枚戒指，珍贵、独一无二，只有专家才能真正判定你的价值。你怎能期望生活中随便一个人就能发现你真正的价值呢？"智者说着将戒指套回手指上。

【案例分析】

在现实生活中，每个大学生的生命都像这枚看起来不起眼却珍贵无比的戒指，不要期望谁一眼就可以看出你生命的真正价值，不要急于做出判断或决定，也许"时间老人"会给你一个真正的答案。

任务实施

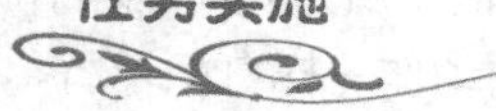

1. 思考当代大学生应如何树立正确的生命观和生命价值观？
2. 生命的主题是什么？
3. 作为当代大学生，我们应该如何追求幸福？

小　结

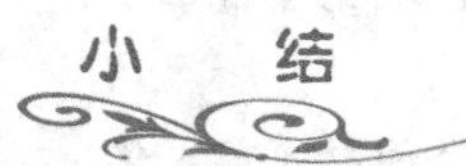

人只有创造性地为他人生活，才能创造性地为自己生活；追求幸福是人生的根本目的；人的本质上的社会性决定了人只能在交往中获得创造感与给予感，这种创造感和给予感的获得才是真正意义上的幸福。

当代大学生只有认识到生命是在不断超越自身的过程中体现其真正的价值，才能体会到生命存在的幸福感，也才能意识到社会对其生命存在的认同。

名人名言

巨大的幸福压弯了腰，他感觉他的四肢软弱无力；在他的胜利面前，这人从来没有被危险动摇过的人，开始战栗起来。

——雨果

因为真正的幸福就是：成为完全客观，从而体现自己的抱负。

——罗曼·罗兰

幸福并不存在于外在的因素，而是以我们对外界原因的态度为转移，一个吃苦耐劳惯了的人就不可能不幸福。

——托尔斯泰

幸福这东西就像星星一样，黑暗是遮不住它们的，总会有空隙可寻。我们在人生的历程中，不管犯了多少过错，产生多少误解，然而，在过错和误解的空隙之中，不正闪烁之光吗？

——泰戈尔

拓展阅读

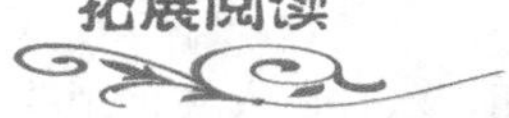

[1] 王荣发，朱建婷. 新生命伦理学. 上海：华东理工大学出版社. 2011.
[2] 学生德育教育指导小组编. 学生民主法制的教育. 沈阳：辽海出版社. 2011.

任务5　追求不完美，提高生命的境界

学习目标

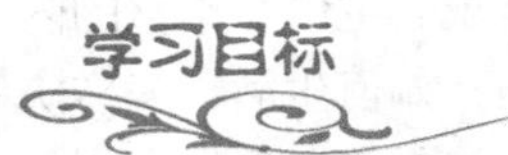

1. 知识与技能目标

通过有目的、有计划的教育活动，使学生理解生命与生活的关系，学会其中的智慧，采取适合自身生命发展的生活态度，树立积极向上的人生观，探索生命的真谛，寻求精神生命的超越；同时，正视并珍惜自己的不完美，努力向上，接纳自己的不完美。

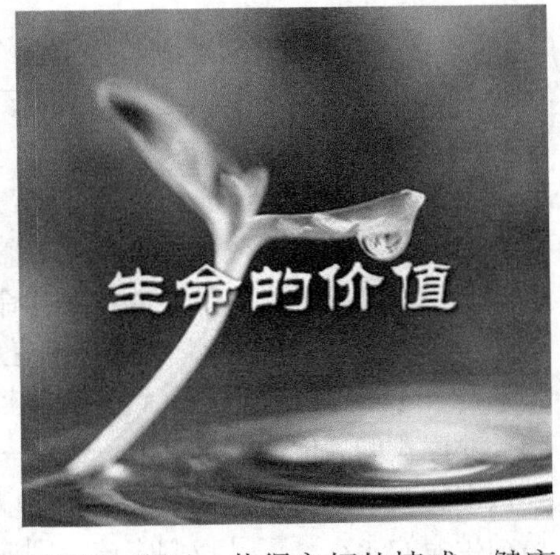

2. 过程与方法目标

运用讲授、讨论以及体验等教学方法，帮助学生正确掌握生命境界的内涵和认知。

3. 情感、态度与价值观发展目标

引导学生站在更高的层面解读生命。生命是奇迹，而生活则是挑战。所以，我们要珍惜生命，也要热爱生活，正确面对社会与人生诸多复杂的挑战。学会超越物质利益的追逐，获得良好的情感、健康

的精神状态，懂得爱、感恩与幸福，懂得追求精神生命的超越，创造生命价值的辉煌。

任务描述

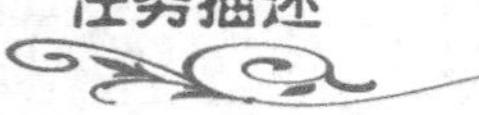

人的生命境界，可以从各方面说，或用士、君子、圣贤的名号来标榜，或用功利境界、艺术境界、道德境界、天地境界来表述，或论其人品层次之高低，或论其精神器量之广狭。说法各不同，而皆要求出类拔萃，超常出众。其实，才有高下，德无止境。生命中的才、情、气，虽有可欣可叹、可赏可乐之处，但说到生命境界，最后还是要归到德上来。

完美在于不求完美，生活中无完美，也不需要完美。

任务分析

生命和生活是密不可分的。生活态度的确立，要靠合理的生命观来指挥；而生命的实现，则要靠生活中的点点滴滴来积累。我们要理顺生活和生命的关系，实现二者的和谐，必须从生活的方方面面做起。

残缺之美才是真正惊心动魄的美。欣然接受缺陷，才能发现隐秘之处的幸福。佛说，不圆满的人生才是完美的人生。在这个世界上，每个人都有自己的缺憾。只有有缺憾的人生，才是真正的人生。

我们只有在鲜花凋谢的缺憾里，才会更加珍视花朵盛开时的温馨美丽；只有在人生苦短的愁绪中，才会更加热爱生活，拥抱真情；也只有在泥泞的人生路上，才能留下我们生命坎坷的足迹。

相关知识

1. 人的生命境界

人生包括生命与生活两大部分。生命是生活的基础，生活是生命的体现。生命有丰富的内涵，首先表现为生理生命。生活是我们生理生命存在期间面对的一个课题：如何生活，怎样快乐地生活？从我们出生的那一刻，我们的生命便开始铺陈开来，而且生命并不在生理生命死亡的那一瞬间终止了。

其实那一瞬间，只是我们的生活终止了，而我们的生命却可能以另外一种或多种形式得到永存。我们的孩子将继承我们的血脉遗传，带着我们的基因继续生活着，这是一种血缘性的亲缘生命的延续；我们的朋友亲人会牢记我们的品质和人格，我们的影响继续保留在他们的心中，这是一种人际性的社会生命延伸的体现；我们还可以创造精神的财富，如文学、艺术、科技等著作、创造与发明，在我们死去后将会持续地流布我们的思想、发挥我们的价值、贡献给一代又一代我们认识的和不认识的人，这便是我们精神生命得以永恒的证据。而精神生命的永存，正是我们应该特别追求的，是我们人生价值最完美的展现。因此，我们要站在更高的层面去

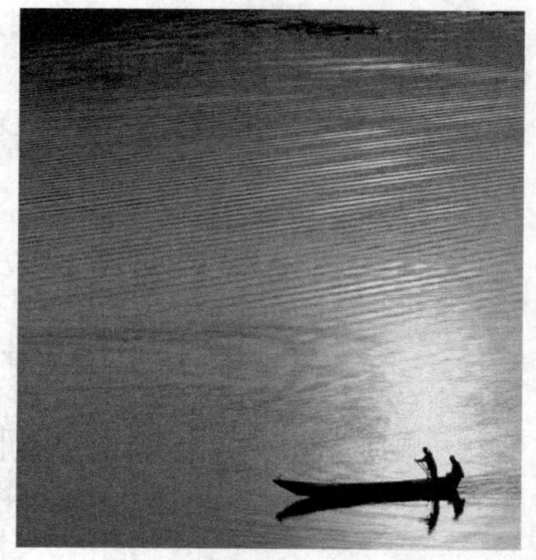

解读生命。

我们要养成良好而健康的生活习惯。一个人的习惯，决定了一个人的人生成败。良好的生活习惯对我们的生活品质、学习和工作效率以及未来成就的取得都有直接的关系。良好的生活习惯将使我们的实体性的生理生命和血缘性的亲缘生命健康成长，使我们变得更加智慧和聪明，生命品质也能得到提高。

我们要想得到社会的尊重，使人际性的社会生命得到扩展，就一定要成为一个有礼有节的人。礼仪是我们参与社会生活的重要基础。就餐时，注意不要贪食酗酒、不要叼筷翻拣；交谈时，要注意诚恳耐心、详尽清晰、话题合适、用语礼貌；乘车时，要注意排队礼让、主动购票、安静卫生、照顾老幼；在拜访他人时，要注意事先约定、准时到达且不要久留误事；在面试时，要谦虚大方、不卑不亢、准备充分、服装得体等。这一系列的礼仪都在向社会表达一种信息：我是一位值得信任、值得尊敬、值得交往的人。

我们总是会遇到生活中各种各样的不如意，干扰我们快乐的生活，加剧生活和生命之间的矛盾。所以，当我们遇到生活中的压力时，要主动化解；遇到生活中的不如意时，要积极排遣。生活中的“痛”，可以成为我们难受、痛苦，甚至哭泣的理由，却不应该也不能成为我们软弱和放弃生命的理由。只有做到这样，我们才能真正感知生活中快乐的一面，让人生变得更积极、更亮丽。

其实，生活中的压力并非只有消极意义，我们与其将这些压力看成生活中的险阻，不如看成生活里的考验。我们不要用生活中的感受淹没生命，而要从生命之流中去理解生活。所以，当我们遇到这些困难时，我们除了可以向父母、老师求助外，还可以主动地采取一些自主的方式来进行调节。

当我们的心理承载了太多压力的时候，我们会陷入焦虑，失去进取心，这对我们创造有质量的生活是相当不利的。这时，我们可以向知己倾诉，寻求沟通，得到朋友的建议并尝试采纳；也可以投身大自然，暂时放下手头的事务，在别致的风景中寻求灵感，荡涤心灵；更可以用音乐牵引心绪，在迷乱中重新理出一条思路；还可以寻找专业人士指点迷津，让我们豁然开朗。

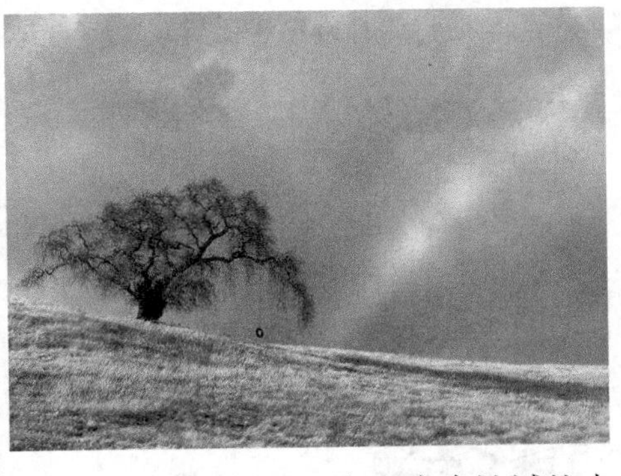

生活是我们要面对的现实课题，生命则会在生活的展开中渐渐明朗。所以，生命是个体，但同时更是整体。我们理解了生命与生活的关系之后，就一定要学会其中的智慧，采取适合我们生命发展的生活态度，树立积极向上的人生观，探索生命的真谛，寻求精神生命的超越。

2. 完美在于不求完美

人生，永远都是有缺憾的。佛学里把这个世界叫作“婆娑世界”，翻译过来便是能容你许多缺陷的世

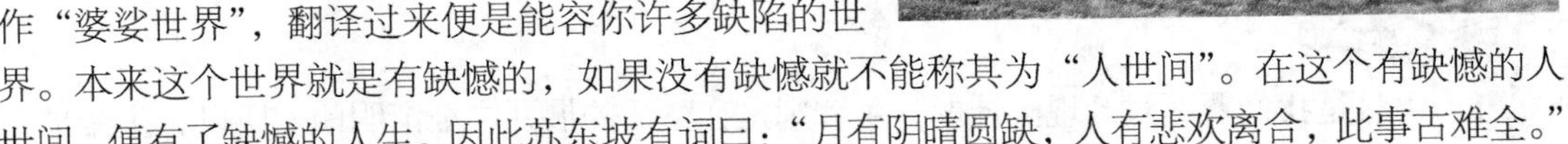

界。本来这个世界就是有缺憾的，如果没有缺憾就不能称其为“人世间”。在这个有缺憾的人世间，便有了缺憾的人生。因此苏东坡有词曰：“月有阴晴圆缺，人有悲欢离合，此事古难全。”

何止人生，世界上没有绝对完美的事物，完美的本身就意味着缺憾，包含某种不安。没有缺憾，生活就会变得单调乏味。

亚历山大大帝因为没有可征服的土地而痛哭；喜欢玩牌者若是只赢不输就会失去打牌的兴趣。正如西方谚语所说：“你要永远快乐，只有向痛苦里去找。”

最辉煌的人生，也需要有阴影的陪衬。为了看到人生微弱的灯火，我们必须走进更深的黑

暗。人生剧本不可能完美，但可以完整。当你感觉到缺憾时，你就体验到了人生五味，你便拥有了完整的人生——从缺憾中领略完美的人生。

3. 接纳自己的不完美

没有遗憾的过去无法连接人生，世界并不完美，人生当有不足。留些遗憾，反倒使人清醒，催人奋进。人生确实有许多不完美之处，每个人都会有这样那样的缺憾，真正完美的人是不存在的。

案例1-11

完美主义者在做任何事情之前，都不能克服自己追求完美的痴情与冲动。他们想把事情做到尽善尽美，这当然是可取的，但他们在做一件事情之前，总是想使客观条件和自己的能力也达到尽善尽美的完美程度然后才去做。因而，这些人的人生始终处于一种等待的状态之中。他们没有做成事情不是他们不想去做，而是他们一直等待所有的条件成熟，因而没有做，结果就在等待完美中度过了自己不够完美的人生。

有这样一个完美主义者，他想写一篇论文，首先在尝试几种、十几种，乃至几十种方案之后才去动手写。这么做当然是好的，因为他可能在比较之中找到一种最佳的方案。但是，在他开始写的时候，他又会发现他选择的那种方案多多少少还存在着一些错误和缺点，都不是尽善尽美，而他却非得要找出一种“绝对完美”的方案来。于是，他就将这种方案又重新搁置起来，继续去寻找他认为的“绝对完美”的新方案，或者，将这一论文的选题放下，又去想别的事情。实际上，天下没有什么东西是“绝对完美”的，他要寻找的这种东西是不存在的。这种人总是不愿出现任何一种失误，担心因此而损害自己的名誉。所以，他的一生都在寻找的烦恼中度过，结果什么事情也没能做成。

【案例分析】

人生是没有完美可言的，完美只是在理想中存在。生活中处处都有遗憾，这才是真实的人生。因为那种“完美”的追求而苦恼，可能会留给我们更多的遗憾。

任务实施

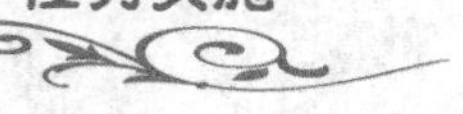

1. 结合自身的特点，谈一谈你是如何理解“完美”的。
2. 讨论当代大学生应该如何认识生命的境界？
3. 当代大学生应该如何提升自己的生命境界？

小　结

1. 生活是我们要面对的现实课题，生命则是在生活的展开中渐渐明朗。所以，生命是个体，但同时更是整体。我们理解了生命与生活的关系之后，就一定要学会其中的智慧，采取适合我们生命发展的生活态度，树立积极向上的人生观，探索生命的真谛，寻求精神生命的超越。

2. 接纳不完美的自己。没有遗憾的过去无法连接人生，世界并不完美，人生当有不足。留些遗憾，反倒使人清醒，催人奋进。人生确实有许多不完美之处，每个人都会有这样那样的缺憾，真正完美的人是不存在的。

名人名言

子曰："吾十有五而志于学，三十而立，四十而不惑，五十而知天命，六十而耳顺，七十而从心所欲不逾矩。"

——《为政篇》

子曰："莫我知也夫！"子贡曰："何为其莫知于也？"子曰："不怨天，不尤人，下学而上达，知我者其天乎？"

——《宪问篇》

拓展阅读

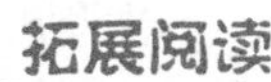

袁卫星．生命教育．北京：外语教学与研究出版社. 2013.

任务6 创造辉煌，实现生命的价值

学习目标

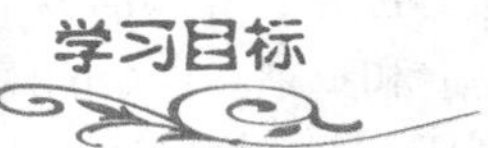

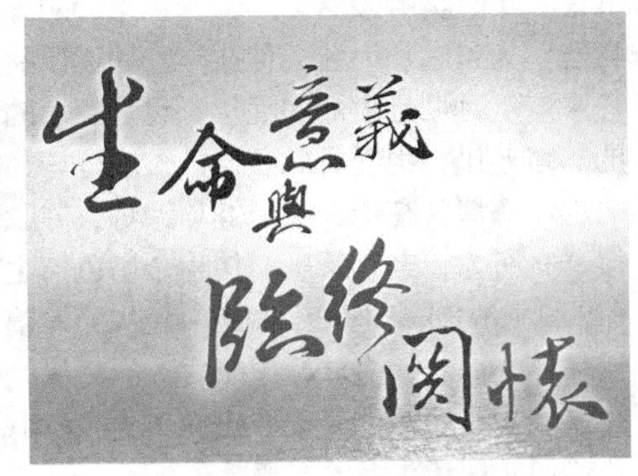

1. **知识与技能目标**

通过有目的、有计划的教育活动，使学生掌握生命存在的意义以及生命的价值，知道人的生命价值在于生命的存在和延续本身，具体表现为生命存在的价值和生命延续的价值。人的生命价值的绝对性不仅表现在生命价值优于或高于非生命价值，还表现在每个人的生命存在价值是平等的。使学生了解关于生命价值构成的不同理解和生命价值的基本特征。

2. **过程与方法目标**

通过形式灵活、方法多样的授课过程，帮助学生全面体验真、善、美的心灵启迪，并提高综合素质；运用讲解、讨论以及探究等教学方法，使学生领悟生命存在的意义，提高生命的价值。

3. **情感、态度与价值观发展目标**

引导学生认识生命存在的意义，不断地进取，不断地奉献，不断地创造，不断地革新，不断地超越；追求生命的价值，绽放生命的光彩，促进自我和谐，增进学生身心健康。

任务描述

虽然人的生命在浩瀚的宇宙中只是一瞬间，但人的生命并不因其短暂而失去辉煌。生命真得很宝贵，每个人来到这个世上只是一种偶然，死神又随时都可能带走人的生命。我们能做的只有好好把握生命、珍惜生命，尤其是珍惜生活中的点点滴滴，尽管有时生活让人很无奈、很徘徊、很茫然、很纠结。每个人的生命都可以像划破夜空的流星一样发出耀眼的光芒，像满天星斗一样熠熠生辉，因为我们能够在短暂的生命历程中创造生命的价值，让我们的生命走向辉煌。

生命的辉煌就是在有限的生理性生命的时限内，创造更加多彩的人际性社会生命和丰富的超越性精神生命。但是，在这个多彩而复杂的现实社会中，我们难免把生命的价值简单地理解为潜能的激发和财富的攫取，却因此失去了我们最宝贵的获得幸福与快乐的能力，以致无法安身立命。我们要善用自己宝贵的生命。

任务分析

婴幼儿阶段是生命脱离母体后的初始阶段。此时的生命很脆弱，很稚嫩。在母亲乳汁的喂养下，在众多亲人的呵护下，生命体得以茁壮成长，养成健全的体魄。而我们面向这美丽世界露出的灿烂微笑，就是我们回报亲情与友爱、向人世间表达感谢的最温情的礼物。

进入青少年阶段，人的生命继续健康成长，就像“早晨八九点钟的太阳”，构成世界上最美的春天。我们迅速长高，知识大量积累，开始学会思考；我们求知若渴、好奇向上；我们青涩懵懵，却花季激情；我们求知、学习和接受教化，各种观念迅速形成并逐渐巩固。此时，我们生命的辉煌就是建构起合理的生活观、生命观和价值观，积累知识，积累力量，为生命的健康发展打下坚实的基础。

人的壮年时期是生命的黄金期。此时，我们生理性生命的各种机能已经成熟，充满活力，是创造生命价值与意义的重要时期。我们享受生活、挥洒生命，更需要创造和奉献。生命的欢歌在壮年时奏响最激昂的强音，生命的辉煌就在于不断地求索，不断地创新，不断地创造，为自己、为家庭、为社会创造丰富的物质财富和精神财富，推动社会的进步与发展。

老年时期是生命的晚年，也是生命的最后时光，但不是“等死”的时段。在这一阶段，人的器官老化，生理机能衰退，人的行动、思维相对迟缓，从事工作与创造的能力下降。此阶段的生命辉煌就在于加强保健与锻炼，健康身体，宁静心灵；同时，也做些力所能及的工作，求得老有所为，老有所乐，使生命增色与生辉。

生命的辉煌是人生谱线中最华丽的篇章。我们传承先人的生命而生，承载社会的希冀而长，满怀孝心而养，追求超越而活，不朽尊严而死。无论什么职业，无论身处何方，当我们以死观生，明白了生命的真谛，融个人之“小我”于天地之“大我”，追求生命的永恒，在那一刻，我们便实现了生命的终极辉煌！

相关知识

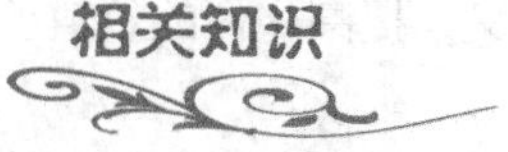

1. 生命存在的意义

生命的产生，是自然进化的一次重大飞跃；人的产生，则是生命进化的一次重大飞跃。它赋予“生命”以全新的功能、价值和意义。正如马克思所说：任何人类历史的第一个前提无疑是有生命的个人的存在。人的一生是一个从生到死的生命存在的过程。人类社会的延续发展，无一不以人的生命的存在为前提条件。但人的生命的存在不仅指人活着，更指人以人的方式存在。人的生命存在的价值表现为人生的一切。

一个婴儿从诞生的那一刻起，就显示出他存在的意义，他的价值是与生俱来的。生命对于每个人来说只有一次，具有不可逆性，如果放弃了就永远都不可能再找回。生命不会因为本身的存在不够精彩而丧失意义。人的生命是短暂的，短暂的生命不可重复，生命对于每个人来说只有一次，所以弥足珍贵，对于这份自然的无私馈赠，我们每个人都应该百倍地珍惜。但同时，我们也要认识到人的生命的存在不仅仅是自然意义上的存在，还是社会的存在。人从来就是社会的人，因此，人又具有了历史意义和社会意义；生命不仅对于人本身具有价值，而且对于整个社会具有更巨大的价值。社会的存在是由无数个个体生命构成的，社会的存在和发展是由生命这个生生不息的过程维持的，人类不仅接受前人提供的生命续存成果，而且还要继续繁衍后代，为人类的延续和发展提供最起码的基础。在生命自然终结之前，选择何时终止生命，固然是个人的一种权利，但就其生命伦理的原则而言，必须服从于社会、时代的需要。从这个意义上说，这才是人的生命伦理中最为人道的原则，也是生命选择权扩张时代最为合理的人的生命价值取向。

2. 生命价值

每个人的生命价值都是不同的。换句话说，每个人都有属于自己的生命价值，或者是对外表现自己，以期满足自己外在的需要，或者是不断充实自己，满足自己精神方面的需求。走在生命旅途中的你，想追求怎样的生命价值呢？

观念是行为的先导，一个人对生命的认知最终会影响他对待生命的方式，正确的生命观是正确的生命行为的前提和基础。生命观主要包括生命价值观、生命意义观、生命质量观、幸福观、死亡观等，其中，生命价值观是生命观的核心。只有拥有正确的生命价值观，人们才会正确地看待人生中的诸多问题，正确看待生命中面临的挫折，从而才能珍惜生命、尊重生命、懂得生命的价值和意义。我国大学生对生命的主流价值观基本上是正确和积极的。但实际上又存在着不容忽视的价值观偏离现象，如对人生目标模糊、生命幸福感偏低、生命神圣感缺失、生活缺乏乐趣和意义、生命价值取向功利化、生命交往趋向封闭，对其他生命体缺乏信任、对未来缺乏信仰，自我中心主义严重等。

人的生命价值关键是注重内心和谐。珍惜自己的生命，发现自己的能力，提升自己的空间。因为生命是人从事一切活动的前提和基础，没有人的生命就谈不上人类社会的存在，一切也无从谈起。面对日新月异的社会发展、充满诱惑的时尚潮流，面对巨大的学习压力、复杂的人际关系、激烈的就业竞争等，有人彷徨困惑，有人不堪失败与挫折，在压力面前低头叹息，但更多的人则选择敢于面对。

人的生命价值的实现，既不是单纯的生命存在与延续过程，也不是单纯的其他价值创造的实现的过程，而是这两个过程的有机结合。研讨人的生命价值，最主要的目的是为了树立正确的生命价值观。其关键在于：正确处理好人的生命价值与人的其他价值形态的关系；处理好人类的生命价值与个人生命价值的关系。

人生在世，只有心灵最先到达的那个地方保持了平和，才能使自己的生命远离失落和烦恼，活得自在，活得饱满，活得幸福，活出人生道德的价值。

总之，做内心和谐的人，树立正确和谐观，加强品德修养，看重人的生命价值，塑和谐人生、和谐人际关系，自觉做内心和谐的人，说和谐话，做和谐事，走和谐文明之路，推动和谐社会建设与发展，是我们每个大学生应尽的职责。

3. 关于生命价值构成的不同理解

西方近代以来的伦理学大多以人的自由、理性来确定人的存在，即生命的价值。康德认为，人的价值在于“人是目的”。因此，在实践范围内，一切有理性者都具有自由意志。理性主义的生命观不仅对抗了神学道德权威对人的奴役，同时也结合自然科学发展的背景，为生命的理性阐述提供了依据。

但是，正是作为自然科学成果的大规模毁灭性武器在现代战争中不光彩的运用，以及现代科学技术在人的生命孕育、疾病治疗以及对自然生态影响中所产生的种种道德问题，使得理性主义的生命观遭到了质疑。质疑者反对崇拜科学理性，认为科学理性贬低了生命和心灵的价值，主张开掘生命中非理性的心灵世界与精神世界。由此，非理性主义的生命观应运而生，并给予生命新的哲学解释。值得指出的是，现代西方非理性主义同样强调生命自由的价值，并把它看作生命创造的源泉。

相对于西方的生命哲学思考，中国传统的思想文化中也蕴含了丰富的生命价值探讨。在儒家的“仁”、道家的“天人合一”以及佛教的“众生平等”思想中，都确立了生命的内在价值，表达了对生命的尊重与珍爱。总体看来，中国哲学思想中对生命价值的认识主要立足以下两个方面。

（1）从人在宇宙中的地位与关系来体现生命的价值。儒道“天人合一”的整体观以及佛教“缘起论”的思想，作为万物之灵的人在人与宇宙的关系中获得了与天地同等的价值，正如老子所言：“道大，天大，地大，人亦大。”

（2）从人的道德性与道德自觉能力来确认人的生命价值。荀子不仅指出人在宇宙中的独特地位，还进一步指出人的价值在于人的道德性。《荀子·王制》曰：“水火有气而无生，草木有生而无知，禽兽有知而无义；人有气、有生、有知且有义，故最为天下贵也。”同时，人不仅具有道德性，而且能进行道德的“自省”，这是人所独具的能力，所以人的生命极其具有价值。

客观地说，生命存在价值的道德理解已日益被人们所接受，对生命主体间的具体关系的考察方法，侧重于用社会生活中人们之间所形成的关系来揭示生命的价值。如果说普遍抽象界定生命存在价值是静态形式的，那么从生命主体间的关系来探讨生命的价值则是动态形式的，它要求从人的活动关系中去理解生命的价值。

因此，生命价值包括生命的自我价值和生命的社会价值。生命的自我价值是指生命活动对自身的存在和发展的满足，是个体的生命活动对自己的生存和发展所具有的价值，主要表现为对自身物质和精神需要的满足程度。生命的社会价值是指生命存在对他人和社会的存在和发展的满足，是个体的生命活动对社会、对他人所具有的价值。衡量生命的社会价值的标准是个体对社会和他人所做出的贡献，生命活动对他人和社会的贡献越大，其社会价值就越大。人的生命价值作为个体的自我价值与群体的社会价值具有物质和精神两种形态。它们相互交织的状况在不同的人身上有不同的表现。从量上看，有的人的社会价值大于自我价值，有的人则相反。从质上看，有的人的社会价值是正向的，也有的人则相反。就价值的两种形态以及人们的选择看，有的人更多地追求物质价值，有的人却追求更大的精神价值。

4. 生命价值的特征

生命价值与其他价值不同，具有其特殊性。主要表现在以下两个方面。

（1）生命价值具有独特性。

① 生命价值的独特性表现在其唯一性、不可逆性上，其丧失意味着永远无可挽回。就一位成年人而言，其生命的存在意味着一个独一无二的、神秘莫测的精神世界，它拥有着对当下的体验、对过去的回忆、对未来的希冀等丰富多彩的情感表达方式，拥有着理性、判断力与想象力等复杂的意识建构活动。一个人的主观精神世界是唯一的，这种唯一性在人与人之间并无差别。人的生命有其存在的理由，这个理由必须从其自身去找，也就是说，存在即合理。而从“对于几乎所有的人而言，在任何情况下生命的主观价值都是无限的大”角度看，一个人的生命权是任何人或社会机构都不可剥夺的。

② 生命价值的独特性表现在生命构成了一个人行使所有其他权利的前提条件，因此，生命权原则上讲不允许让位于任何一种权利。一个人的生命价值永远高于任何一种物质利益方面的价值。任何情况下，都不允许出于经济利益的考量而牺牲人命或人的健康。

③ 生命价值的独特性表现在生命价值间的不可比较、不可掂量上。人的生命是唯一的、不可逆的，生命的代价是无可补救的。这一点适用于对每一生命的认知。也就是说，个体生命之间完全是等价的。个体生命之间完全同质，在生命都是唯一的、不可逆的、珍贵的这一点上，人与人之间是毫无差别的，所以绝不能讲富有的、智慧的、健壮的、英俊的人的生命要比穷苦的、凡俗的、体弱的、丑陋的人的生命高贵。正是在这个意义上，个体的生命价值具有终极性。在生命价值之间，没有可比性。因此，人的生命应受到普遍的、无条件的保护和最高的、极端的尊重。

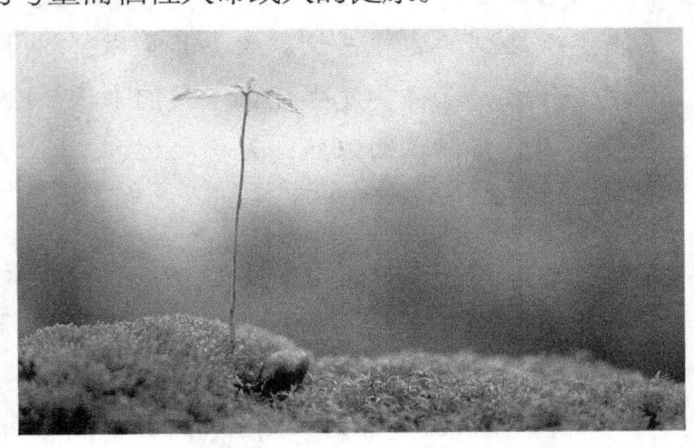

（2）生命价值是通过社会关系体现出来的。从根本上来看，生命的价值是从关系中获得的，生命的存在是一种关系存在。

① 生命在关系中才能爆发出生命的创造力，为生命的世界提供各种需要。人的创造能力除了天赋条件之外（基因遗传亦来自父母），更多得益于后天的教育，以及社会上他人和组织所提供的各种外在条件。因而我们说人的创造是社会性的创造，离开社会关系（也包括自然关系）的创造是难以想象的。

② 生命的自由、尊严等价值是由社会关系决定的。生命的自由、尊严等价值并非如近代西方资产阶级学者所说的是天赋的，而是在人的发展中，特别是在人的关系中逐渐意识到，并通过人的斗争而确定的。在远古时代，人没有明确的自由意识和尊严意识，人的自由意识和尊严感是在自由被剥夺和尊严被践踏后，即出现阶级和阶级压迫后才被意识到的。同样，人的自由和尊严又是在与自由剥夺者的斗争中逐渐回到大多数人的身上的。

③ 生命中人独有的道德意识不仅是在对待自己，而且是在对待他人的关系中形成和实现的。无论是对待自我的态度还是对待他人的态度，从本质上说都是生命对待生命的问题，是生命关系间的善恶关系。现在，这种人与人的生命善恶关系正延伸至人的生命与自然生命的关系上，使生命价值的内涵更为丰富，更加符合人类对自我生命价值的追求。

案例1-12

在一次讨论会上，一位著名的演说家没讲一句开场白，手里却高举着一张20美元的钞票。

面对会议室里的200个人，他问："谁要这20美元？"一只只手举了起来。他接着说："我打算把这20美元送给你们中的一位。但在这之前，请准许我做一件事。"他说着将钞票揉成一团，然后问："谁还要？"仍有许多人举起手来。

他又说："那么，假如我这样做又会怎么样呢？"他把钞票扔到地上，又踏上一只脚，并且用脚碾它。然后他拾起钞票，钞票已变得又脏又皱。

"现在谁还要？"仍有人举起手来。

【案例分析】

朋友们，你们已经上了一堂很有意义的课。无论演说家如何对待那张钞票，都还是有人想要它，因为它并没贬值，它依旧是 20 美元。人生路上，我们会无数次被自己的决定或碰到的逆境击倒、欺凌甚至碾得粉身碎骨，我们觉得自己似乎一文不值。但无论发生什么，或将要发生什么，我们永远不会丧失价值。在他看来，肮脏或洁净，衣着齐整或不齐整，我们依然是无价之宝。

任务实施

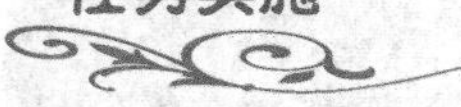

1. 讨论生命的意义。
2. 思考生命价值的具体表现。
3. 如何实现生命的价值，实现生命价值的途径有哪些？

小　结

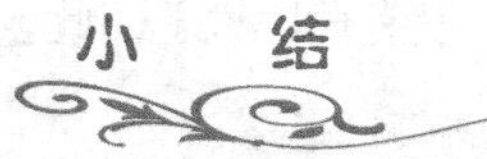

虽然人的生命在历史的长河中只是一瞬间，但人的生命并不因其短暂而失去辉煌。

人之生命的辉煌在于不断地进取，不断地奉献，不断地创造，不断地革新，不断地超越。生命的辉煌就是在有限的生理性生命的时限内，创造更加多彩的人际性社会生命和丰富的超越性精神生命。但是，在这个多彩而复杂的现实社会中，我们难免会把生命的价值简单地理解为潜能的激发和财富的攫取，却因此失去了我们最宝贵的获得幸福与快乐的能力，以致无法安身立命。

我们要善用自己宝贵的生命。

名人名言

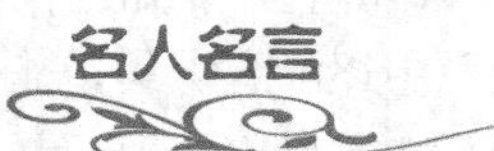

我们最好把自己的生命看作前人生命的延续，是现在共同生命的一部分，同时也是后人生命的开端。如此延续下去，科学就会一天比一天灿烂，社会就会一天比一天更美好。

——华罗庚

拓展阅读

廖桂芳，徐园媛. 生命与使命. 成都：电子科技大学出版社. 2011.

任务 7　珍爱生命，走出生命的误区

学习目标

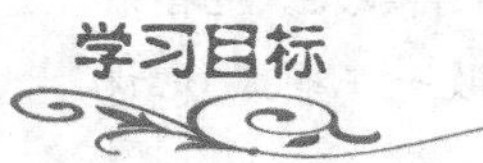

1. 知识与技能目标

通过有目的、有计划的教育活动，使学生科学地认识毒品及其危害，做到远离毒品；学会以敬畏的态度看待和对待生命，体会到生命的神圣，意识到生命的可贵，树立正确的人生观，预防自杀；使学生提高自我保护意识和法律保护意识，与人为善，预防校园暴力，远离校园暴力。

2. 过程与方法目标

通过形式灵活、方法多样的授课过程，使学生明白珍爱生命，走出生命误区的意义；运用讲解、演示以及情境等教学方法，使学生了解吸毒的危害，懂得珍爱生命的意义。

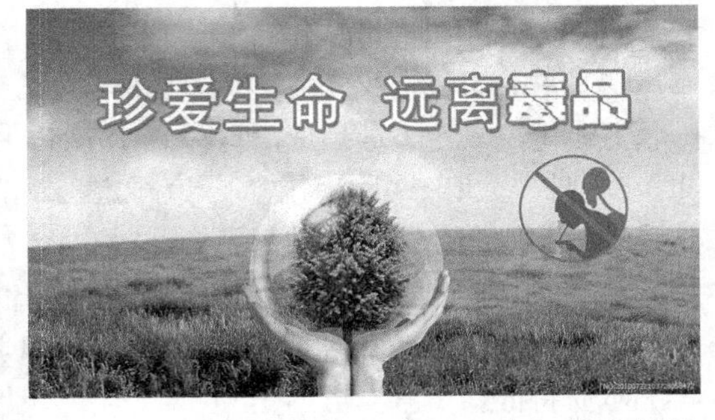

3. 情感、态度与价值观发展目标

我们每个人都有权利改变自己的生活，但是却不能轻易放弃自己的生命；每个人的生命都是由父母孕育抚养，并在社会文明与精神文明中得以成长。引导学生认识生命的珍贵，将个体的生命作为德育的出发点，将培养健全的人格和积极向上的生命观作为教育的目标。

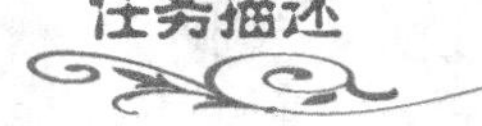

任务描述

当代大学生应认识毒品的危害性，远离毒品；树立正确的人生观，预防自杀；预防校园暴力、远离校园暴力。只有意识到个人的生死绝不是个人私事，还关系到家庭、社会和大众，才能走出生命的误区。

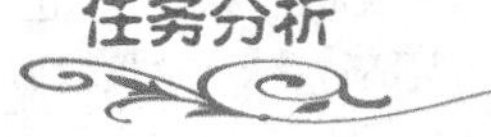

任务分析

由于不珍惜生命，不了解生命的意义，人们常会走入生命误区。吸毒具有药物依赖的危害性，严重损害吸毒者生理和心理的健康，同时还给家庭和社会带来严重危害。青少年必须科学地认识毒品及其危害性，远离毒品，防范侵害。

近年来，我国青少年自杀率一直呈上升趋势。自杀是一个相当复杂的问题，导致自杀的原因很复杂，我们不能通过任何一种解释模式来寻求答案。青少年要意识到，个人的生死关系到家庭、社会和大众，绝不是个人私事。自杀不但不能解决任何问题，反而留给亲人巨大的痛苦，给社会带来严重的负面影响。

校园暴力给青少年带来严重的危害，必须引起高度重视。青少年要采取正确的手段或法律措施来制止校园暴力，不要以恶制恶；同时与人和睦相处，心存友善，学会宽容，敬畏生命。只有这样，才能远离暴力、拥抱和平。

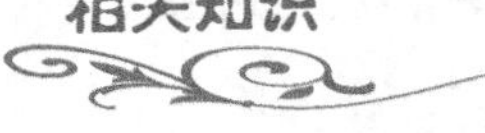

相关知识

1. 认识毒品的危害性，远离毒品

毒品泛滥不仅对吸毒者本人，而且对家庭、对社会都有极大的危害。吸毒者不仅身心健康受损，而且易感染和传播多种传染性疾病，尤其是性病与艾滋病。毒品对家庭的危害主要是对家庭经济的消耗、对家庭成员间亲情的疏远以及对子女教育的影响。毒品对社会的危害主要表现在诱发违法犯罪，阻碍社会经济正常发展和败坏社会风气方面。

毒品，包括各种兴奋剂、抑制剂、致幻剂都会损害人的健康，毒害人体重要的组织、器官，干扰、破坏正常的新陈代谢过程，导致体力、智力明显下降，免疫力降低，精神颓废。而且毒品会诱发肝炎、艾滋病、性病等严重传染性疾病的蔓延。从长远看，会影响整个民族素质的提高，直接威胁人类的生存和发展。

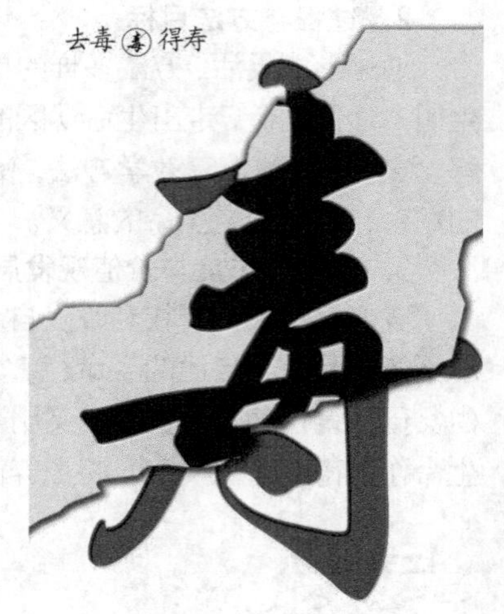

（1）毒品的概念及分类。根据《中华人民共和国刑法》第三百五十七条规定，毒品是指鸦片、海洛因、甲基苯丙胺（冰毒）、吗啡、大麻、可卡因以及国家规定管制的其他能够使人形成瘾癖的麻醉药品和精神药品。

法律意义上的毒品具有下列4个特征。

① 依赖性或成瘾性，包括生理依赖性和心理依赖性，是毒品本质特征。

② 耐受性，是指在不断使用一种药物之后，需要不断地增加剂量才能获得与以前相同的药效。

③ 危害性，包括对身体的危害，对国家的危害，对社会治安的危害，尤其是因贩毒而形成的犯罪集团和黑社会组织具有严重的社会危害性，这是毒品的后果。

④ 非法性，受到国家管制、为法律所明文禁止滥用的麻醉药品和精神药品都称为毒品，这是毒品的法律特征。

（2）吸毒的危害。吸毒者成瘾后，必须在足够量的毒品维持下才能保持生理的正常状态。一旦断药，生理功能就会紊乱，出现一系列严重的生理反应，医学上称之为“戒断症状”（也称“脱瘾症状”）。因此，吸毒者为了避免戒断反应，就必须定时吸毒，并且不断加大剂量，以致于终日离不开毒品。

心理依赖指精神依赖性，通常人们也称其为“心瘾”或“想瘾”，是指多次使用毒品后，吸毒者会产生一种愉快满足的欣快感觉，导致其在心理上渴求连续不断使用该毒品的强烈欲望，继而引发强迫用药行为以获得满足。吸食毒品一旦成瘾后，吸毒者的心理渴求是难以忍受、无法排除的。这也就是为什么有的人经过戒毒治疗，虽然体内的毒素已经没有了，但一旦遇到原来的环境就立即复吸的原因。因此，一朝吸毒，终生想毒，是非常可怕的毒品依赖。

吸毒会导致身体疾病，使吸毒者无法正常工作，造成社会财富的巨大损失。任何毒品，一旦泛滥，会导致一个国家的人力孱弱、国力匮乏，最终失去抵制外敌入侵的能力。如果一个国家的吸毒问题无法得到控制并不断蔓延，那么整个民族都会垮掉，家破国亡绝不是危言耸听。吸毒费用高昂，给社会造成巨大的经济损失。同时，吸毒往往导致犯罪，给社会安定带来巨大威胁。

（3）青少年如何有效地防止吸毒。

① 要从心理上坚决抵制毒品，不能有任何松懈。吸毒者最初都是抱着尝试的想法，这种想法要不得。

② 青少年还应该树立正确的人生观。要奋发向上、积极进取，加强自身的学习和修养，把时间和精力用在勤奋学习和努力工作上，积极参加文体活动，培养高尚的道德和情操。

③ 交友要慎重，不与有吸毒迹象的人为伍，尤其不要接受陌生人的香烟或饮料。成为生活的强者，勇敢面对人生挫折，绝不能因为一时精神空虚或者无所适从就去寻求不健康的精神刺激。

④ 了解国家禁毒的方针政策，认识到抵制毒品是关系到子孙后代健康幸福的大事，是关系到民族的兴旺和国家繁荣昌盛的大事，要做到“热爱生命、远离毒品”。

2. 树立正确的人生观，预防自杀

自杀者的心理问题或疾病、成长经历、消极应对模式、悲观的人生哲学、长期工作生活的压力、人际关系问题、学校或企业内部的管理制度和方式、居住环境或环境中容易接触到高致死性的自杀工具、身边亲友或熟人有自杀行为、当今媒体不恰当的报道和追踪自杀案例并报道等。这些都有可能成为自杀事件的触发和推动因素。因此，关于自杀的原因，我们不能通过任何单一模式来解释，而是需要政府、学校、社会、家庭的高度重视，采取果断、坚决的措施来抑制青少年自杀率上升的问题。

研究表明，每个自杀者会对周围的 5 个人产生巨大的心理影响。一个人的自杀会给亲朋好友带来巨大伤害，这种伤害涉及情感、社会和经济诸多方面。据世界卫生组织的估算，每年与自杀有关的经济损失高达数十亿美元。

一个人选择自杀，放弃的固然是自我的生命，但同时也放弃了人伦社会的责任。自杀者给亲人带来的巨大伤痛，这种伤痛也许是一辈子都不能弥合的伤口。

我们每个人都有权利改变自己的生活，但是却不能轻易放弃自己的生命。每个人的生命都是由父母孕育抚养，并在社会文明与精神文明中成长，自杀者应受到社会舆论、人伦道德的谴责，也应受到自我良心的责备。

既然如此，怎样做才能有效防止青少年自杀现象的产生?

从大量案例分析，许多人在实施自杀行为时，内心其实充满矛盾，非常希望能得到别人的帮助。在自杀之前的很长一段时间里，他们会向外界有意无意发出暗示和求救信号。例如，他们的言行有诸多异常，或长时间情绪低落、兴趣减退等。如果社会能提前捕捉到这些信号，为自杀者提供机会接触美好事物，让快乐的情绪打开他们的心扉，就可以尽量避免悲剧的发生。

孩子的内心世界需要关怀，特别是遇到挫折时，更需要心理疏导，如果能及时注意到他们内心的变化，教他们如何应对挫折，及时给予援助，就会阻止悲剧的发生。当孩子犯错误、遇到挫折时，父母不应一味地责罚，而应该去尝试沟通，从而解决根本问题，防止悲剧的发生。

自杀行为是对个体生命的漠视，虽然科学提高了我们改造世界的能力，理性给我们指出透视万物的正确途径，但是我们人类还是要保持对自然、宇宙，对生命神圣性的认识。所以，青少年要对生命存有敬畏心、崇拜心。虽然人是生命的持有者，但不能在对待生命的问题上为所欲为，我们要以敬畏的态度看待和对待生命，体会到生命的神圣，意识到生命的可贵。

大学生应该拥有正确的生命观，学会珍爱生命，学会承受挫折。只有在情感、人格和人性等各方面都得到健康地发展，才能体会到做人的尊严，获得生命的意义和价值。

此外，大学生必须拥有正确的生命意识和社会责任感，只有这样，才能学会承受困难与痛苦，学会关爱他人和社会。

3. 预防校园暴力、远离校园暴力

珍惜生命
生命是一条艰险的狭谷，只有勇敢的人才能通过。
生命在闪耀中现出绚烂，在平凡中现出真实。

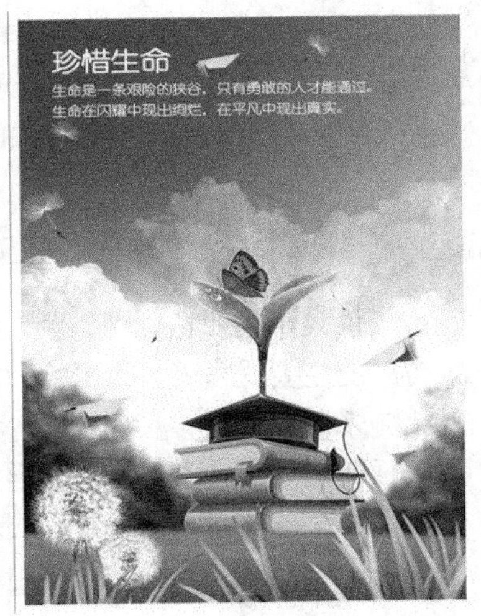

大学生如何有效地预防暴力、远离暴力呢?

（1）提高自我保护意识和法律保护意识。当一个人受到冤枉、屈辱的时候，要时刻记住，无论如何不要轻易动手，不能以暴力的方式对待伤害你的人，暴力受害者可以通过法律或者其他途径来解决这个问题。以恶制恶，恶又何时了。实践表明，以暴力消除暴力，非但不能让暴力远离自己，反而会使暴力离自己越来越近，直至自己完全陷入暴力的泥潭中无法自拔。我们每一个人都应该明白，记恨他人远不如调整自己划算。

（2）要与人为善。与人和睦相处是融洽人际关系的一个具体表现，是交往能力的具体体现。大学生正处于身心发育时期，心理素质不稳定，缺乏社会经验，因而，他们常常不知道如何与人和睦相处。他们可能会因为一点小事就和同学发生矛盾，也可能因为别人的一句话就伤害了自己的自尊心；他们往往只从自己的角度考虑问题，不顾及他人需要。

因此，大学生要与人和睦相处，首先需要有人人平等的人际交往意识，并且需要有恰当的人际交往方式，尊重别人、相信别人，和别人交往时要礼貌和友善。

（3）要有宽容之心。在人的品行中，宽容是一种善行，也是一种美德。大学生应该知道，不侵犯他人的尊严就是对自己尊严的最大维护；要明白"唯不争者而天下莫能与之争""天下惟至柔者至刚"的古训；懂得"胜人者力，自胜者强"的道理。

案例1-13

毒品送他进了精神病院

8年前，王某第一次服用了摇头丸，后来便一发不可收拾了。如今已发展到每隔一、两天就要吸食0.5克左右的冰毒，并配套服用"K粉"、"开心果"等合成毒品。他至今仍清楚地记着一幕幕可怕的经历："滥用合成毒品后，觉得头很晕，胸口特别闷，感觉要死去一样，后来就昏睡了十多个小时。"自从长期服用冰毒后，王某的生理和心理都发生很大的恶化，胸闷、呼吸急促、心脏早搏、体重下降、脾气暴躁、睡眠质量差，白天经常出现幻觉，总觉得有人监视他、要害他。最终，家人不得不将其送进精神病医院进行治疗。

【案例分析】

任何东西都是有代价的，特别是毒品。在给你带来短暂快乐的同时会让你付出进行惨重的、永久的代价。长期吸毒导致精神障碍与人格变态，并出现幻觉和妄想。吸毒会严重摧残青少年的身心健康。吸食毒品使人体神经系统产生高度的依赖性和生理毒性。吸毒上瘾后，不仅心理变态和人格分化。并且不知廉耻，会患上并传染各种疾病，直至死亡。这些事实无时无刻地告诫我们要"珍爱生命，远离毒品"。

任务训练

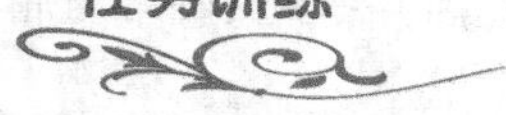

1. 讨论生命的误区有哪些具体表现。
2. 讨论走进生命误区的严重后果。
3. 思考如何预防走进生命的误区。

小　结

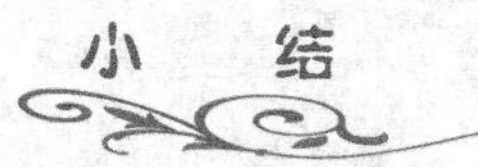

当代大学生要意识到，个人的生死绝不是个人私事，还关系到家庭、社会和大众。青少年是毒品的主要受害者。吸毒给大学生带来严重危害，青少年必须远离毒品。大学生应采取正确的措施来制止暴力，心存友善，学会宽容，敬畏生命。遇到再大的困难，也不能想着用自杀来解决任何问题。大学生应该以学业为重，建立健康的知识体系，并树立远大的理想。只有做到远离毒品、预防自杀、拒绝校园暴力，才能走出生命的误区。

名人名言

世界上只有一种英雄主义。便是注视世界的真面目——并且爱世界。

——罗曼·罗兰

假如生活欺骗了你，不要忧郁，也不要愤慨！不顺心的时候暂且容忍：相信吧，快乐的日子就会到来。

——普希金

拓展阅读

维尔纳·叔斯勒，蒂利希：生命的诠释者. 北京：中国人民大学出版社. 2008.

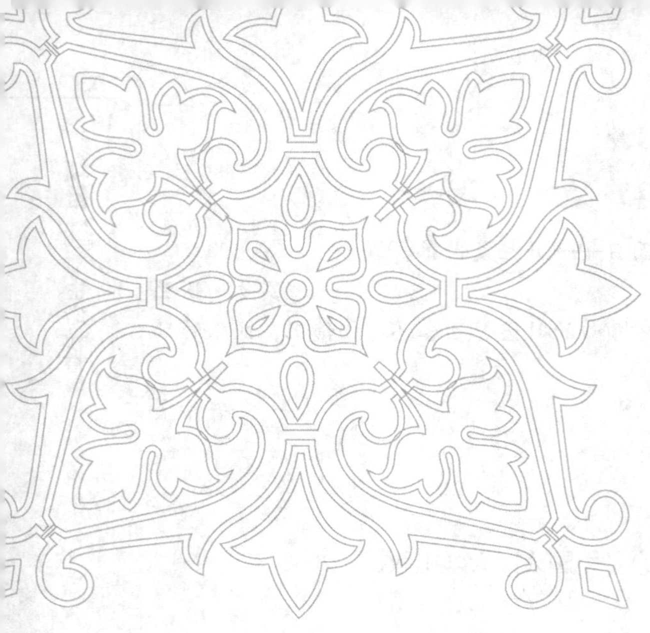

项目二

安全教育

Project 2

项目导读：提高自我保护能力，远离危险

安全意识是大学生思想和行为安全的重要保证，自我保护能力是大学生的必备能力。只有学会自我保护，远离危险，我们才能享受美好的生活。学习一些必要的安全常识和处理突发事件的方法，是当代大学生培养自我保护能力、彰显社会正气、形成良好应急心态的必然选择。

本项目主要从交通安全、消防安全、校园内外活动安全以及女生安全等 4 个方面介绍了隐患预防、应急避险、危难逃生等安全知识，并用典型案例分析了安全教育的重要性。

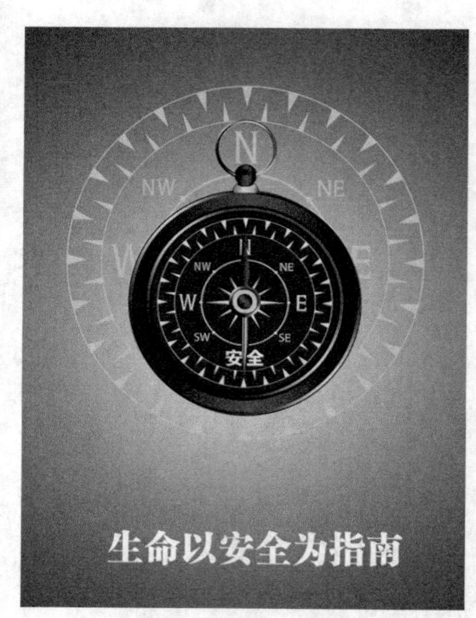

任务1 宁停一分不争一秒，交通安全铭记心中

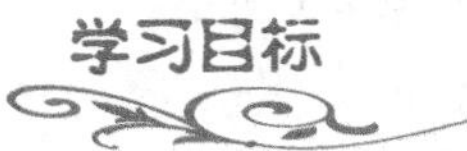

学习目标

1. 知识与技能目标

通过交通安全的教育，使学生了解生命的可贵，掌握有关交通安全知识，增强交通安全意识，提高自我保护能力。

2. 过程与方法目标

通过安全知识和相关技能，提高人们处理交通行为的能力。在交通安全宣传教育过程中，将社会科学知识和自然科学知识有机地结合起来，知道其中的科学原理。

3. 情感，态度与价值观目标

加强对大学生法制与交通安全的教育与管理，使学生增加法制观念，做到遵法、知法、守法，能确保身心健康，平安完成学业。

任务描述

交通安全是指人们在道路上行驶或活动中，按照交通法规的规定，安全地行车、走路，避免发生人身伤亡或财物损失。交通安全事关你我，在校大学生们应从步行安全、乘车安全等方面加强自身交通安全意识。从大的方面来讲，交通安全保护了国家集体的财产安全，维护了交通秩序，提高了道路交通能力，同时也是经济建设的有利支持。从小的方面来讲，对于个人，适当地缩小自己的权利，保障自己以及更多人的生命安全，避免造成不必要的财产和经济损失。交通安全于公于私都是很重要的，需要每个人都重视起来。

任务分析

学生通过以步行者和驾驶者的身份进行实践体验，从而正确理解交通安全知识，培养在危险状态下的应变能力，并能在实际道路上独立进行活动，而避免发生交通伤亡事件等。

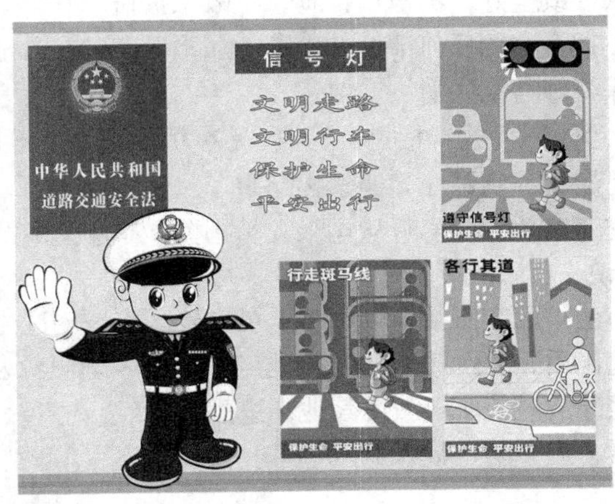

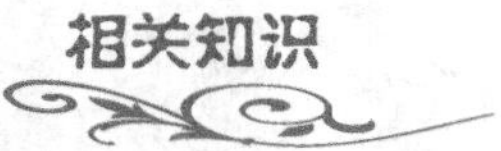

1. 步行安全

（1）在步行时，应走人行道，靠右侧行走（部分国家和地区靠左行驶，如英国）。

（2）在横穿马路时，要走人行横道，先看左侧车辆，后看右侧车辆，如图 2-1 所示。

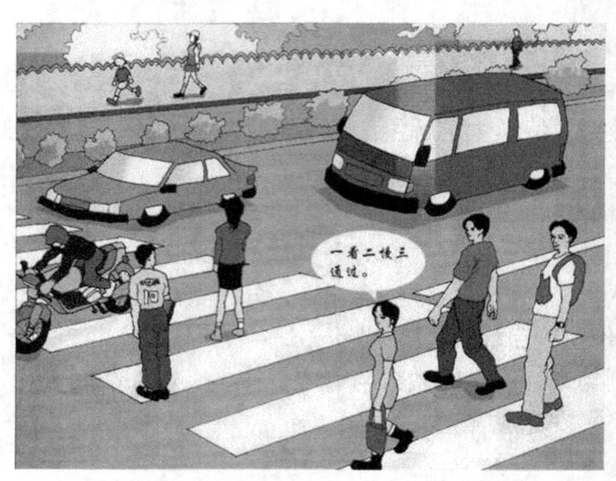

图 2-1　过马路注意事项

（3）在设有交通信号灯的人行横道，绿灯亮时，方可通行。红灯亮时，禁止通行。

（4）在设有自助式交通信号灯的人行横道，要先按人行横道使用开关，等绿灯亮、机动车停驶后，再通过。红灯亮或显示“等待”信号时，禁止通过。

（5）在设有过街天桥或地下通道的区域，走过街天桥或地下通道，不横穿马路。

（6）在无人行横道与通过设施的区域，横穿马路时，要在确认安全后，再通过。

（7）不在机动车道、非机动车道上嬉闹、猛跑。

（8）不跨越各种交通护栏、护网与隔离带。

（9）路面有雪或结冰时，注意防止滑倒，以免造成摔伤。

（10）上学路上、校园内禁止穿暴走鞋与飞轮鞋。

2. 乘车安全

（1）所乘车辆靠站停止前，不要向车门方向涌动。车辆停稳后，先下后上，按顺序上车或下车。

（2）上车后，站稳扶好或坐好，不嬉戏打闹，不故意拥挤。

（3）乘车过程中，不把身体的任何部位伸出车外。不向车内、外随意抛洒物品。

（4）乘车过程中，保管好自己的财物。

（5）不在机动车道上等候车辆或者招呼营运汽车；在机动车道上不得从机动车左侧上下车。

（6）不携带易燃、易爆、强腐蚀性等违禁物品乘车。

（7）所乘车辆发生交通事故时，要听从司乘人员指挥，有序撤离或实施自救。

3. 交通事故逃生常识

（1）发生交通事故自己被困在所乘车辆中时，可击碎车窗玻璃逃生。

（2）从所乘车辆中逃出后，要远离事故发生地点，防止因车辆着火、爆炸而造成的伤害。

（3）逃生后要迅速报警或拦截车辆救助其他未逃生人员。

（4）所乘车辆着火时，应先防止吸入烟气窒息，再设法逃生。

案例2-1

1. 校园道路不是球场

某高校两名男生在足球场踢完球后，在回宿舍的路上还余兴未尽，相互边跑边传球，此时身后正好驶来一辆摩托车，将其中的一名学生右小腿撞骨折。

2. 车速过快，车毁人亡

2005年5月17日下午3时许，某高校内出现一幕惨剧：当时正在下大雨，两名男生合骑一辆摩托车赶回宿舍，由于地面湿滑加上车速过快，摩托车突然失控，侧飞出去20多米远，两人头部撞上路沿后当场死亡。

3. 贪黑车“方便”，酿成悲剧

2006年国庆长假期间，南京某高校两名大学生从大学城乘坐“黑车”去火车站，途中“黑车”与其他车辆相撞，造成一名大学生当场死亡、另一名大学生重伤的惨剧。

4. 横穿马路疏于观察，被撞成重伤

2007年6月，某高校一学生夜间外出返校途中，横穿马路时疏于观察来往车辆，被一辆公交车撞倒，身受重伤，脾脏被摘除。

5. 酒后驾车，酿成大祸

2009年6月30日晚，南京市江宁区东山街道金盛路发生一起醉酒驾车导致的重大交通事故，肇事司机张某驾驶的车辆先后撞倒9名路人，撞坏6辆路边停放的轿车，造成5人身亡、4人受伤的惨祸。后经抽血化验，张某血液中酒精含量为381毫克每百毫升，而80毫克每百毫升就属于醉酒，肇事司机属严重醉酒驾驶，将受到法律的严惩。

【案例分析】

1. 原因分析

（1）校内交通属于混合型交通。行人、非机动车和各类机动车会在相对集中的时间段在同一道路通行，部分同学存在认识误区，认为在校园内比公路上安全，常常是一边行走，一边看手机、看书、听音乐、打电话或者左顾右盼、心不在焉，有的学生甚至会在道路中间嬉闹、踢球、轮滑、骑脚踏车带人、逆向行进，一些机动车超速行驶、擅闯禁区，这些都是诱发校园交通事故的原因。

（2）在校外，学生闯红灯、乱穿马路、翻越护拦、抢占机动车道、机动车超速行驶、酒后驾驶甚至无照驾车等交通违法违章行为。部分学生选乘“黑车”这些都是诱发大学生校外交通安全事故的原因。

2. 防范与处置

（1）认真学习《中华人民共和国道路交通安全法》，增强交通法制观念，提高交通安全意识和自我保护能力。

（2）在校内，同学们要自觉遵守校园交通管理规定，共同维护安全有序的校园交通环境。发生校园交通事故时，及时向相关部门报告，妥善保护事故现场，迅速抢救受伤人员。

（3）在校外，同学们要树立文明交通意识，抵制闯红灯、乱穿马路等一切不文明交通行为，珍惜健康、珍爱生命、文明出行。自觉配合并服从交管部门管理，共同维护良好的城市交通环境。在校外发生交通事故时，要及时向公安机关报案，并应及时与学校取得联系。

任务训练

1. 如何拨打 122 交通事故台

（1）发生交通事故时，可拨打 122 报警或向旁人求助报警。

（2）发现所在或路过地点发生交通事故时，可拨打 122 报警。

（3）拨打 122 报警时，要讲清楚发生交通事故的准确地点、肇事车辆及伤害情况。

（4）如果肇事车辆逃逸，则报警时要讲清楚车牌号码、车型、车的颜色以及逃逸方向。

（5）不在发生交通事故的现场围观，防止自己受到伤害。

（6）发生交通事故需要求助时，也可拨打 110。

2. 如何拨打 120 急救电话

（1）自己、家人或他人发生疾病或者各类伤害事故需要医疗救助时，可拨打 120。

（2）拨打 120 时，要讲清楚病人的姓名、性别、年龄、所在地点及目前所处的危急状况（如骨折、严重外伤、大量出血、呼吸困难等）。

小　结

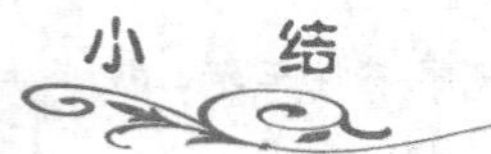

生命弥足珍贵，安全提供保障。交通安全关乎社会的稳定，牵动着家庭的幸福，关系着学生的健康成长。有计划地开展交通安全教育活动，在师生中掀起学习交通安全知识、规范交通行为、遵守交通规则的热潮，让师生真正认识到交通安全关系你我他。

名言警句

树立交通文明意识，自觉维护交通秩序。

树立现代交通意识，养成良好交通习惯。

拓展阅读

韩卿元，马小惠．大学生安全教育．北京：科学出版社．2010.

任务 2　保障学生体育运动安全，构建和谐平安校园

学习目标

1. 知识与技能目标

通过学习，保障学生体育运动安全，发挥体育教育的最大作用，促进学生进行科学锻炼，在保证安全的情况下把体育的作用发挥到最好，同时应避免身体受到伤害。

2. 过程与方法目标

通过对学生体育运动安全的教育，使学生能把握好运动负荷，并注意运动速度从而控制好练习次数。了解的自己运动生理反应，科学安排锻炼计划，并且对自己的运动装备、环境等作出正确评估，以免伤害事故发生。

3. 情感，态度与价值观目标

提高认识，统一思想，坚持以人为本，树立“珍爱生命，安全第一”的意识，保证学生学习和健康成长。

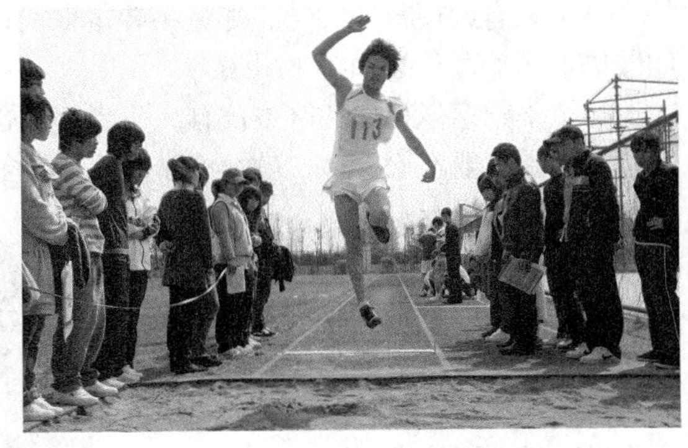

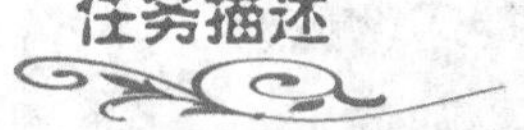

体育运动时的安全问题越来越受到教育管理者的重视，体育对于人的形体塑造和人的素质的提高都有着巨大作用。体育运动时最重要的就是听从老师的安排和指导，只有在保证安全的情况下，才能把体育的作用发挥到最好。科学的体育锻炼需要注意各种问题，以免身体受到伤害。

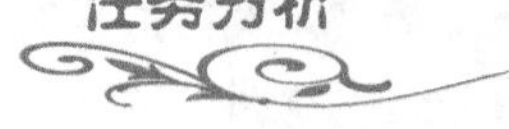

体育锻炼的方法虽然简单易学，但要想科学地安排体育锻炼，提高锻炼效果，避免伤病事故，就必须注意这些基本原则。

（1）循序渐进原则：体育锻炼的“循序渐进”是指在学习体育技能和安排运动量时，要出小到大、由易到难、从简到繁，逐渐进行。

（2）全面发展原则：在体育锻炼时，要注意活动内容的多样性从而使身体机能得到全面性的提高。

（3）区别对待原则：在体育锻炼时，还要根据每个锻炼者的年龄、性别、爱好、身体条件、锻炼基础等不同情况做到区别对待，使体育锻炼更具有针对性。

（4）经常性原则：经常参加体育活动，锻炼的效果才明显、持久。所以体育锻炼要经常化，不能三天打鱼、两天晒网。虽然短时间的锻炼也能对身体机能产生一定的影响，但一旦停止体育锻炼后，这种良好的影响作用会很快消失。

（5）安全性原则：从事任何形式的体育锻炼都要注意安全，如果体育锻炼安排得不合理，违背科学规律，就可能出现伤害事故。

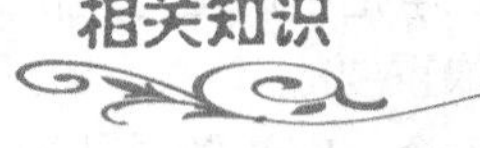

1. 体育锻炼的衣着安全

体育运动大多是全身性运动，活动量大，还要运用很多体育器械，如跳箱、单双杠、铅球等。所以为了安全，体育锻炼时对衣着有一定的要求。

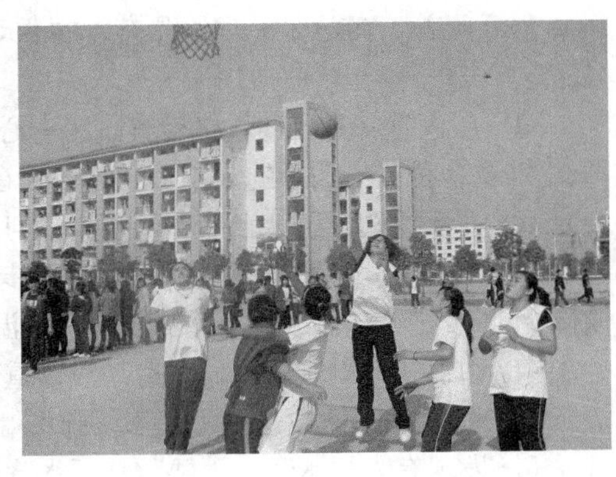

（1）衣服上不可佩戴胸针、校徽、证章等。

（2）上衣、裤子口袋里不要装钥匙、小刀等坚硬、尖锐锋利的物品。

（3）不要佩戴各种金属或玻璃制的装饰物。

（4）头上不要戴发卡。

（5）患有近视眼的同学，尽量不要戴眼镜；如果必须戴眼镜，做运动时一定要小心谨慎。如做垫上运动时，必须摘下眼镜。

（6）不要穿塑料底的鞋或皮鞋，应当穿球鞋或胶底布鞋。

（7）衣服要宽松合体，最好不穿多纽扣、多拉锁或有金属饰物的服装。有条件的应该穿着运动服。

2. 体育锻炼的项目安全

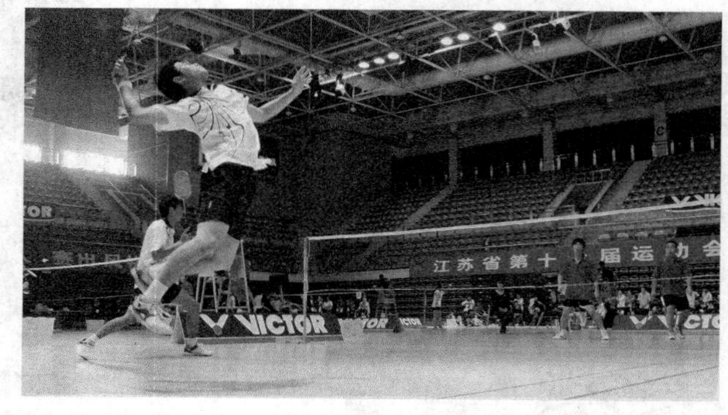

体育锻炼内容丰富多彩，安全预防根据不同的项目来阐述。

（1）跑步：短跑等项目要按照规定的跑道进行，不能串跑道。这不仅是竞赛的要求，也是安全的保障。特别快到终点要冲刺时，更要遵守规则，因为这时人身体的冲力很大，人的精力又集中在竞技之中，思想毫无戒备，一旦相互绊倒，就可能严重受伤。

（2）跳远：跳远时，必须严格按老师的指导进行助跑、起跳。起跳前前脚要踏中木制的起跳板，起跳后要落入沙坑中。这不仅是跳远训练的技术要领，也是保护身体安全的必要措施。

（3）投掷；在进行投掷训练时，如投铅球、铁饼、标枪等，一定要按老师的口令进行，令行禁止的，不能有丝毫的马虎。这些体育器材有的坚硬沉重，有的前端装有尖利的金属头，如果擅自行事，就有可能击中他人或者自己被击中，造成受伤，甚至导致生命危险。

（4）单、双杠：在进行单、双杠和跳高训练时，器械下面必须准备好厚度符合要求的垫子，如果直接跳到坚硬的地面上，会伤及腿部关节或后脑。做单、双杠动作时，要采取各种有效的方法，使双手握杠时不打滑，避免从杠上摔下来，使身体受伤。

（5）跨越：在做跳马、跳箱等跨越训练时，器械前要有跳板，器械后要有保护垫，同时要有老师和同学在器械旁站立保护。

（6）前后滚翻、俯卧撑、仰卧起坐等垫上运动的项目：做动作时要严肃认真，不能打闹，以免发生扭伤。

（7）球类：参加篮球、足球等项目的锻炼时，要学会保护自己，不要在争抢中用蛮力而伤及他人。在这些争抢激烈的运动中，自觉遵守竞赛规则对于安全的保证是很重要的。

（8）游泳：游泳是一项十分有益的活动，同时也存在着危险。要保证安全，应该做到以下几点。

① 游泳前需要经过体格检查。患有心脏病、高血压、肺结核、中耳炎、皮肤病、严重沙眼，以及各种传染病等的人不宜游泳。处在月经期的女学生也不宜去游泳。

② 要慎重选择游泳场所，不要到江河湖海去游泳。

③ 下水前要做准备活动。可以跑跑步、做做操，活动开身体，还应用少量冷水冲洗一下躯干和四肢，这样可以使身体尽快适应水温，避免出现头晕、心慌、抽筋现象。

④ 饱食或者饥饿时，剧烈运动和繁重劳动以后不要游泳。

⑤ 水下情况不明时，不要跳水。

⑥ 发现有人溺水时，不要贸然下水营救，应大声呼唤成年人前来相助。

3. 运动会安全

运动会旨在推动学生体育锻炼进一步普及；提高教学和训练质量；进而推动校园体育文化的建设。运动会的竞赛项目多、持续时间长、运动强度大、参加人数多，安全问题十分重要。

（1）要遵守赛场纪律，服从调度指挥，这是确保安全的基本要求。

（2）没有比赛项目的同学不要在赛场内穿行、玩耍，要在指定的地点观看比赛，以免被投掷的铅球、标枪等击伤，也避免与参加比赛的同学相撞。

（3）参加比赛前要做好适当的准备活动，以使身体适应比赛。

（4）在临赛的等待时间内，要注意身体保暖，春秋季节应当在轻便的运动服外再穿上防寒外衣。

（5）临赛前不可吃得过饱或喝得过多。临赛前半小时内，可以吃些巧克力，以增加热量。

（6）比赛结束后，不要立即停下来休息，要坚持做放松活动，如慢跑等，使心脏逐渐恢复平静。

（7）剧烈运动以后，不要马上大量饮水、吃冷饮，也不要立即洗冷水澡。

4. 预防损伤的方法

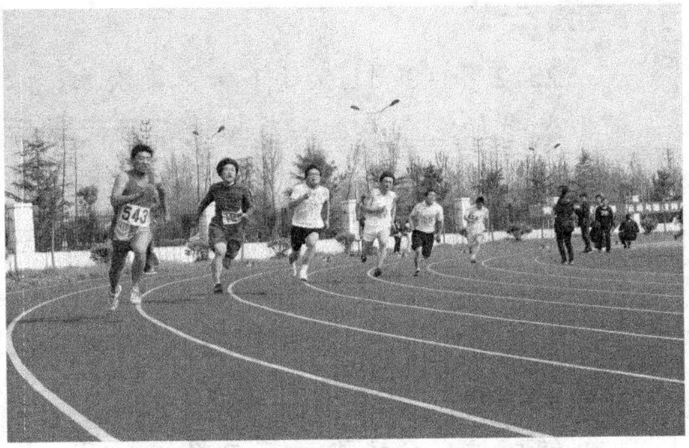

（1）高速跑需要急停时。如 60 米、100 米跑，运动员急速跑过终点后，不能急刹停顿，应减速缓停，否则，踝、膝、筋、腰等关节会严重受挫。

（2）人体从高处下落着地时。如急行跳远的落地、体操脱离器械和篮球比赛小的高空落地等，必须注意双腿屈膝并拢缓冲后站起，否则踝和膝等关节会受到不同程度的撞击。

（3）落地时失重不稳。如足球中的背后铲人较为常见。这时首先头脑要保持冷静再迅速低头屈肘团身，用肩背着地并顺势做滚翻动作，以消减地面强大的反作用力，切忌直臂撑地和强行制动，否则会造成上肢或肩部损伤。

（4）对抗性较强的运动。如篮球、足球、排球等，在这类项目运动时，要注意上肢一定程度的外展，并保持相对的紧张度，以防外来的突发性暴力动作；另外，降低重心，加固根底也是很好的自我保护方法。

（5）习惯性易伤部位。如脚背外侧，拇趾的根部等。对这样易受伤部位，除了要充分做好准备活动外，还要注意正确使用保护带，如护膝、护指、绷带等。

（6）运动前不要空腹，运动前、中、后都要饮一定的水。

5. 运动后消除疲劳的方法

（1）体育锻炼后身体会产生疲劳感，这主要表现在以下几个方面。

① 肌肉疲劳：肌肉力量下降，收缩速度放慢，肌肉出现僵硬、肿胀和疼痛，动作慢、不协调。

② 神经疲劳：反应迟钝，判断错误，注意力不集中。

③ 内脏疲劳：呼吸变法变快，心跳加快等。

（2）消除疲劳的方法。

① 保证睡眠。睡眠是消除疲劳的重要方法，学生要保证每天大约 8 小时的睡眠时间。如

果在体育考试前一个月内安排比较大运动量的训练和测验，睡眠时间应适当延长，并注意创造安静、空气流通的睡眠环境。

② 整理活动和肌肉按摩。锻炼产生疲劳感后，一定要坚持做整理活动。整理活动是一种积极的休息方式，可以使神经、肌肉、内脏比较一致地恢复，从而提高恢复体力的效率。

用推、揉、捏、按、压、拍击、抖动等手法按摩肌肉，能使肌肉中毛细血管扩张和开放，使局部的血液循环和营养得到改善，并可加速肌肉运动中乳酸的排除，从而达到消除疲劳的作用。

③ 温水浴（或局部热敷）。运动后进行温水浴可以加速全身的血液循环，促进新陈代谢，加快疲劳的消除和体力的恢复。温水浴的水温以 40 摄氏度为宜，每次花费时间一般为 10～15 分钟，最长不超过 20 分钟。

④ 及时补充营养。合理营养是消除疲劳或预防疲劳的重要手段。运动后应及时补充热量、蛋白质、维生素和无机盐，高脂肪类食物不易多吃。夏季或出汗多时，应及时补充盐分和水。食品应富有营养并易于消化，并尽量多吃些碱性的新鲜蔬菜、水果食物。

案例2-2

2012 年 10 月 15 日下午，某校五、六年级的学生由体育老师黄某组织上体育课。课前，黄老师宣布参加乒乓球等项目比赛的同学进行训练，其余学生自由活动，同时要求学生不要去玩单、双杠，不要影响其他学生训练。由于王某不是参加比赛的学生，便与几位同学擅自去玩单杠。王某因身高不够，几次起跳都没能抓住单杠，便爬上单杠旁边的砖墙，想跳过去抓单杠，但因没抓着而跌落在地上，并且摔伤右手，造成严重骨折致七级伤残，共花费医疗费等相关费用 86 316 元。

【案例分析】

学校对安全教育一定要警钟长鸣，长抓不懈，要关注身边的每一件小事，有效防止安全事故的发生。特别是学生练习有危险的项目时，一定要有老师在旁边监控、指导、保护，以防伤害事故发生。

任务训练

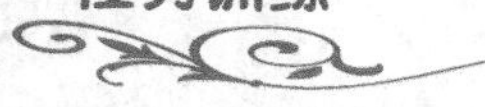

1. 试讨论学生在体育锻炼时应如何预防伤害事故的发生？
2. 大学生在进行体育锻炼时如何进行自我监控？

小　结

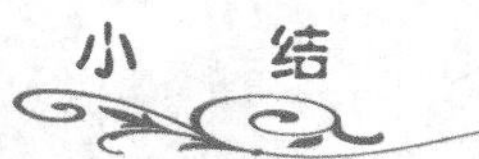

体育运动可以锻炼身体、增强胆识。培养同学们的耐力和毅力。但是如果在体育锻炼中不注意保护自己，忽视事故预防工作，就容易出现运动伤害，如擦伤、拉伤、扭伤、骨折、溺水、脑震荡等，严重的还会造成终身残疾或死亡。本任务系统而全面地介绍了体育运动安全教育所涵盖的主要内容。涉及体育锻炼的衣着、体育锻炼的项目、运动会等安全，提醒学生注意运动安全，减少伤害事故的发生。

名人名言

运动的作用可以代替药物，但所有的药物都不能替代运动。

——蒂素

运动是健康的源泉，也是长寿的秘诀。

——马约翰

运动太多和太少，同样会损伤体力；饮食过多与过少，同样会损害健康；唯有适度可以产生、增进、保持体力和健康。

——亚里士多德

拓展阅读

陈珍国，学校安全管理，上海：复旦大学出版社．2008.

任务3 安全第一，活动第二

学习目标

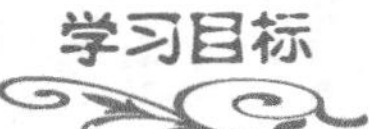

1. 知识与技能目标

通过学习和训练使学生明白校内外活动安全的重要性，知道在校内外活动中应注意哪些情况可能对自己造成伤害，应该怎样去防范。

2. 过程与方法目标

教育学生在参加校内外大型活动时要树立牢固的安全意识，熟悉所处场所的环境，遵守活动秩序，一旦出现意外情况，要保持头脑清醒，切忌惊慌失措。

3. 情感，态度与价值观目标

加强学生安全意识，探索新时期高校学生安全意识的途径，提高学生安全素质，保证学生健康成长，促进学生全面发展。

任务描述

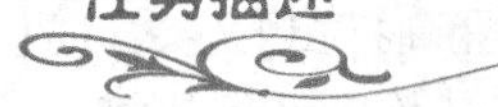

校内外活动是学校教育体系中的一个重要组成部分，是课堂教学的必要补充，是实现教育目的的重要途径。校内外活动可以促进学生在德、智、体等方面的均衡发展。在保证安全的前提下，有效实现校内外活动的各项功能对学生的个性发展和健康成长具有重要意义。

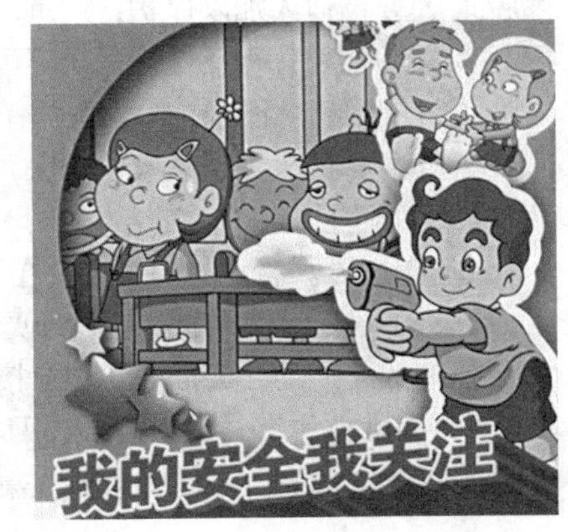

任务分析

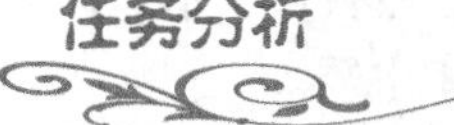

随着学校各项设施设备的不断完善，各种各样的校内体育文化活动丰富了学生的校园生活。交通设施的日臻完

善，为学生外出郊游和参加校外实践锻炼提供了方便快捷的交通保障。如何实现校内外各项活动的安全开展，为学生的健康成长和个性发展提供有效的平台，是现阶段各学校应当加以重视的问题。

相关知识

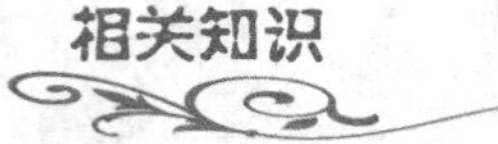

1. 校内活动安全

（1）室内、外活动安全。在教室、宿舍活动时，有许多看起来细微的小事情值得同学们注意，否则，同样容易发生危险。这主要有以下几个方面。

① 防磕碰。目前，大多数教室空间比较狭小，又放置了许多桌椅、饮水机等用品，为防止磕伤碰伤，学生不应在教室中追逐、打闹，以及做剧烈的运动和游戏。上下楼梯时，不要追逐打闹、喧哗拥挤，如图 2-2 所示，更不要攀爬走廊护栏、立柱和院墙。上学、放学、课间、体育课及课间操时间，要注意安全，要爱护草坪及公用设施，不要追逐打闹、拥挤、推搡。

楼　梯
上、下楼梯，扶住栏杆慢慢走，这样做，好！
上、下楼梯跑着走或跳着走，容易把脚扭伤或摔下去，很危险。

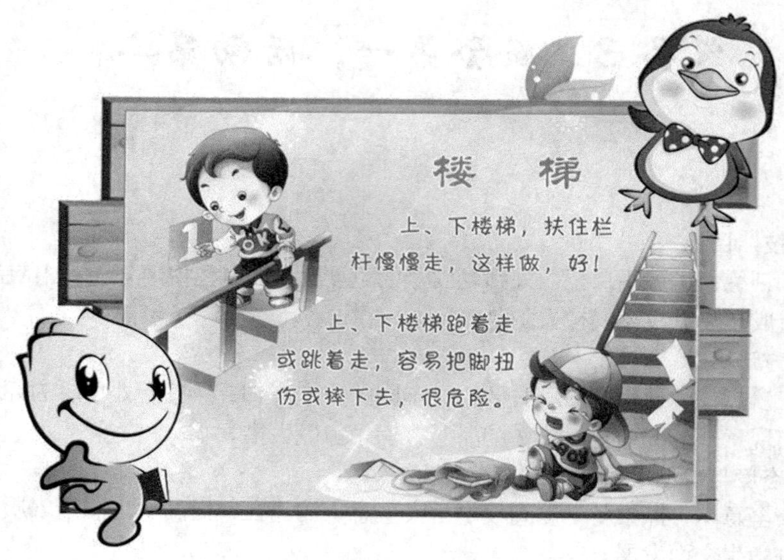

图 2-2　楼梯安全

② 防滑、防摔。教室地板比较光滑的，要注意防止滑倒受伤；需要登高打扫卫生、取放物品时，要请他人加以保护，注意防止摔伤。在餐厅打饭、就餐、打开水以及在超市购物时，要注意文明礼貌，相互谦让，切不可拥挤打闹。

③ 防坠落。无论在教学楼、宿舍楼、实验楼等处打扫卫生或做其他活动时，都不要从窗口向外探身、探头张望；家住楼房，特别是住在楼房高层的，不要将身体探出阳台或者窗外，谨防不慎发生坠楼的危险。

④ 防挤压。教室的门、窗户在开关时容易夹手，应当处处小心。

⑤ 防火灾。不要在教室里随便玩火，更不能在教室里燃放爆竹。不能在教室、宿舍内乱扯乱拉电线、乱动开关插座、随意接通电话；不能使用“热得快”等大功率电器。

⑥ 防意外伤害。对于改锥、刀、剪等锋利、尖锐的工具以及图钉、大头针等文具，使用后应妥善存放起来，不能随意放在桌子上、椅子上，防止有人受到意外伤害。

（2）课间活动安全。在每天紧张的学习过程中，课间活动能够起到放松、调节和适当休息的作用。课间活动应当注意以下几个方面。

① 室外空气新鲜，课间活动应当尽量在室外，但不要远离教室，以免耽误接下来的课程。

② 活动的强度要适度，不能做太剧烈的活动，以保证继续上课时不疲劳、精力集中、精神饱满。

③ 活动的方式要简便易行，如做操、托排球等。

④ 活动要注意安全，要避免发生扭伤、碰伤等危险。

（3）体育课活动安全。体育课是锻炼身体、增强体质的重要课程。在体育课上活动和训练时，要按有关规定和要求去做，合理利用体育器械，活动中要注意观察和相互保护。体育课上，学生因身体等原因不适于参加的活动项目，要事先告诉老师。体育课上的训练内容是多种多样的，因此安全事项也因训练的内容、使用的器械不同而有所区别。

① 短跑等项目要按照规定的跑道进行，不能串道。这不仅仅是竞赛的要求，也是安全的保障。特别是快到终点冲刺时，更要遵守规则，因为这时人身体所产生的冲力很大，注意力又集中在竞技之中，思想上毫无戒备，一旦相互绊倒，就可能造成严重伤害。

② 跳远时，必须严格按老师的指导助跑、起跳。起跳时前脚要踏中木制的起跳板，起跳后要落入沙坑之中。这不仅是跳远训练的技术要领，而且是保护身体安全的必要措施。

③ 在进行投掷训练时，如投掷铅球、铁饼、标枪等，一定要按老师的口令行动，令行禁止，不能有丝毫的马虎。这些体育器材有的坚硬沉重，有的前端有尖利的金属头，如果擅自行事，就有可能击中他人或者自己被击中，造成受伤，甚至发生生命危险。

阳 台
在阳台上晾衣服，在阳台上乘凉，这样做，好！
从阳台上往下扔东西可能砸伤人；翻爬阳台，摔下去就没命了。可危险啦！

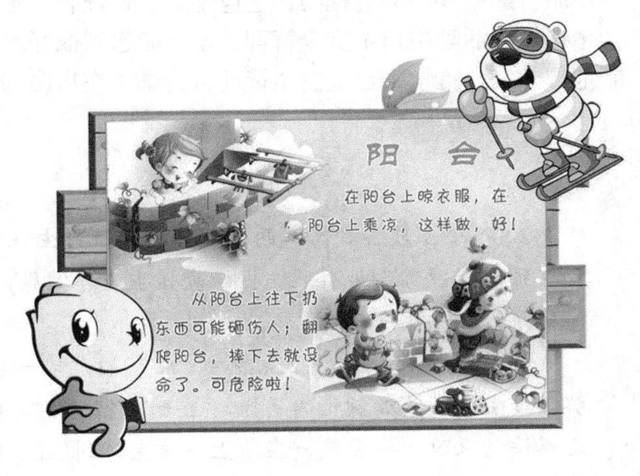

④ 在进行单、双杠和跳高训练时，器材下面必须准备好厚度符合要求的垫子。如果直接跳到坚硬的地面上，会伤及腿部关节和后脑。做单、双杠动作时，要采取各种有效的方法；做双手提杠时不打滑，避免从杠上摔下来，使身体受伤。

⑤ 在做跳马、跳箱等跨跃训练时，器材前要有跳板，器材后要有保护垫，同时要有老师和同学在器材旁站立保护。

⑥ 对于前后滚翻、俯卧撑、仰卧起坐等垫上运动的项目，做动作时要严肃认真，不能打闹，以免发生扭伤。

⑦ 参加篮球、足球等项目的训练时，要学会保护自己，也不要在争抢中蛮干而伤及他人。在这些争抢激烈的运动中，自觉遵守竞赛规则对于安全是很重要的。

（4）学校运动会安全。运动会的竞赛项目多、持续时间长、运动强度大、参加人数多，安全问题十分重要。

① 要遵守赛场纪律，服从调度指挥，这是确保安全的基本要求。

② 没有比赛项目的同学不要在赛场中穿行、玩耍，要在指定的地点观看比赛，以免被投掷的铅球、标枪等击伤，也避免与参加比赛的同学相撞。

③ 参加比赛前做好准备活动，以使身体适应比赛。

④ 在临赛的等待时间里，要注意身体状态调整。

⑤ 临赛前不可吃得过饱或者喝得过多。临赛前半小时内，可适当吃些巧克力，以增加热量。

⑥ 比赛结束后，不要立即停下来休息，要坚持做好放松活动，例如慢跑等，使心脏逐渐恢复平稳。

⑦ 剧烈运动后，不要马上大量饮水、吃冷饮，也不要立即洗冷水澡。

2. 校外活动安全

（1）校外活动与保障安全是一对永恒的矛盾话题。作为一项集游戏、学习、体育锻炼、团体协作等于一体的教育活动形式是大家对校外活动的共识，深受大学生的喜爱。通过旅行郊游等活动，大学生亲近大自然、深入大自然、认识大自然、关注大自然、探索大自然，在大自然中磨炼意志、锻炼体魄、陶冶情操。然而由于近年来不断出现大学生组团校外旅行等活动导致的安全事故频频见诸报端，很多学校为“防患于未然”，不再组织甚至放弃组织集体校外活动。这实际上是对大学生正当权利的一种伤害，在某种程度上也降低了大学生自我保护的能力。

（2）合理组织，保障安全。组织校外集体活动存在安全风险，但不能“因噎废食”。通过合理、有效地组织，校外活动仍然是一项安全有益的教育活动。安全管理和保障的难点主要发生在旅行途中和活动过程中，这也是组织管理者最难控制的。只有通过科学合理地组织，实现学生在校外活动中自主安全管理，才可能起到很好的管理效果。让学生在组织管理者的有效控制范围内，实行学生自主安全管理，让学生在自由的活动中保障安全。

案例2-3

2004 年 3 月 2 日，江西宜春某学院一男生在田径场上跑了 20 多圈后，因超负荷运动导致过度疲劳倒地猝死。据调查该生身体健康，无器质性疾病，死亡这天是他实施跑步锻炼计划的第一天。

2007 年 4 月 12 日 12 点左右，北京某大学一名男生在踢足球时突然倒地猝死。据了解，该生早晨参加例行的早操，上午 10 点左右，他作为主力参加学院组织的足球联赛。比赛快结束时，他突然倒在地上，该生送到医院时，没有任何外伤，可能因比赛的超强兴奋疲劳过度导致猝死。

【案例分析】

以上两例猝死事件，一例为过度疲劳所致，一例为超强兴奋所致。加强校园运动高危人群的识别，做到提早发现，有效应对。如加强保健知识教育，进行合理的自我监控，加强校园活动的安全宣传及急救知识培训，提早预防，才能防患于未然。

案例2-4

花季女生在景区意外殒命

2014 年 3 月 22 日上午，湖北省某学院 2013 级学生范某和其他 8 名同学骑着租来的自行车，在学校附近的襄阳古隆中风景区黄家湾公园内游玩。当天中午 12 点 10 分左右，途径一小山坡时，范某不慎撞到路边树上，连车带人翻下山坡。

同伴当即拨打110、120报警，并向学校报告，班级辅导员第一时间赶到现场。120急救车赶到后立即将范某送往襄阳市中心医院，终因经抢救无效不幸身亡。20岁的花季女生就此殒命。

赶到医院的学校学工处负责人了解情况后向范某的家长做了通报。23日凌晨2点，范某的父母从老家荆州赶到襄阳，却只能在殡仪馆见女儿最后一面。伤痛欲绝的老两口彻夜不眠，以泪洗面。

【案例分析】

1. 事故责任认定

谁在这次校外安全事故中负主要责任？法律界人士对此次事故的解释如下：范某是年满18岁的成人，在校外的安全应由自己负责。景区应在可能发生危险的地段设立显著警示标识，明确告知游客安全方面的注意事项。如果景区履行了告知、劝阻义务，则不承担责任。如果范某骑乘的自行车有质量问题，则可以向自行车出租方起诉索赔。

2. 大学生校外活动安全应警钟长鸣

有关方面的专家指出，近年来，大学生外出旅行、游玩安全事故时有发生，这不仅对遇害者本人和家庭是一场悲剧，对于国家的未来也是一项损失。一系列校外安全事故的发生，同时也说明了当代大学生的出游安全意识相对薄弱。因此，除了高校应加强学生安全意识的教育和管理外，在校大学生也要加强和提升自身的校外安全意识。

任务训练

组织学生参加社会实践的注意事项具体如下。

（1）组织学生参加集体校外活动，一定要事先经负责人研究，做出周密计划，严格组织，并有学校负责人或教师带队；要事先派人勘查活动场地、环境；要建立大型集体外出活动报上级主管部门审批的制度。

（2）活动中如需使用交通工具时，必须符合安全要求，不得超员运载，不得乘坐没有驾驶执照的人员驾驶的车、船。

（3）参加校外集体活动的场所、建筑物和各项设施必须坚固安全，出入道口畅通，场内消防设备齐全有效，放置得当。

（4）到游览区或游乐场所活动时，一定要注意其合理容量。不要组织学生到超容量的地方或场所活动。

（5）学校组织学生参加勤工俭学和社会公益劳动，必须坚持安全、无毒、无害和力所能及的原则。要加强劳动组织，重视劳动保护，教育学生遵守劳动规则。

（6）组织学生参加有关单位举办的集体活动，必须有安全保障措施。在没有严密的组织工作和切实的安全措施情况下，任何单位组织的活动，学校都可以拒绝参加。

（7）上学、放学路上、周末或放长假时，要注意遵守交通规则，注意来往车辆，遇到人多拥挤的地方要下车等候；切不可争抢行驶、嬉戏打闹，更不准骑飞车、撒把骑车或在路上逗留。学生放学后要及时回家，特别是晚自习后，要按学校规定时间离校；遇到意外事故要及时与老师或家长联系，寻求帮助。

小　结

校内外活动是学生健康成长和个性发展的重要保障，是学校教育的重要组成部分。如何安全有效地组织和开展丰富多彩的校内外活动，是每一个教育工作者的重要课题，也是每位学生需要思考的问题。要求组织者和参与者形成合力，才能收到实效。

名言警句

安全是革命的本钱，健康是人生基础，但是，如果不注意，“本钱”将花尽，“基础”将毁掉。

拓展阅读

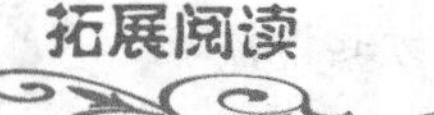

陈珍国．学校安全管理．上海：复旦大学出版社．2008.

任务4　关注女性安全，关心女性健康

学习目标

1. 知识与技能目标

通过加强女生安全教育，保护女学生身心健康发展，提高她们抵御不法侵害的能力，避免受到伤害。

2. 过程与方法目标

通过女生夜间行路安全、性侵害和性骚扰预防以及生理周期的安全等知识的学习，让女生意识到自身安全的必要性和重要性，提高自我保护意识。

3. 情感，态度与价值观目标

树立牢固的自我保护意识，克服自身弱点，学会自救方法和应急措施，谨防上当受骗。

任务描述

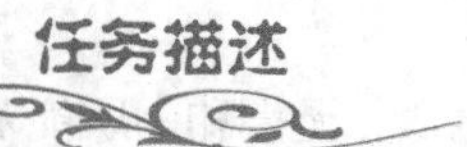

当前，女性在社会中处于比较弱势的地位，特别是在校女学生由于社会经验缺乏，胆小怕事，生活中更容易受到伤害。因此，作为女生，懂得一点安全防范知识，学会自我保护，尤为重要。

任务分析

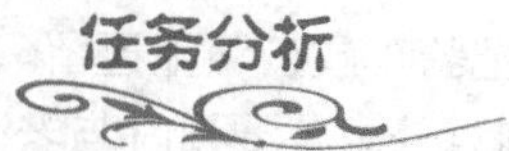

通过女生夜间行路安全、性骚扰和性侵犯的预防以及生理周期安全的学习，让处于弱势地位的女生，学会一些安全防范知识、预防一些不必要的侵犯，是学校教育义不容辞的责任，也

是每一位女性一生的重要课程。

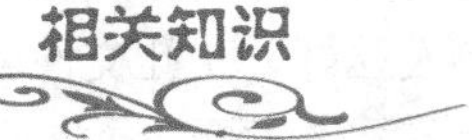

相关知识

1. 女生夜间行路安全

（1）保持警惕。如果在校园内行走，要走灯光明亮、来往行人较多的大道。对于路边黑暗处要有戒备，如图 2-3 所示。最好结伴而行，不要单独行走。如果走校外陌生道路，要选择有路灯和行人较多的路线。

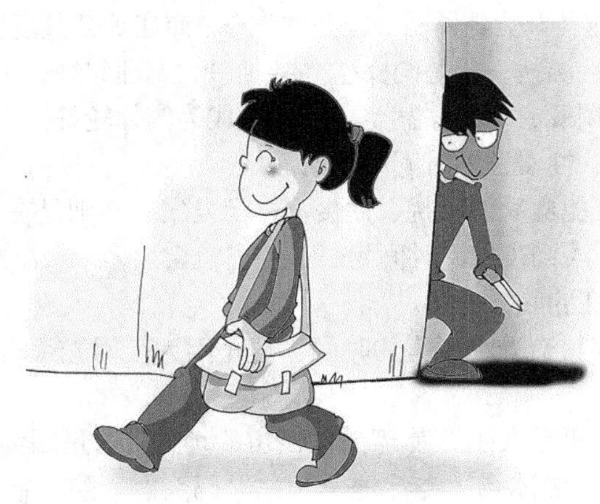

图 2-3 警惕暗处

（2）陌生男人问路，不要带路。向陌生男人问路，不要让对方带路。

（3）不要穿过分暴露的衣衫和裙子，防止产生性诱惑，不要穿行动不便的高跟鞋。

（4）不要搭乘陌生人的机动车、人力车或自行车，防止落入坏人的圈套。

（5）遇到不怀好意的男人挑逗，要及时斥责，表现出自己应有的自信与刚强。如果碰上坏人，首先要高声呼救，即使四周无人，切莫紧张，要保持冷静，利用随身携带的物品或就地取材进行有效反抗，还可采取周旋、拖延时间的办法等待救援。

（6）一旦不幸受侵害，不要丧失信心，要振作精神，鼓起勇气同犯罪分子作斗争。要尽量记住犯罪分子的外貌特征，如身高、相貌、体型、口音、服饰以及特殊标记等。要及时向公安机关报案，并提供证据和线索，协助公安部门侦查破案。

2. 性骚扰和性侵害预防

一般认为，只要是一方通过语言的或形体的有关性内容的侵犯或暗示，从而给另一方造成心理上的反感、压抑和恐慌的，都可构成性骚扰。性侵害主要是指在性方面造成的对受害人的伤害。性骚扰和性侵害是危害大学生身心健康的主要问题之一。由于两性的社会地位和角色不同，相对而言，性骚扰和性侵害的对象常以女性为多。因此，女大学生了解一些性侵害和性骚扰的基本情况、掌握一些基本对付方法，是非常必要的。

（1）性骚扰、性侵害的主要形式。

① 暴力型性侵害。暴力型性侵害是指犯罪分子使用暴力和野蛮的手段，如携带凶器威胁、劫持女同学，或以暴力威胁加之言语恐吓，从而对女同学实施强奸、轮奸或调戏、猥亵等。

② 胁迫型性侵害。胁迫型性侵害是指利用自己的权威、地位、职务之便，对有求于自己

的受害人加以利诱或威胁，从而强迫受害人与其发生非暴力型的性行为。

③ 社交型性侵害。社交型性侵害是指在自己的生活圈子里发生的性侵害，与受害人约会的大多是熟人、同学、同乡，甚至是男朋友。社交型性侵害又被称做“熟人强奸”“社交性强奸”“沉默强奸”“酒后强奸”等。受害人身心受到伤害以后，往往出于各种考虑而不敢加以揭发。

④ 诱惑型性侵害。诱惑型性侵害是指利用受害人追求享乐、贪图钱财的心理，诱惑受害人而使其受到的性侵害。

⑤ 滋扰型性侵害。滋扰型性侵害的主要形式包括：一是利用靠近女生的机会，有意识地接触女生的胸部，触摸其躯体和大腿等处，在公共汽车、商店等公共场所有意识地挤碰女生等；二是暴露生殖器等变态式性滋扰；三是向女生寻衅滋事、无理纠缠，用污言秽语进行挑逗，或做出下流举动对女生进行调戏、侮辱，甚至可能发展成为集体轮奸。

（2）容易遭受性骚扰、性侵害的时间和场所。

① 虽然一年四季都可能遭受性骚扰、性侵害，但发案高峰则是在 6～10 月，而这期间尤以 7～9 月最为突出。夏天人们夜生活时间延长、外出机会增多、气温比较高，女生衣着单薄、裸露部分较多，因而对异性的刺激增多。

② 夜间是女大学生容易遭受性侵害的时间。这是因为夜间光线暗，犯罪分子作案时不容易被人发现。

③ 公共场所和僻静处所是女生容易遭受性侵害的地方。这是因为公共场所如公交车、地下铁、教室、礼堂、舞池、溜冰场、游泳池、车站、码头、影院、宿舍、实验室等场所人多拥挤，不法分子乘机袭击女生；僻静之处如公园假山、树林深处、夹道小巷、楼顶晒台、没有路灯的街道楼边、尚未交付使用的新建筑物内、下班后的电梯内、无人居住的小屋、陋室、茅棚等。

（3）防范性骚扰、性侵害的措施。

① 夏季应尽量缩短在户外的活动时间，并尽量不要在人多拥挤的场合逗留；夜间外出时结伴而行。

② 筑起思想防线，提高识别能力。女大学生应当消除贪图小便宜的心理，对一般异性的馈赠和邀请应婉言拒绝，以免因小失大。谨慎待人处事，对于不相识的异性，不要随便说出自己的真实情况，对自己特别热情的异性，不管是否相识都要加倍留心。一旦发现异性对自己不怀好意，甚至动手动脚或有越轨行为，要严厉拒绝、大胆反抗，并及时向学校有关领导和保卫部门报告，以便及时加以制止。

③ 行为端正，态度明朗。如果自己行为端正，坏人便无机可乘。如果自己态度明朗，对方则会打消念头、不再有任何企图。若自己态度暧昧、模棱两可，对方就会增加幻想、继续纠缠。在拒绝对方的要求时，要讲明道理、耐心说服，一般不宜嘲笑挖苦。中止恋爱关系后，若对方仍然是同学、同事，不能结怨或成为仇人，在节制不必要往来的同时仍可保持一般正常往来关系。参加社交活动与男性单独交往时，要理智地、有节制地把握好自己，尤其应注意不能过量饮酒。

④ 学会用法律保护自己。对于那些失去理智、纠缠不清的无赖或违法犯罪分子，女大学生不要惧怕他们的要挟和讹诈，更不要怕他们打击报复。要大胆揭发其阴谋或罪行，及时向领导和老师报告，学会运用法律武器保护和依靠组织自己。千万注意不能“私了”，“私了”的结果常会使犯罪分子得寸进尺、没完没了。

⑤ 学点防身术，提高自我防范的有效性。女性的体力一般均弱于男性，防身时要把握时机、出奇制胜，狠、准、快地出击其要害部位，即使不能制服对方，也可以制造逃离险境的机会。人的身体各部位都可用来进行自卫反击，头的前部和后部可用来顶撞；拳头、手指可进行攻击；肘朝背部猛击是最强有力的反抗；用膝盖对脸和腹股沟猛击相当有效果；用脚前掌飞快踢对方胫骨、膝盖和阴部非常有效。同时，要注意设法在案犯身上留下印记或痕迹，以备追查、辨认案犯时作为证据。

3. 生理期安全

一般来说，生理期就是指发育成熟的女性每个月都有一次月经，即月经期。这期间要注意不能太累，不可吃生冷食物，要保持心情舒畅，更要注意保持清洁卫生。

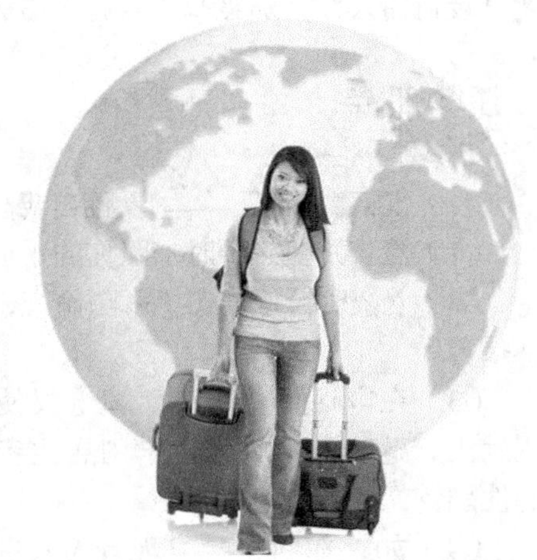

（1）女性进入青春期后，在下丘脑促性腺激素释放激素的控制下，脑垂体前叶分泌卵泡刺激素（Follicle-Stimulating hormone，FSH）和少量黄体生成素（Luteinizing hormone，LH）促使卵巢内卵泡发育成熟，并开始分泌雌激素。在雌激素的作用下，子宫骨膜发生增生性变化。

（2）卵泡渐趋成熟，雌激素的分泌也逐渐增加，当达到一定浓度时，又通过对下丘脑垂体的正反馈作用，促进垂体前叶增加促性腺激素的分泌，且以增加黄体生成素分泌更为明显，形成黄体生成素释放高峰，它引起成熟的卵泡排卵。

（3）在黄体生成素的作用下，排卵后的卵泡形成黄体，并分泌雌激素和孕激素。

（4）由于黄体分泌大量雌激素和孕激素，血液中这两种激素浓度增加，通过负反馈作用抑制下丘脑和垂体，使垂体分泌的卵泡刺激和黄体生成素减少，黄体生成素随之萎缩。因而孕激素和雌激素也迅速减少，子宫内膜骤然失去这两种性激素的支持，便崩溃出血，内膜脱落而月经来潮。

此时，血液中雌激素和孕激素浓度降低，解除了对下丘脑以及垂体的抑制，下丘脑促性腺激素释放激素又可增加，并开始下一个月经周期。第一次来月经称初潮，初潮的年龄多数在11～15岁。初潮的早晚和气候、遗传以及健康状况有关，如果女孩到18岁还未来月经，应考虑为病态，要进行查治。月经初潮标志着青春期的开始。青春期卵巢的功能还不稳定，月经周期也不规则，初潮后，往往相隔数月、半年甚至更长的时间才再来月经，以后就逐渐接近 28～30天行经一次。有规律的月经周期，其两次月经间隔的时间一般不少于20天或不多于45天。正常月经持续的时间为2～7天，多数为3～5天。出血量少则20毫升，多则100毫升，平均约为50毫升。月经血色暗红，因经血内含纤溶素，可防止经血凝固。经血量多时，纤溶素不足而有血块形成。如果月经期过长或经血量过多、过少，都属异常，要进行及时诊治。

案例2-5

星期日的上午，学生桂芬外出回家刚一进门，电话响了起来。拿起电话以后，是一个陌生男人的声音，听起来岁数很大了。陌生男人自称是“神仙”，能掐会算，能使人变聪明、变漂亮、变智慧，想什么成什么，并且提出让桂芬每天晚8点，必须接收他发的“吉祥功”……桂芬没有经验，听了陌生人的玄奥之话，还真的有些相信了，到了晚上准备“接功”，妈妈发现她的神色不对劲，追问原因，她才向妈妈说明了情况。妈妈认真开导她，终于使她明白过来。

【案例分析】

现在几乎每个家庭都安装了电话，把人们的距离拉近了。但要警惕“电话杀手”的出现。不要以为足不出户就很安全，在当今飞速发展的时代，常会有一些不安全的因素“破门而入”。加强学生在此方面的安全防范教育也是降低社会安全事故的重要举措。

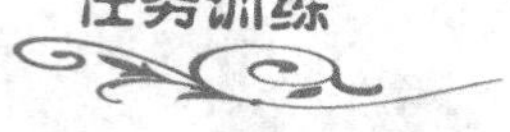

1. “锦囊妙计”—— 女性自我防范知识

（1）检查并在必要时加强你的平房或楼房的安全防范措施。

（2）入夜时拉好窗帘，以防偷窥；如果发现窗外有人窥探，切勿外出查看，应拨打 110 电话报警。

（3）在电话登记簿和门牌上仅使用姓氏，这样陌生人无法辨别居住者的性别。

（4）如果你回家时发现有人入室的迹象，如窗户被打破或门虚掩着，切勿贸然进入或大声呼喊，入室者可能尚在屋内，应打电话报警。

（5）当你在家时请将大门锁好；可在卧室中安装电话分机，以备紧急情况下使用。

（6）乔迁新居后，将门锁换掉，因为其他人手中可能还有这些钥匙；永远也不要忘记上锁。

（7）如你要卖房，切勿单独带人来看房，应委托房地产代理机构同买主交涉。

（8）接电话时，不要随便给出你的电话号码，如对方求证是否打错电话，应要求对方重复其所要打的电话号码；切勿向陌生人透露有关您的任何信息；切勿告知对方你独自在家。

（9）如接到侮辱性或淫秽性电话，应缄口不言，立即挂断或将听筒放在一边，五分钟后挂断。因为你的情绪反应正是打电话的人所期望的。如果此类电话接连不断，要设法记录每次电话的日期、时间和内容，因为这些信息有助于警方追查打电话的人，另外要注意及时报警。

2. “袖中神算”——女生宿舍安全小常识

（1）经常进行安全检查。如发现门窗损坏，及时报告学校有关部门修理。

（2）就寝前要关好门窗，在天热时也不例外。防止犯罪分子趁自己熟睡时作案。

（3）夜间上厕所，要格外小心。如厕所照明设备损坏，应带上手电筒，上厕所前应仔细查看一下。

（4）中午或夜间如有人敲门，要问清是谁再开门。如发现有人想捅门、撬门进来，室内同学要大声呼救，并做好齐心协力反抗的准备。

（5）周末或节假日，其他同学回家或外出，最好不要独自一人住宿。回宿舍就寝时，要留心门窗是否敞开，防止犯罪分子潜伏伺机作案，如遇异常情况，可请其他同学同去，以确保安全。

（6）无论一人或多人在宿舍，当犯罪分子来侵害时，你都要保持冷静的态度，做好临危不惧，遇事而不乱。一方面呼救，一方面同犯罪分子做坚决斗争。

生理期内，身体很容易疲惫，而且由于生理失血，体温相对较低，容易感觉体寒。平时可能睡 6～7 小时就够了，但这一时期最好每天保证睡足 8 小时，且要注意防寒保暖，让身体始终处于温暖舒适的状态下，以有利于体内正常的血液循环，对于彻底消除疲倦，十分有用。

3. "十一不宜"——生理周期安全小常识

（1）不适宜捶腰。腰酸腿胀时，我们通过捶打酸胀的肌肉来缓解不适，同样，不少女性在经期也会习惯性地捶打腰部以缓解腰部酸胀。但这么做却犯了错。经期腰部酸胀是由于盆腔充血引起的，此时捶打腰部会导致盆腔更加充血，反而加剧酸胀感。另外，经期捶腰还不利于子宫内膜剥落后创面的修复愈合，导致流血增多，经期延长。

（2）不适宜体检。经期除了不适宜做妇科检查和尿检外，同样也不适宜做血检和心电图等检查项目。因为此时受荷尔蒙分泌的影响，难以得到真实数据。

（3）不适宜拔牙。恐怕很少有牙医在拔牙前，会询问你是否在经期，但你自己一定要知道，不能在经期拔牙！否则，不仅拔牙时出血量增多，拔牙后嘴里也会长时间留有血腥味，影响食欲，导致经期营养不良。这是因为月经期间，子宫内膜释放出较多的组织激活物质，将血液中的纤维蛋白质溶解酶原激活为具有抗凝血作用的纤维蛋白溶解酶，同时体内的血小板数目也减少，因此身体凝血能力降低，止血时间延长。

（4）不适宜用沐浴液清洁阴部。经期间阴部容易产生异味，尤其在夏季，但在洗澡时顺便用沐浴液清洁阴部，或用热水反复清洗阴部是不够健康的，反而容易引发阴部感染，导致瘙痒病症。因为平日女性阴道内是略酸性环境，能抑制细菌生长，但行经期间阴道会偏碱性，对细菌的抵抗力降低，易受感染，如果不使用专业的阴道清洁液或用热水反复清洗更会导致碱性增加。因此，清洗阴部需要选择专业的阴部清洗液，尤其在经期。

（5）不适宜饮酒。同样受体内激素分泌的影响，经期女性体内的解酒酶减少，因此饮酒易醉。更严重的是，为了制造出分解酶来帮助分解酒精，肝脏负担明显加重，因此在这期间饮酒会对肝脏造成比平日更严重的伤害，引发肝脏机能障碍的可能性增大。

（6）不适宜唱歌。经期女性声带的毛细血管充血，管壁变得较为脆弱。此时长时间或高声唱歌，可能由于声带紧张和高速振动使声带毛细血管破裂，导致声音沙哑，甚至可能对声带造成永久性伤害，如嗓音变低或变粗等。专业医师特别提醒，女性从月经来潮前两天开始就应该注意不要长时间或高声唱歌。

（7）不适宜吃太咸。过咸的食物会使体内的盐分和水分滞留增多，在月经来前，很容易发生头痛、情绪激动和容易生气等症状。

（8）不适宜喝浓茶、咖啡。这类饮料中咖啡因含量很高，容易刺激神经和心血管，以致产生月经疼痛、经期延长和经血过多等不适症状。

（9）不适宜吃生冷的蔬菜水果和喝冰冷的饮料。过于生冷的食物会降低血液循环的速度，进而影响子宫的收缩以及经血的排出，导致经血排出不利，引起月经痛。

（10）不适宜吃油炸食品。油炸食品也是经期女性的一大禁忌。因为受体内分泌的黄体酮影响，经期女性皮脂分泌增多，皮肤油腻，同时毛细血管扩张，皮肤变得敏感。此时进食油炸食品，会增加肌肤负担，容易出现粉刺、痤疮、毛囊炎，还有黑眼圈。另外，由于经期脂肪和水的代谢减慢，吃油炸食品，脂肪很容易在体内囤积。

（11）不适宜穿紧身衣裤。臀围小的紧身裤会使局部微血管受到压力，从而影响血液循环，造成阴部充血水肿。

小　结

关注女性健康，关心女性安全，一直以来都是全社会对处于相对弱势地位的女性的共同认识。作为被关心的客体，如何做好自身的安全防范，提高安全意识，减少不必要的安全隐患是广大女性需要认真思考的问题。

名人名言

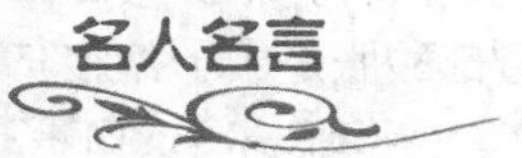

当女人用她的弱点来武装自己，就是她们最强大的时候。

——玛丽·德维希-尚隆

女人的眼睛总是比较敏锐的，哪怕是对世界的坏事全然无知的最老实的女人有时也会突然闪现出惊人的睿智。

——都德

拓展阅读

王树民，王哲．女性安全防范手册．北京：群众出版社．2013.

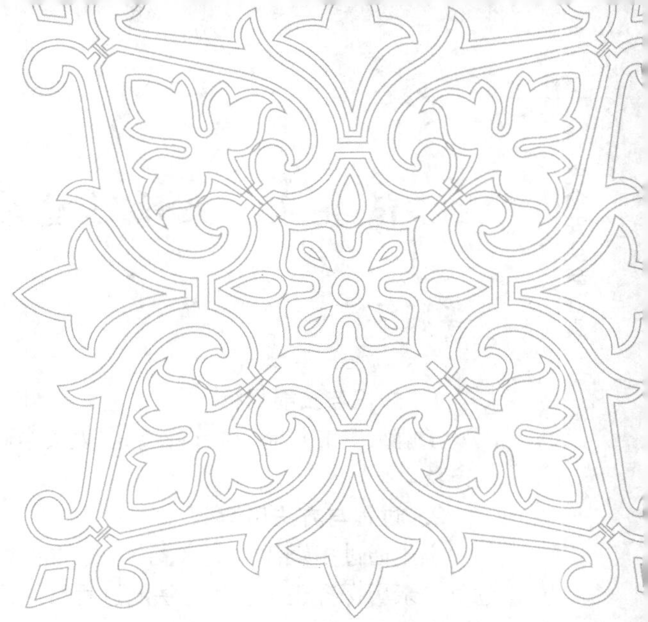

项目三

应急避险

Project 3

项目导读：掌握应急避险知识，提高自救能力

我国是一个灾害频发的国家，每年发生的各种灾害损失数以千亿元，并造成大量人员伤亡。在沿海发达地区，国家虽然对市民进行了一些基本的防灾教育，但在欠发达地区和广大农村，这方面的教育尚属空白；即使在发达地区，这种教育也很不系统。如在公众聚集场所，当发生地震、火灾、建筑物坍塌等事故时如何避险、如何实施人员救助等，都缺乏应有的教育指导。要最大限度地减少灾害损失，保证我国经济社会的可持续发展，就要抓紧开展全民防灾教育。从幼儿园开始，全面着手，通过多种形式，将防灾减灾知识送到千家万户，使之家喻户晓。确保在发生灾害或事故时，人们具备基本的自救和互救能力，最大限度地减少灾难造成的人员伤亡和财产损失。面对自然灾害强大的破坏力，人类似乎很渺小，但凭借求生的欲望和智慧，人类可以与灾害顽强抗衡。对人民、对下一代高度负责的精神，应把防范安全事故和保护生命安全列入教学课程。

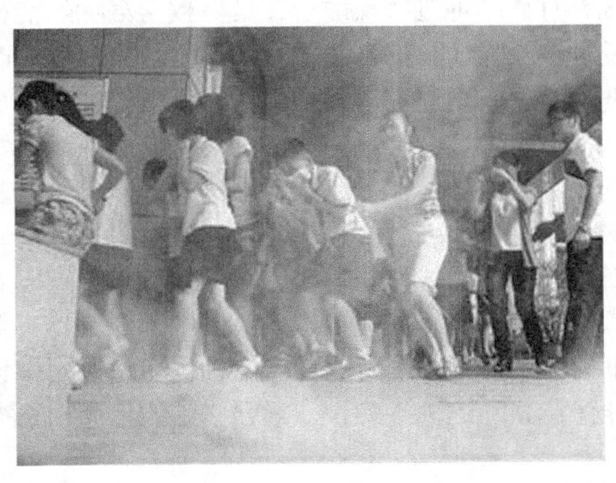

任务1　火场逃生要镇定，掌握方法保性命

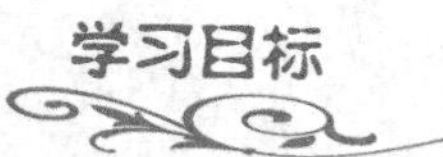

学习目标

1. 知识与技能目标

了解火灾的状态、特点，掌握火灾中逃生的方法。

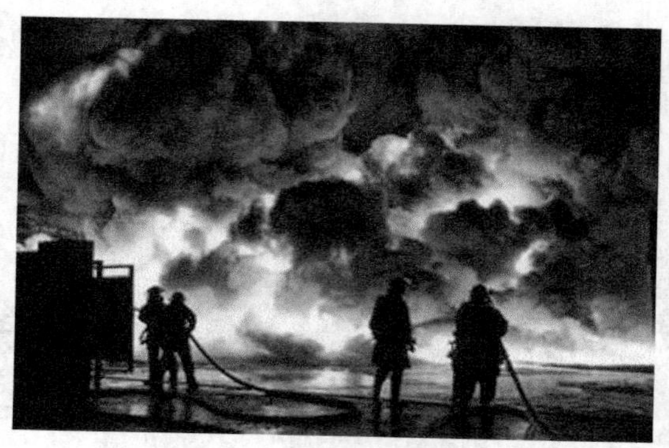

2. 过程与方法目标

学生通过多媒体的演示，了解火灾的残酷、危急，亲历探究正确逃生方法的过程，采用模拟火灾现场，让学生积累火灾逃生的经验。

3. 情感、态度与价值观目标

通过体会火灾的危险和逃生的必要性，让学生明白遇到危险时不慌乱，要冷静。在遇到火灾等灾害时保全自己的生命是最重要的。

任务描述

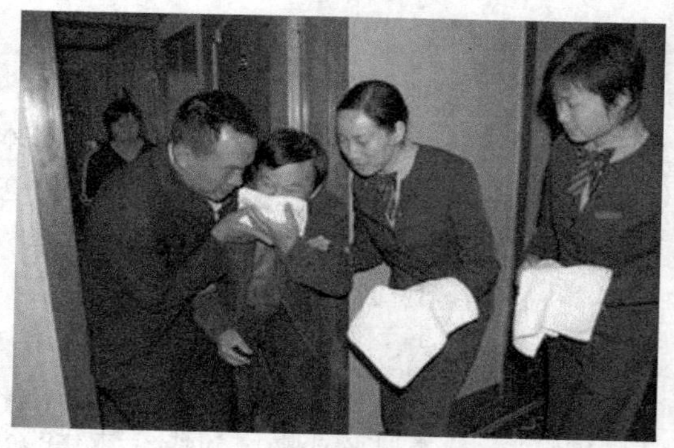

被火灾围困的人员或灭火人员，要抓住有利时机，就近利用一切可利用的工具、物品，想方设法迅速撤离火灾危险区。一个人的正确行为，能够带动更多人的跟随，就会避免一大批人的伤亡。不要因抢救个人贵重物品或钱财而贻误逃生良机。这里需要强调的是，如果逃生的通道均被封死，在无任何安全保障的情况下，不要急于采取过急的行为，以免造成不必要的伤亡。这时可采取如下措施：一是自救与互救相结合。当被困人员较多，特别是有老、弱、病、残、妇女、儿童在场时，要积极主动地帮助他们首先逃离危险区，有秩序地进行疏散；二是自救与消除险情相结合。火场是千变万化的，如不扑灭火灾，不及时消除险情，就会造成人员伤亡，给国家财产造成经济损失。当逃生的途径被火灾封死后，要注意保护自己，等待救援人员开辟通道，逃离火灾危险区。

任务分析

1. 树立坚定的逃生信念

行为是受思想意识支配的。要做到顺利地从火场逃生，首先必须树立坚定的逃生信念和必胜的信心，并使之成为不论在任何艰难困苦的环境下，也能坚持的思想支柱。只有树立了牢固的逃生信念，火灾时才能保持强烈的逃生意识，增强必胜的信念，求得生路。

2. 争时间，抢速度

迅速撤离火场是自我逃生的先决条件。从火势和烟气发展规律可知，烟火的蔓延速度很快，而且烟气具有毒性，人在烟雾中停留时间过长，重者造成伤害以致死亡，轻者逃生也受到极大妨碍。在火场上经常出现有人为个人的财物等贻误逃生的案例，甚至还有人逃生后，为贵重物品而返回火场的现象，这是极其危险的。

3. 逃生路线的选择要心中有数

盲目追从别人的慌乱逃窜，不但会贻误顺利撤离的时间，还容易感染别人引起骚乱。因而每进一家宾馆、饭店，首先应查询紧急疏散路线，亲自走一趟，做到心中有数（理想的逃生路线应是路线最短、障碍少且又能一次性抵达建筑物外地面的路线。最好再熟悉一条备用的安全疏散路线，这样才能做到有备无患）。

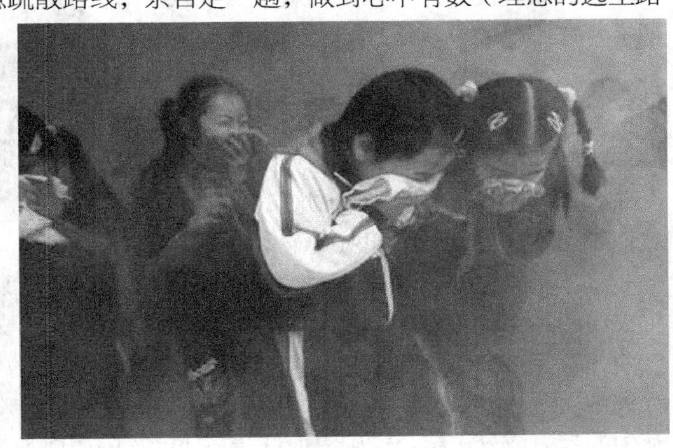

4. 根据情况，灵活处理逃生、报警和灭火的关系

当火灾处于初始阶段，应采取报警、疏散老弱病残和积极灭火扑救的行动。身体状况较好的青壮年人，不要一听“着火啦”的喊声就立即只顾自己逃命，应协助查清起火点和火势大小，再作决断。当火灾处于初起阶段，灭火最容易，所以应积极参与灭火和发出火灾报警。报警是求得消防控制中心和消防队救助的关键措施，须不失时机地运用通讯设施向消防控制室报警。同时，要协助老弱病残和孕妇疏散。

5. 不要滞留在没有消防设施的场所

逃生困难时，可将防烟楼梯间、前室、阳台等作为临时避难场所。千万不可滞留走廊、普通楼梯间等火极易波及且又没有防火设施的部位。

6. 避免拥挤

避免形成聚堆、拥挤和践踏的现象，造成通道堵塞和发生不必要的人员伤亡。遇到只顾自己逃生，不顾别人死活的不道德行为和相互践踏、前拥后挤的现象，非但不能参与其中还应想方设法坚决遏制。如看见前面的人倒下去，应立即扶起；看见拥挤应给予分流，减轻单一疏散通道的压力。实在无法分流时，应采取强硬手段坚决制止。同时要告诫和阻止逆向人群的出现，保证疏散通道畅通。

7. 充分利用楼内各种消防设施

针对不同情况，要充分利用各种消防设施，如防火门、防烟楼梯间、应急电梯、连接式阳台、避难（间）等，都是为逃生和安全疏散创造条件、提供帮助的有效设施，火灾时应充分加以利用。

8. 发扬团结友爱、舍己救人的精神

虽然火灾中保护自己顺利逃生是重要的，但也要发扬团结友爱、舍己救人的精神，尽自己所能救助更多的人撤离火灾危险境地。火灾疏散统计资料表明，孩子、老人、病人、残疾人和孕妇在火灾伤亡者中占有相当大的比例，这主要是由于他们的体质和智能不足，思维出现差错和行动迟缓而造成的。如能及时给予协助，就能使他们得以逃生。

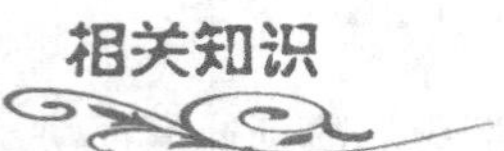

火灾中人员伤亡的主要原因有以下几个方面。

1. 火场上的有害气体

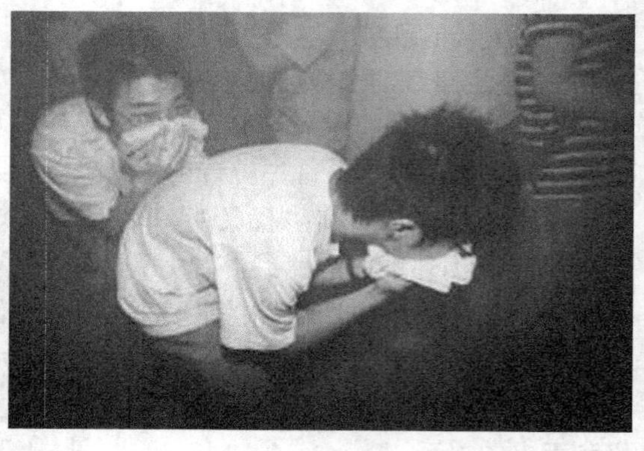

火场上的大多数可燃物质含有碳，当供给的空气充足时，碳燃烧生成二氧化碳，但当空气不足时，便形成危险的一氧化碳。除非可燃物和空气事先混合好，否则燃烧区的空气供给通常都是不足的。物质燃烧时，可能形成的有害气体包括：一氧化碳、二氧化碳、氯化氢、氮的氧化物、硫化氢、氰化氢、光气等。起火后形成的有害气体取决于许多可变因素，其中至关重要的因素是燃烧中的物质的化学成分，它们决定燃烧的氧气量和温度。

（1）一氧化碳（CO）。一氧化碳是无色、无味、无刺激性的气体。虽然一氧化碳在大多数火灾中不是燃烧生成的气体中毒性最大的一种，但它却是在火灾中，在没有控制的燃烧条件下产生的含量最多、最典型的有毒气体。如一氧化碳在地下室火灾中可达 0.04%～0.65%，楼层火灾中可达 0.01%～0.4%，闷顶火灾中可达 0.01%～0.1%。一氧化碳吸入人体后与血红蛋白（血液中的带氧成分）结合成碳氧血红蛋白，严重阻碍血液携氧及解离能力，引起组织缺氧化及碳酸蓄积，形成内窒息。一氧化碳与血红蛋白的亲合力比氧大 200～300 倍，而碳氧血蛋白的解离又比氧合血红蛋白慢 3 600 倍，所以大量的一氧化碳一旦进入血液，就会干扰氧的传递，导致内组织缺氧而造成中毒。一氧化碳还会与体内还原型细胞色素氧化酶结合，直接抑制组织细胞的呼吸而加快组织缺氧。中枢神经系统对缺氧特别敏感，所以，当火场上的人员吸入一氧化碳中毒时会造成神志不清和昏迷等。空气中不同浓度的一氧化碳对人体的影响见表 3-1。

表 3-1　空气中一氧化碳浓度对人体的影响

空气中一氧化碳含量（%）	中毒症状
0.02	2～3 小时发生轻度头痛
0.04	1～2 小时出现头痛、恶心
0.08	40 分钟出现头痛、头晕、恶心、痉挛，2 小时内丧失意志或虚脱
0.16	20 分钟头痛、头晕、恶心、痉挛，2 小时内昏迷致死
0.32	5～10 分钟头痛、头晕、恶心、痉挛，30 分钟昏迷致死
0.64	1～2 分钟头痛、头晕、恶心、痉挛，30 分钟昏迷致死
1.28	1～3 分钟致死

（2）二氧化碳（CO_2）。二氧化碳是一种无色、不燃、溶于水、略带酸味的气体。一千克的木材（含 50%的碳）完全燃烧可产生约一立方米的二氧化碳。二氧化碳是一种主要的燃烧产物，有轻度毒性。火场上的空气中二氧化碳的不同浓度对人体的影响主要有以下几种现象：二氧化碳浓度在 1%～2%时，人才能有不适感觉；浓度在 3%时，呼吸中枢受到刺激，呼吸和脉搏加快，血压升高；浓度在 4%时，有头痛、眼花、耳鸣、心跳加快等症状；浓度在 5%时，人呼吸

困难；浓度在 7%～10%时，人在数分钟内失去知觉，以致死亡。

（3）氯化氢（HCl）。氯化氢是一种有刺激味的气体。火场上含氯的树脂及其塑料制品在燃烧时会产生氯化氢气体，其中聚氯乙烯尤为严重。氯化氢具有强酸性，对皮肤和黏膜有刺激性和较强的腐蚀性。在高浓度的场所，会加剧刺激眼睛，引起呼吸道发炎和肺水肿。氯化氢对人体的影响见表 3-2。

表 3-2 氯化氢对人体的影响

氯化氢的含量（ppm）	对人体的影响
0.5～1	感到轻微的刺激
5	对鼻子有刺激，有不快感
10	强烈刺激鼻子，人不能坚持 30 分钟以上
35	短时间刺激喉咙
50	短时间能坚持的极限数值
100	有生命危险

（4）氮的氧化物。氮的氧化物主要包括一氧化氮（NO）和二氧化氮（NO_2）气体，前者是无色气体，后者是红褐色气体并具有令人讨厌的气味，有毒。主要作用于深部呼吸道，遇呼吸道中的水分可形成硝酸，对肺部产生强烈的刺激作用和腐蚀作用。轻度中毒症状为胸闷、咳嗽、咳痰；重度中毒会出现昏迷、肺水肿。氮的氧化物对人体的影响见表 3-3。

表 3-3 氮的氧化物对人体的影响

氮的氧化物的含量		对人体的影响
单位（%）	毫克/升	
0.004	0.19	长时间作用无明显反应
0.006	0.29	短时间内气管感到刺激
0.01	0.48	短时间内刺激气管，咳嗽，继续起作用则有生命危险
0.02	1.2	短时间内可迅速死亡

（5）硫化氢（H_2S）。硫化氢是具有强烈臭蛋气味的无色可燃气体。如在毛织品、橡胶、皮革、肉类、头发燃烧时，以及硫和硫化物火灾用水扑救时会产生硫化氢气体。硫化氢是强烈的神经系统毒物，在人体内硫化氢与细胞色素氧化酶结合，引起细胞内窒息，危害神经系统，特别是呼吸中枢。硫化氢对人体的影响如表 3-4 所示。

表 3-4 硫化氢对人体的影响

硫化氢的含量		对人体的影响
单位（%）	毫克/升	
0.01～0.015	0.015～0.023	经几个小时，有轻微的中毒症状
0.02	0.31	经 5～8 分钟，强烈刺激眼睛
0.05～0.07	0.77～1.08	经 1 小时，严重中毒
0.1～0.3	1.54～4.62	致死

（6）氰化氢（HCN）。氰化氢为无色、略带杏仁气味的剧毒气体。如毛织品、丝绸、晶体

铵、丙烯酸以及某些木材、纸张，在火灾中能产生氰化氢气体。氰化氢被人体吸入后，其氰根（CN^-）可与细胞色素氧化酶三价铁结合，使生物氧化酶活性降低，引起体内细胞缺氧而窒息。轻度中毒症状为头痛、恶心、胸闷，重度中毒症状为意识丧失、痉挛、脑水肿、肺水肿而死亡。当人吸入浓度为 0.3 毫克/升的氰化氢时可立即死亡。

（7）碳酰氯，俗称光气（$COCl_2$）。碳酰氯为无色的剧毒气体，具有霉草味，微溶于水。该气体主要伤害人体呼吸器官，引起肺水肿，造成呼吸困难，以致缺氧最后窒息死亡。

以上只列举了具有代表性的燃烧产物及其毒害。火场上人体中毒致死往往是以上因素共同作用的结果。各种高分子化工产品的燃烧产物对人的生命威胁最大。

2. 烟的高温

放热是燃烧反应的重要特征，放出的热量是由可燃物中的化学能以燃烧反应转换而来，如图 3-1 所示。可燃物燃烧消耗氧的过程也是氧化反应放热的过程。通过对火灾中常见的可燃物进行试验发现，绝大多数物质在完全燃烧时消耗单位体积氧时所产生的热量是一个常数 17.1×10^3kJ/m^3（25℃），其误差在 ±5%以内。如果消耗 1 千克氧所产生的热量为 13.1×10^3kJ/kg（25℃），则某些常见物质完全燃烧时消耗 1m^3 氧气所产生的热量的平均值为 17.09MJ（兆焦）。每起火灾消耗大量的氧气，因此，产生的大量的热会随着燃烧产物中的烟气，包括水蒸气扩散。这种烟气温度可达几百甚至几千摄氏度。根据实验结果表明，建筑物的火灾温度最高可达 800℃～1 200℃。

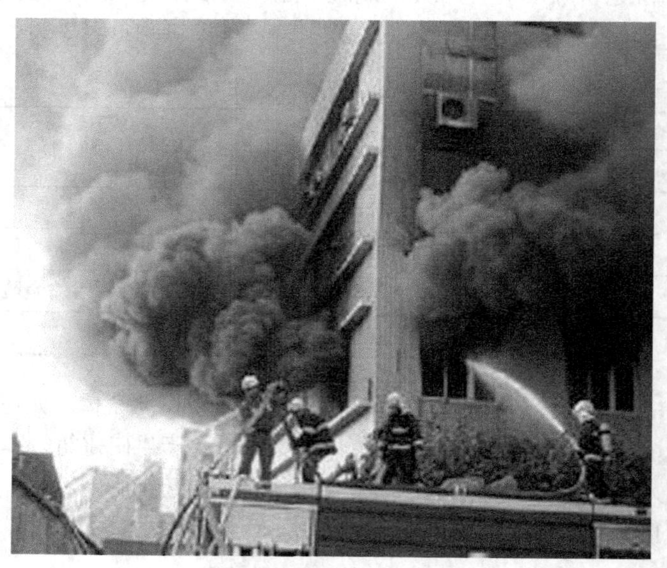

图 3-1　烟的高温

在人类居住的地方，由于人们对防火的疏忽大意，难免会发生火灾。而火灾的发生和发展有时是难以预测的，特别是在人员集中的商场、宾馆、饭店、影剧院、歌舞厅等活动场所；疏散通道少的高层建筑、地下工程以及其他场所。在以上这些发生的火灾中往往有人被烟火围困，以致生命受到严重威胁。

一场火灾降临，在众多的被火势围困的人员中，有人葬身火海，而有人却死里逃生幸免于难。这固然与火势大小、起火时间、起火地点、建筑物内有无报警设备、排烟、灭火设施等因素有关，然而还要看被烟火围困的人员，在灾难临头时有没有避难逃生的本领。

案例3-1

（1）东北某大学：1 000 多名女生凌晨逃生。

许多女生打开窗户呼救；不少学生因为逃生时过于匆忙，仅在睡衣外罩了一件大衣；一些学生用沾水的毛巾捂住口鼻后冲破烟雾，她们说学校以前教过这方面的逃生知识；一些女生拿起了楼道内存放的灭火器，但直到十几只灭火器用完，也没能扑灭大火。她们又开始用脸盆接水灭火，但也没能减小火势。消防官兵来了后发现宿舍楼共有 3 个通道，其中一个被胶合板钉死，他们打开通道，将学生转移，并扑灭大火。火灾的原因为 219 寝室内有学生用“热得快”烧水，因晚上突然停电，她只好从水壶中拔下“热得快”放到床上，但忘了切断电源。早晨，她醒来后发现床上的“热得快”已经将床铺引着，惊慌之下，四处敲门喊醒其他寝室的学生。由于这名女生逃生时打开了寝室的门，结果通风后火势更加猛烈。

（2）俄罗斯某大学：41 名外国留学生死亡，近 200 人受伤。

2003 年 11 月 24 日凌晨，位于莫斯科城区西南部的某大学 6 号学生宿舍楼发生火灾，造成 41 名外国留学生死亡，近 200 人受伤。其中有中国留学生 46 人烧伤，11 人死亡。有几个中国学生就是在火灾时想乘电梯下楼逃生，结果被困在电梯内活活呛死。真是血的教训啊！在火灾时是不能使用电梯的。如果在电梯入口处有这样显著的标志，他们是不是就可以避免一死呢。该校代校长比利宾于 27 日宣布对火灾事故“负有个人责任，并引咎辞职”。

【案例分析】

（1）室内起火，不能贸然打开大门，否则通风使得大量氧气入内，火势蔓延更快。

（2）火灾发生时，千万不可乘坐电梯逃生。

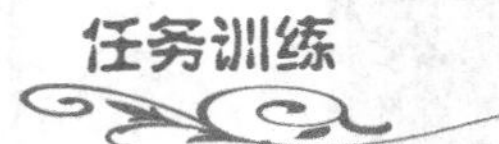

1. 高层建筑火灾的逃生方法

在火灾中，被困人员应有良好的心理素质，保持镇静，不盲目地行动，并选择正确的逃生方法。

火灾现场的温度是十分惊人的，而且烟雾会挡住你的视线。当我们在电影和电视里看到火的场面时，一切都非常清晰，那是在火场上的浓烟以外拍摄的。当处于火灾现场时，能见度非常低，甚至在你长期居住的房间里也搞不清楚窗户和门的位置，在这种情况下，更需要保持镇静，不能惊慌，利用一切可以利用的有利条件，选择正确的逃生方法。

（1）尽量利用建筑物内的设施。

① 利用消防电梯进行疏散逃生，但着火时普通电梯千万不能乘坐。

② 利用室内的防烟楼梯、普通楼梯、封闭楼梯进行逃生。

③ 利用建筑物的阳台、走廊、避难层、室内设置的缓降器、救生袋、安全绳等进行逃生。

④ 利用观光楼梯避难逃生。

⑤ 利用墙边落水管进行逃生。

⑥ 利用房间床单等物连接起来进行逃生。

（2）不同部位、不同条件下人员的逃生方法。

① 当房间内起火，且门已被火封锁，室内人员不能顺利疏散时，可另寻其他通道。如通过阳台或走廊转移到相邻未起火的房间，再利用这个房间通道疏散。

② 当房间外起火并听到报警。首先应该用手背去接触房门，试一试房门是否已变热。如果是热的，门不能打开，否则烟和火就会冲进卧室；如果房门不热，火势可能还不大，通过正常的途径逃离房间是有可能的。离开房间以后，一定要随手关好身后的门，以防火势蔓延。

③ 当某一防火区着火。如楼房中的某一单元着火，楼层的大火已将楼梯间封住，致使着火层以上楼层的人员无法从楼梯间向下疏散时，被困人员可先疏散到屋顶，再从相邻未着火的楼梯间往地面疏散。

④ 当着火层的走廊、楼梯被烟火封锁时。被困人员要尽量靠近上风头的当街窗口或阳台等容易被人看到的地方，向救援人员发出求救信号。如呼唤、向楼下抛掷一些小物品、用手电筒往下照等，以便让救援人员及时发现，采取救援措施。

⑤ 在烟雾充满房间和走廊内时。由于烟和热气上升的原理，在离地板近的地方，烟雾相对少一点，逃离时应弯腰使头部尽量接近地板，必要时应匍匐前进。

⑥ 如果处于楼层较低（三层以下）的被困位置。当火势危及生命又无其他方法可自救时，可将室内床垫、被子等软物抛到楼底，人从窗口跳至软物上逃生。

2. 商场（集贸市场）火灾的逃生方法（见图 3-2）

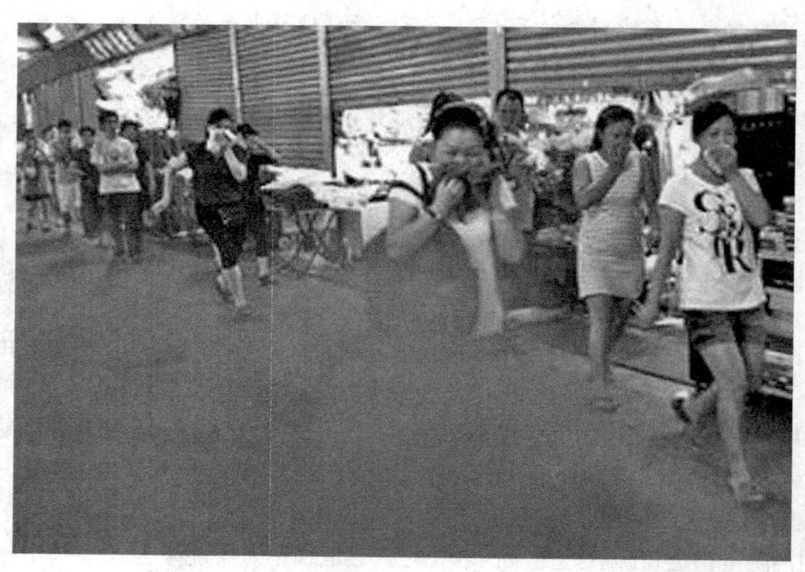

图 3-2 商场火灾逃生

（1）利用疏散通道逃生。每个商场都按规定设有室内楼梯、室外楼梯，有的还设有自动扶梯、消防电梯等，发生火灾后，尤其是在火灾初始阶段，这些都是逃生的良好通道。在下楼梯时应抓住扶手，以免被人群撞倒。不要乘坐普通电梯逃生，因为发生火灾时，停电时有发生，无法保证电梯的正常运行，且通常电梯内温度极高。

（2）自制器材逃生。商场是物资高度集中的场所，商品种类多，发生火灾后，可利用逃生的物资是比较多的。如将毛巾、口罩浸湿后捂住口、鼻，可制成防烟工具；利用绳索、布匹、床单、地毯、窗帘来开辟逃生通道；如果商场还经营五金等商品，可利用各种机用皮带、消防水带、电缆线来开辟逃生通道；穿戴商场经营的各种劳保用品。如安全帽、摩托车头盔、工作服等，以避免烧伤和坠落物质的砸伤。

（3）利用建筑物逃生。发生火灾时，如上述两种方法都无法逃生，可利用落水管、房屋内外的突出部位、各种门窗以及建筑物的避雷网（线）进行逃生或转移到安全区域再寻找机会逃生。

（4）寻找避难场所逃生。在无路可逃的情况下，应积极寻找避难场所。如到室外阳台、楼层平台等待救援；选择火势、烟雾难以蔓延的房间，关好门窗，堵塞间隙，房间内如有水源，要立刻将门、窗和各种可燃物浇湿，以阻止或减缓火势和烟雾的蔓延。无论白天或夜晚，被困者都应大声呼救，不断发出各种呼救信号，以引起救援人员的注意，帮助自己脱离困境。

3. 影剧院火灾的逃生方法

（1）选择安全出口逃生 。影剧院里，都设有消防疏散通道，并装有门灯、壁灯、脚灯等应急照明设备，用红底白字标有“太平门”“出口处”或“非常出口”“紧急出口”等指示标志。发生火灾后，观众应按照这些应急照明指示设施所指引的方向，迅速选择人流量较小的疏散通道撤离。

（2）当舞台发生火灾时。火灾蔓延的主要方向是观众厅。厅内不能及时疏散的人员，要尽量靠近放映厅的一端寻找时机逃生。

（3）当观众厅发生火灾时。火灾蔓延的主要方向是舞台，其次是放映厅。逃生人员可利用舞台、放映厅和观众厅的各个出口迅速疏散。

（4）当放映厅发生火灾时。由于火势对观众厅的威胁不大，逃生人员可以利用舞台和观众厅的各个出口进行疏散。

（5）发生火灾时。楼上的观众可从疏散门由楼梯向外疏散，如果楼梯被烟雾阻隔，在火势不大时，可以从火中冲出去。虽然人可能会受点伤，但可避免生命危险。

4. 单元式住宅楼火灾的逃生方法

（1）利用门窗逃生。利用门窗逃生的前提条件是火势不大、还没有蔓延到整个单元住宅，同时是在受困者较熟悉燃烧区内通道的情况下进行的。具体方法为：把被子、毛毯或褥子用水淋湿裹住身体，俯身冲出受困区。或者将绳索一端系于窗户中横框（或室内其他固定构件上；无绳索可用床单和窗帘撕成布条代替），另一端系于小孩或老人的两腋和腹部，将其沿窗放至地面或下层窗口，然后从通道疏散。

（2）利用阳台逃生。当火势较大、无法利用门窗逃生时，可利用阳台逃生。高层单元住宅建筑从第七层开始每层相邻单元的阳台相互连通，在此类楼层中受困，可打破阳台间的分隔物，从阳台进入另一单元，再进入疏散通道逃生。建筑中无连通阳台而阳台相距较近时，可将室内的床板或门板置于阳台之间搭桥通过。如果楼道走廊已被浓烟所充满无法通过时，可紧闭与阳台相通的门窗，站在阳台上避难。

（3）利用空间逃生。将室内的可燃物清除干净，同时清除与此房间相连的可燃物，然后紧闭与燃烧区相通的门窗，洒水降温，防止烟和有毒气体的进入，等待火势熄灭或消防队的救援。

（4）利用管道逃生。房间外墙壁上有落水或供水管道时，有能力的人可以利用管道逃生。这种方法一般不适用于妇女、老人和小孩。

小　结

火场逃生要镇定，急寻出口保性命。浸湿毛巾捂口鼻，弯腰靠近墙边行。
困在屋内求救援，临窗挥物大声喊。床单结绳拴得牢，顺绳垂下亦能逃。
遇火电梯难运转，高层跳楼更危险。生命第一记心间，已离火场勿再返。

名言警句

建业千日功，火烧当日穷。
防范火灾，人人有责，人人防火，户户安全。

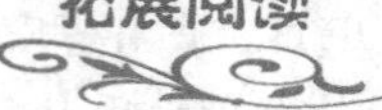

拓展阅读

［1］孙绍玉．火灾防范与火场逃生概论．北京：中国人民公安大学出版社．2001.
［2］叶轻舟．这样逃生最有效．哈尔滨：哈尔滨出版社．2008.

任务 2　避震演练要认真　时时防震最安全

学习目标

1．知识与技能目标

认识地震的巨大破坏性，掌握面对地震时应该如何避难的方法。

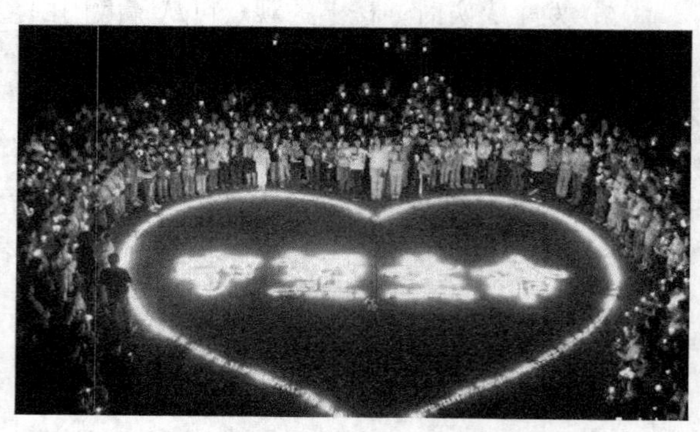

2．过程与方法目标

学习地震前、中、后的避难方法，懂得如何自救和互救。

3．情感、态度与价值观目标

提高地震来临时的自我保护意识，体验地震灾害中人与人之间互相救助的可贵精神，珍惜生命。

任务描述

防地震伤害主要是指防震坏的建筑物及震落物品的砸伤。如果有临震预报，则可按政府通告行动，离开建筑物。但在多数情况下，地震是突然发生的。在 12 秒钟之内通过自己的应急行动，可取得最好的防护效果。其方法是：一旦发生地震，如在家里，应立即关闭煤气和电闸，将炉火扑灭。若住在平房，且离门很近，则应冲出门外。若住在楼房，可以躲到结实的床、桌下，或躲进跨度较小的房间，如卫生间或厨房，或设支撑三角形空间。要注意保护头部，以防异物砸伤；要用口罩捂住嘴和鼻子，并身体取低位。注意千万不要跳楼、跳窗，以免摔伤或被玻璃扎伤；不要上阳台，不要去乘坐电梯，不要下楼梯，不要到处跑，不要随人流拥挤，这些地方容易崩塌垮掉、发生挤压踩伤。特别是有感地震，应听从指挥尤其要防止盲目行动，否则会造成更大的损失。所有室内人员在初震过后，都要尽快撤出，在广场、公园等地以避余震。在地下商场时一定要听从现场工作人员的指挥，不要慌乱拥挤，应避开人流，防止摔倒；并把双手交叉放在胸前，保护自己，用肩和背承受外部压力。随人流行动时，要避免被挤到墙壁或栅栏处；应解开衣领，保持呼吸畅通。也可躲在柜台、框架物中，或蹲在内墙角及柱子边，护住头部。

任务分析

（1）如果你正在影院、剧院、体育馆等处遇到地震时。要沉着冷静，特别是当场内断电时，不要乱喊乱叫，更不能乱挤乱拥，应就地蹲下或躲在排椅下，注意避开吊灯、电扇等悬挂物，用皮包等物保护头部，等地震过后，听从工作人员指挥，有组织地撤离。

（2）如果地震时，你正在商场、书店、展览馆等处。应选择结实的柜台、商品（如低矮家具等）或柱子边，以及内墙角处就地蹲下，用手或其他东西护头，避开玻璃门窗和玻璃橱窗，也可在通道中蹲下，等待地震平息，有秩序地撤离出去。

（3）正在上课的学生。应在老师的指挥下迅速抱头、闭眼，躲在各自的课桌下，绝不能乱跑或跳楼，地震后，有组织地撤离教室，到就近的开阔地带避震。

（4）正在进行比赛的体育场。应立即停止比赛，稳定观众情绪，防止混乱拥挤，有组织有步骤地向体育场外疏散。

相关知识

地震发生时，最基本的现象是地面的连续振动，主要是明显的晃动。地震区的人在感到大的晃动之前，有时首先感到上下跳动。这是因为地震波从地内向地面传来，地震纵波首先到达的缘故。地震横波接着产生大振幅的水平方向的晃动。地震横波是造成地震灾害的主要原因。1960 年智利大地震时，最大的晃动持续了 3 分钟。地震造成的灾害首先是破坏房屋和构筑物，造成人畜的伤亡，如图 3-3 所示。如 1976 年中国河北唐山地震中，70%～80%的建筑物倒塌，人员伤亡惨重。地震对自然界景观也有很大的影响，最主要的后果是地面出现断层和地裂缝。大地震的地表断层通常绵延几十千米至几百千米，往往具有较明显的垂直错距和水平错距，这能反映震源处的构造变动特征。但并不是所有的地表断裂都直接与震源的运动相联系，它们也可能是由于地震波造成的次生影响。特别是地表沉积层较厚的地区，坡地边缘、河岸和道路两旁常出现地裂缝，这往往是由于地形因素，在一侧没有依托的条件下晃动使表土松垮和崩裂。地震的晃动使地表土下沉，浅层的地下水受挤压会沿地裂缝上升至地表，形成喷沙冒水现象。大地震能使局部地形改观，或隆起，或沉降，使城乡道路坼裂、铁轨扭曲、桥梁折断。在现代化城市中，地下管道会因地震破裂、电缆会因地震被切断而造成停水、停电和通信受阻，煤气、有毒气体和放射性物质泄漏可导致火灾和毒物、放射性污染等次生灾害。在山区，地震还能引起山崩和滑坡，常造成掩埋村镇的惨剧。崩塌的山石堵塞江河，在上游形成地震湖。1923 年日本关东大地震时，神奈川县发生泥石流，顺山谷下滑，远达 5 千米。

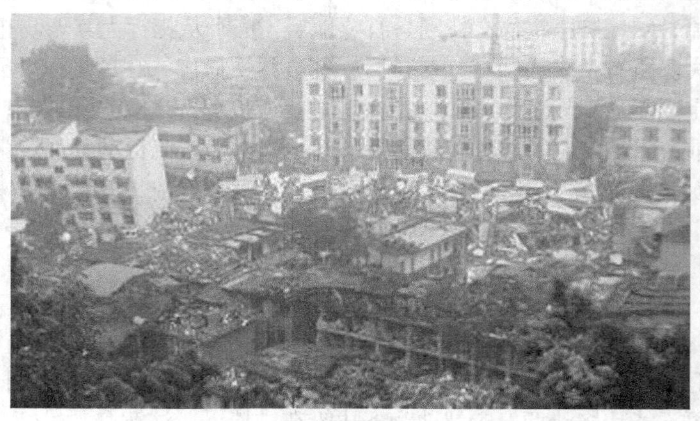

图 3-3　地震灾害

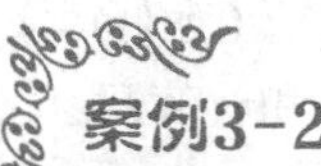

案例3-2

（1）1976 年 7 月 28 日，开滦某矿务局的一个干部被地震惊醒，他立即躲到大柜下，结果混凝土楼板塌下搁在大柜上，他只擦伤点皮肤，逃出后还救了全家 5 口人的性命。而远在北京市的一位大学生，一听到发生地震，竟然抱着一个枕头跳至楼下，摔得鼻青脸肿。如果这位大学生不惊慌失措，波及北京不足 5 级的地震，本来可以不损伤一根毫毛！

（2）汶川地震发生后，某银行绵竹支行综合管理办公室傅白章等 4 人被埋进该行办公营业大楼废墟下，但这 4 名遇险者在灾害发生后的 10 个小时内，凭借紧急情况下发的短信为自己赢得了生的机会。

5 月 12 日当天，傅白章像往常一样来到单位 2 楼巡检，突然地动山摇，在场所有人还没来得及反应，大楼轰然倒塌，傅白章和当班同事们全部被埋进了废墟之中。与此同时，整个绵竹市区的电力中断、通信中断，情况万分危急。

“我当时确实害怕得很，第一个反应就是打电话，找人救我们出去……”傅白章介绍，他被大块的水泥板死死地压在底下，想打电话找人来救，然而手机已不知去向。

就在这时，一样被埋的尹先生称他的手机就在离傅白章不远处，傅白章迅速编辑了数条求救短信向亲友们发去。当他看到手机显示信息已经发出的时候，仿佛也看到了生存的希望。

惊魂未定的亲友接到傅白章的求救短信后，心急如焚，立即组织朋友赶赴现场。听到亲友们呼唤自己的名字，傅白章激动不已，喊出“我们在这儿”。听到傅白章的声音，亲友们立即组织人员进行营救，经过长时间的努力，废墟中的瓦砾和小石块被逐渐清理干净，傅白章等4人被成功营救出来。此时距离地震发生后仅10个小时。

【案例分析】

当灾害发生时，能否保持头脑清醒，迅速把握事态的发展，及时采取果断的行动，灾害损失的效果将是大不一样。

任务训练

目前，地震还是人类无法避免或控制的自然灾害，但只要掌握一些技巧，还是可以使伤害降到最低的！破坏性地震从人感觉到振动至建筑物被破坏平均只有12秒钟，在这短短的时间里，我们应该沉着冷静，应根据所处环境迅速作出保障安全的抉择！

1. 家庭避震

（1）抓紧时间紧急避险。如果感觉晃动很轻，说明震源比较远，只需躲在坚实的家具底下就可以。大地震从开始到振动过程结束，时间不过十几秒到几十秒，因此抓紧时间进行避震最为关键，不要耽误时间。

（2）选择合适避震空间。室内较安全的避震空间包括：承重墙的墙根、墙角；水管和暖气管道等处。屋内最不利避震的场所是：没有支撑物的床上；吊顶、吊灯下；周围无支撑的地板上；玻璃（包括镜子）和大窗户附近等。

（3）做好自我保护。镇静地选好躲避处，蹲下或坐下，脸朝下，额头枕在两臂上；抓住桌腿等牢固的物体，以免震时摔倒或因身体失控移位而受伤；用手护住头部或后颈；低头、闭眼，以防异物伤害；可用湿毛巾捂住口、鼻，以防灰土、毒气。一般来讲，大震前会出现地光、地声、地面的初期震动等现象，这是地震向人们发出的最后警报。从地下初动到房屋开始倒塌会有一个短暂的时间差，称之为救生时间。只要事先掌握一定的避震知识，地震来临时抓住时机，冷静判断，正确选择避震方式和避震空间，就有可能劫后余生。

2. 学校避震

（1）在操场或室外时。可原地不动蹲下，双手保护头部，注意避开高大建筑物或危险物。

（2）不要回到教室去。

（3）震后应当有组织地撤离。

（4）不要跳楼。不要站在窗外。不要到阳台上去。

3. 震后自救

（1）如果地震时被埋压在废墟下，周围又是一片漆黑，只有极小的空间。一定不要惊慌，要沉着，树立生存的信心，相信会有人来救你，要千方百计保护自己。

（2）地震后，往往还有多次余震发生，处境可能继续恶化。为了免遭新的伤害，要尽量改善自己所处的环境。此时，如果应急包在身旁，将会为你脱险起到很大的作用。

（3）在这种极其不利的环境下。首先要保持呼吸畅通，挪开头部、胸部的杂物，闻到煤气、毒气时，用湿衣服等物捂住口、鼻；避开身体上方不结实的倒塌物和其他容易引起掉落的物体；扩大和稳定生存空间，用砖块、木棍等支撑残垣断壁，以防余震发生后，环境进一步恶化。

① 维持生命。如果被埋在废墟下的时间比较长，救援人员未到，或者没有听到呼救信号，

就要想办法维持自己的生命。水和食品一定要节约，并尽量寻找食品和饮用水，必要时自己的尿液也能起到解渴作用。

② 如果你在三脚架区。可以利用旁边的东西来护住自己，以免余震再次把自己伤害。把手和前胸伸出来，把脸前的碎石子清理干净，让自己可以呼吸，等待救援。

（4）设法脱离险境。如果找不到脱离险境的通道，尽量保存体力，用石块敲击能发出声响的物体，向外发出呼救信号。不要哭喊、急躁和盲目行动，这样会消耗大量的精力和体力，尽可能控制自己的情绪或闭目休息，等待救援人员到来。如受伤，要想办法包扎，避免流血过多。

4. 震后互救

（1）震后，外界救灾队伍不可能立即赶到救灾现场。在这种情况下，为使更多被埋压在废墟下的人员获得宝贵的生命，灾区群众应积极投入互救，这是减轻人员伤亡最及时、最有效的办法，也体现了“救人于危难之中”的崇高美德。

（2）抢救时间越及时，获救的希望就越大。据有关资料显示，震后 20 分钟获救的救活率达 98%以上；震后一小时获救的救活率下降到 63%；震后 2 小时还无法获救的人员，窒息死亡人数占死亡人数的 58%。他们不是被地震中垮塌的建筑物砸死，而是因窒息而死亡，如能及时救助，他们是完全可以获得生命的。唐山大地震中有几十万人被埋压在废墟中，灾区群众通过自救、互救使大部分被埋压人员重新获得生命。由灾区群众参与的互救行动，在整个抗震救灾中起到了无可替代的作用。

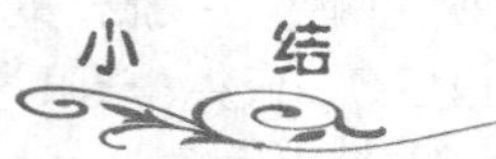

保持镇静勿慌张，切断用电煤气源。身在高楼勿近窗，坚固家具好避处。
检查住所保性命，危楼勿近先离开。公共场所要注意，争先恐后最危险。
震后电梯勿搭乘，楼梯上下要小心。听从老师避桌下，顺序离室到空地。
室外行走避乘车，慎防坠物和电线。行车勿慌减车速，注意四方靠边停。
收听广播防余震，自救互救勿围观。避震演练要认真，时时防震最安全。

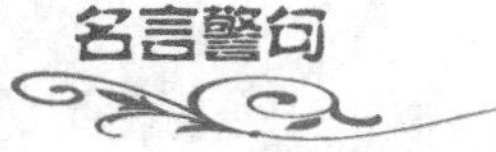

乐观者于一个灾难中看到一个希望，悲观者于一个希望中看到一个灾难。

——谚语

如果灾难没有出现，那恐惧是徒劳的；如果灾难已经发生，那恐惧只会增加痛苦。

——富兰克林

假使把所有人的灾难都堆积到一起，然后重新分配，那么我相信大部分的人一定都会很满意地取走他自己原有的一份。

——苏格拉底

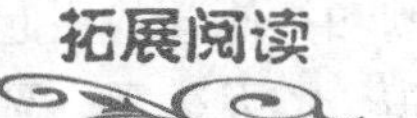

元坤. 关键时刻拯救生命的生存技能. 北京：当代世界出版社. 2010.

任务3 母念妻等娇儿盼，愿君平安把家还

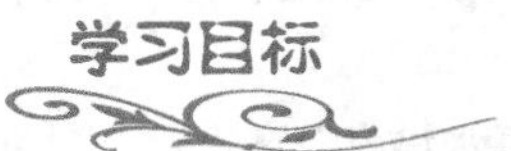

学习目标

1. 知识与技能目标

认识经常在身边发生的交通事故的类别，掌握在交通灾害发生后的应急办法。

2. 过程与方法目标

懂得在交通灾害发生后如何自救和互救。

3. 情感、态度与价值观目标

了解一些道路交通应急常识，掌握道路交通应急知识，提高人们的应急能力，掌握安全自救的方法，学会预防和应对道路交通事故，并不断增强安全意识和自我保护意识，才能远离危险，可见提高应急能力很有必要。

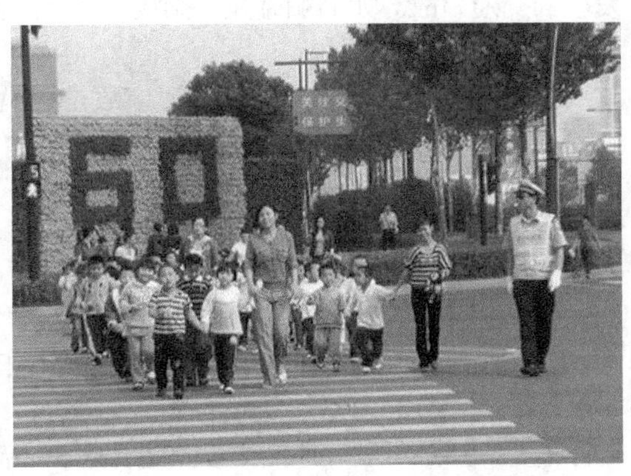

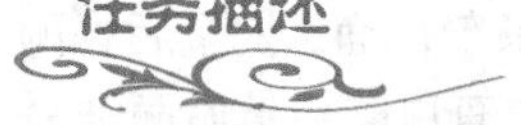

任务描述

便捷的现代交通极大地改善了人们的生活内容和生活方式，促进了社会经济的繁荣。但是交通事故也在日益严重地威胁着人类，汽车相撞、翻车、火车颠覆、脱轨、飞机失事、轮船翻沉等事故时有报道，人员伤亡、财产损失不可胜数，交通事故已成为和平时期人类丧生的头号杀手。在今日，我国每天有数百人因交通事故踏上不归之路，上千人致伤致残。而且，随着人口和交通工具的进一步增多，交通事故的危险性还在增加。所以，如何避免交通事故，以及如何在交通事故中最大限度地保护自己，已经成为人们十分关注的问题。

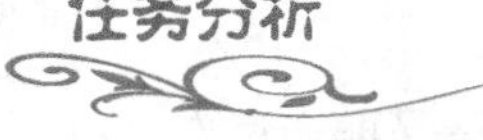

任务分析

（1）行人交通事故。行人发生交通事故多由驾驶者酒后驾车、疲劳驾驶以及行人闯红灯、不走人行横道、不注意观察车辆或从车前车后突然猛跑、折返，造成车辆躲闪不及引起的。

（2）非机动车交通事故。驾驶非机动车应当在非机动车道内行驶，在没有非机动车的道路上，应当在靠近车行道的右侧行驶。

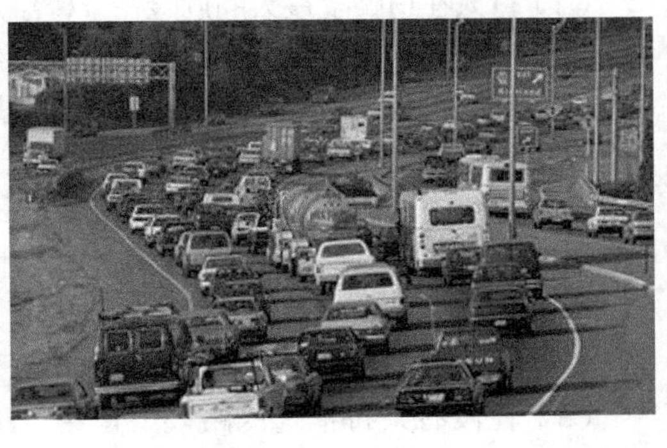

（3）乘车时发生事故。乘车时发生的意外事故会造成群死群伤的严重后果。

（4）机动车交通事故。驾驶机动车行驶时必须做到：依法取得机动车驾驶证，应在马路右侧行驶，严格遵守机动车通行规定或载物规定、载客规定、行驶速度规定、停车规定；听从交

通警察指挥。

（5）高速公路交通事故。由于高速公路上车辆行驶速度快，对驾驶员的动态视力、视野、判断能力、平衡感觉等都有较大的影响，容易发生交通事故。

（6）火车交通事故。火车是在封闭状态下运营的大型载客交通工具，设施故障、技术行为不当、人为破坏、不可抗力等原因均可能造成突发重大意外事故。

（7）水运交通事故。水运交通事故是指船舶、浮动设施在海洋、沿海水域和运河通航水域发生的交通事故。如船舶碰撞、搁浅触礁、浪损、爆炸、风灾、自沉以及其他引起人员伤亡或经济损失的事故。

（8）航空交通事故。航空交通事故是指民用航空系统所处的一种紧急状态，在这种状态中，人员及设备有受到伤害或损坏的危险。

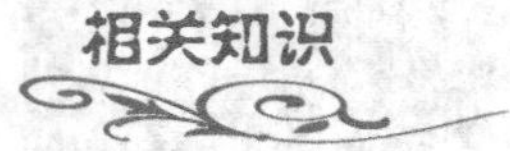

1. 安全骑自行车的基本知识

（1）大家都知道“非机动车应当在非机动车道内行驶”，但有的同学会问，有的道路没有非机动车道，有的道路连划线都没有，那么自行车该怎么走呀？在没有非机动车道的道路上，自行车要靠路边行驶，原则上以路边算起，距离不能超过 1.5 米。

（2）如果在行驶中遇到非机动车道被占了，或者路边有障碍物，如路边停着一辆汽车，应该怎么办呢？遇到以这种情况要特别注意，应该先回头看看后面有没有来车，确认安全后，再从障碍物旁绕过去。如果你连看都不看就直接从路边向路中拐出去，就很有可能会被后面驶来的汽车撞上。

（3）骑自行车要横穿道路、横过机动车道时，应当下车推行，如果道路上划有人行横道，还应当从人行横道上通过，没有人行横道的，应当注意观察来往的车辆，在确认安全后直行通过。

2. 走路的安全常识

（1）行人在道路上行走时，应当在人行道内行走。人行道是指在道路两侧专门供行人行走的区域。在没有专门划出人行道的道路上，行人应当靠路边行走，靠路边 1 米范围内行走。

（2）行人在道路上最大的危险在于横穿公路。因为行人横穿公路时，一是要通过专供汽车行驶的车行道。这就不可避免地要和汽车发生冲突。人与高速行驶的汽车相冲突，那简直就是“鸡蛋碰石头”。“鸡蛋碰石头”，吃亏的当然是鸡蛋，“石头碰鸡蛋”，吃亏的还是鸡蛋。所以行人应尽量避免与汽车发生冲突。但是，人在道路上行走，不可避免地要横穿道路。为了保证行人横穿道路的安全，道路上专门划有专供行人横穿道路的人行横道，俗称斑马线。法律规定，汽车在行驶过程中，遇到斑马线，应当减速慢行，遇到有行人从斑马线上横穿公路，汽车应当停下来让行人先过。也就是说，在斑马线上，行人享有横穿公路的特权。因此，同学们上下学途中要过公路时，应当在人行横道线上也就是斑马线上横穿道路。

（3）在没有人行横道的路段上横穿道路时，应当注意观察道路上来往车辆的情况，确认安全后，直行通过，不要在车辆临近时突然加速横穿，也不能在横穿公路时倒退或者折返回来。

案例3-3

“4·16”韩国客轮沉没事故

当地时间2014年4月16日上午8时58分许，一艘载有470人的“岁月（SEWOL）号”客轮在韩国西南海域发生浸水事故而下沉，如图3-4所示。

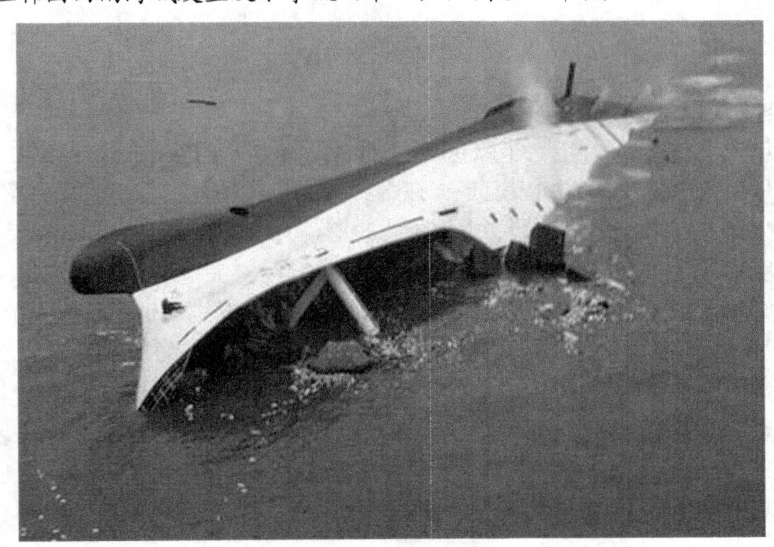

图3-4　客轮下沉

船上有325名中学生、15名教师、30名船务人员以及89名其他乘客。此外还载有150～180辆汽车和1 157吨货物。一名船上学生的家长直接向警察厅报告称渡轮于8时58分开始下沉。

韩国海警公布了人员获救的画面，一位获救人员在接受采访时说，他认为很多人仍然被困在船上。“当时情况紧急，船体倾斜超过45度，非常紧张。”另一名获救学生表示：“我们得到通知，要求保持不动，但是船只已经在下沉，有很多学生还没有下船。”

一些其他获救者也表示，当时船内广播要求乘客留在原地不要走动，而船内已经开始浸水。船身摇晃，人们站不稳，互相撞在一起，有些人因此极度慌乱。“船在倾斜，我们不得不抓住东西，才能稳住身子。”

一名金姓男子说，他尽力想帮助其他乘客一起逃出去，但是没有成功。“我待到最后一刻，希望援救走廊里面的乘客。”他说，“但是水进来得太快，有些人根本来不及出来。”

其他获救乘客也证实，客轮当时发出一声巨响，而后船员要求所有乘客待在船舱内的座位上坐好。不久后，客轮发生侧倾，引发慌乱。

【案例分析】

“岁月”号客轮发生严重事故，造成大量人员伤亡和失踪，特别是其中包括许多青年学生。韩联社分析认为，沉没原因可能是由于客轮突然转变航向，造成固定在船内的货物发生移动，倒向一侧，船体失去重心后迅速倾斜沉没。

韩国游轮“岁月号”上配备有大量先进的逃生设备，但事发时几乎没有发挥作用。44个救生艇仅打开两个，4个逃生船能容纳千人，却全部未打开。这暴露了韩国政府事故处理工作的不到位，其原因主要在于韩国政府目前采用的客轮乘客信息管理系统停留在20年前的水平。

任务训练

1. 发生空难时如何逃生

全世界每年死于空难事故的大约1 500人，而死于车祸和海难事故的近百万人，从理论上来讲，乘飞机是最安全的交通方式。但是，在各种交通方式中，空难事故死亡率也是最高的。空难70%以上发生在起飞和着陆阶段，失事地点也必然在机场及其附近。由于起飞和着陆时的飞行或滑行速度较低，部分人员还有幸存的可能。2000年10月21日晚，一架新加坡航空公司的波音747型客机在中国台湾地区桃园机场起飞失败后着地爆炸，机身断成三节并燃起大火，造成80人死亡，51人受伤，但仍有16人安然无恙。可以说，空难虽然可怕，若能沉着冷静，逃生方法得当，死里逃生的机会还是有的。

（1）飞机起飞时应聆听乘务员讲解怎样应付紧急事故，并把前面座椅背袋子里的紧急措施说明拿出来认真看一遍，并留意机上各种安全设施，例如太平门等。记住靠近自己座位的太平门在哪里及其开启方法（机门上会有说明），飞机万一失事，可能要在浓烟中找寻出口。

（2）遇到飞行事故时，死里逃生的第一步是先从座位下方取下救生衣，按规定穿上。然后查看飞机是要迫降在海上还是陆地上，再决定下一个动作。如果要迫降在海上，救生衣在机内决不可事先充气撑开，因为救生衣一旦撑开，在狭窄的机内通道无法通行，而变成逃生的障碍；但是，如果要迫降在地面，就得赶快穿上救生衣并迅速使其充气膨胀，以减轻在着地时产生的冲击力。如果飞机在高空出现机舱“破裂减压”，要立即带上氧气面罩，否则呼吸道肺泡内的氧气会被“吸出”体外，发生窒息。

（3）发生紧急事故时，要听从乘务员的指挥。他们都受到过专业训练，懂得如何应付各种紧急事故。应取下眼镜、假牙、高跟鞋和口袋里的尖锐物件，如钢笔、铅笔、水果刀、别针等，这些东西在碰撞时可能会伤害到你的身体。若头顶部有重而硬的行李必须挪至脚旁。坐在椅子上，将背部紧紧地贴靠在椅背，再拿一个枕头放在腹部，并用安全带紧紧缚住。将充气救生衣围在头部周围，再用毛毯将头包起来，代替安全帽。人最好盘坐在椅子上，以免被撞或被夹。

如果有幸躲过了迫降时的冲击，接下来就要赶快逃生。当飞机撞地轰响的一瞬间，要飞速解开安全带系扣，迅速冲向机舱尾部朝着外界光亮的裂口，在油箱爆炸之前逃出飞机残骸。因为飞机坠地通常是机头朝下，油箱爆炸一般在十几秒钟后发生，大火蔓延也需几十秒钟之后，而且总是由机头向机尾蔓延。如机舱内有烟雾，用毛巾（最好是湿的，上飞机后一般会发）掩住嘴巴和鼻子。走向太平门时尽可能俯屈身体，使头贴近机舱地面，因为浓烟在空气上层，下层空气较新鲜，容易呼吸。

2. 发生海难时如何逃生

（1）船舶遇险后，为了及早脱险或者尽量减少损害，遇险人员要奋力自救，并不失时机地用各种方法不间断地、准确地向外界报告遇难船舶的船名、船籍、呼号、装货港、遇险位置（经纬度)、损害程度等情况。

(2)船舶在海上突然发生严重事故，虽全力抢救仍无法使船舶免于毁灭，在这种情况下只能弃船。弃船命令由船长发布，各客舱的旅客应听从船员的指挥，做到忙而不乱、互助互救。

(3)在撤离舱室前，首先应尽可能地多穿衣服，能穿不透水的衣服则更好，戴上手套、围巾，穿好毛袜、鞋子。不论什么季节，多穿衣服都是必要的，落水后可使身体表面与衣服之间有一层较暖的水。跳下后应快速游到离船远一点的地方。跳水前后都应该注意找能够浮动的东西。先将浮物扔进水里，然后朝浮物跳下。如果可能的话，再找一些浮动物，以便做成筏子。

3. 汽车驾驶员遇险如何自救

如果驾车途中脚刹车失灵，应立即换挡并启用手刹。同时必须做到：脚从加油踏板上抬起，打开警示灯，换低挡，手刹车制动。不要猛拉手刹，由轻缓逐渐用力，直到停车。如果来不及做完以上整套动作，可以先从加油踏板上抬脚，再换低挡，抓手刹制动。除非确信车辆不会失去控制，否则不要用全力。

小心驶离车道，将车停在远离公路的地方，最好是边坡，或者松软的上坡。

4. 火车失事时如何自救

火车失事前通常没有什么明显迹象，不过乘客会察觉到紧急刹车(见图3-5)。应该利用失事前短短几秒钟的时间换取比较安全的姿势。可趴下来，抓住牢固的物体，以防抛出车厢。低下头，下巴紧贴胸前，以防头部受伤。如座位远离门窗，应留在原位保持不动；若接近门窗，就应尽快离开。火车出轨向前冲时，不要尝试跳车，否则身体会以全部冲力撞向路轨。此外，还可能发生其他危险。如果火车发生倾斜，但车厢里的你有反应时间，你就平躺在地上，面朝下，手抱后脖颈，等待事情发生。在此时快速反应是防范金属扭曲变形、箱包飞动、玻璃杯破损飞溅的最佳求生办法。背部朝火车头方向的乘客，应该赶紧双手抱颈，以便扛住撞击力。

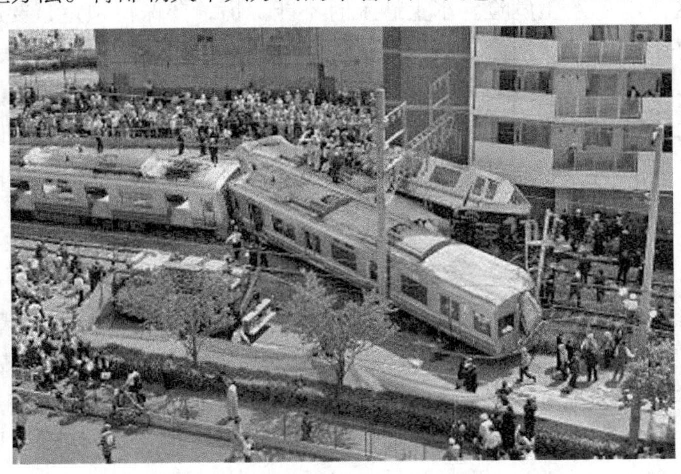

图3-5　火车失事现场

如果你在走道里，就让自己倒在地上，背部接地，脚朝火车头的方向，双手抱在脑后，脚顶住任何坚实的东西，膝盖弯曲。如果在卫生间里，赶快坐在地上，背对着火车头的方向，膝盖弯曲，手放在脑后抱着支撑住。人在火车失事后很可能惊魂未定，在火车周围徘徊很容易发生危险。若路轨通电流，就不要走出火车，除非乘务员宣告已经截断电源。然后放松，这是撞击救生中最关键的一个因素。

小　结

头脑绷紧安全弦，行车系上安全带。一丝不苟保安全，半分疏忽生祸端。

违章铸成终生悔，守规伴你永平安。停让躲慢要果断，犹豫不决出祸端。

名言警句

行路守法法有情，平安回家家温馨。

一看二慢三通过，麻痹大意闯大祸。

拓展阅读

张南，徐娟，青少年成长避险. 北京：华文出版社. 2005.

任务4　学会自救与避险，应对水上遇险

1. 知识与技能目标

通过对水上逃生技能、溺水救助方式、乘坐渡船的注意事项等学习，掌握水上自救互救的知识和技能，提高水上自救与互救能力。

2. 过程与方法目标

通过学习，使学生了解在对水域环境不熟时，不可随意下水，不可游离岸边太远，泳技差者更不可至深水区，以免发生危险。水上遇险时不能惊慌，要保持镇定，要避免呛水，要辨别方向，稳定情绪并迅速发出呼救信号请求救援等。

3. 情感，态度与价值观目标

加强学生水上交通安全教育，普及水上交通安全知识，增强安全意识和防范能力，保障学生水路出行安全。

任务描述

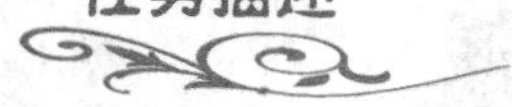

学生溺水事件时有发生，水中可变化性太强，一旦溺水，应及时保持冷静。个人要增强自身的水上避险意识，对于水上安全事故的管理，也应做到事先预防，做到居安思危，唯有如此，才能思而有备，甚至有备无患。一方面，当出现不利于船舶出行的恶劣天气，特别是气象预报预测有能见度低、大风等级强烈的海况环境时，应避免参与一切水上活动。另一方面，乘船出行时，要选择检验合格、配备救生工具和具备出行许可的船只，从而减少遇险的可能性。

任务分析

一旦落水，生命受到威胁，要采取正确的自救措施。科学的水中自救方式和注意事项如下。

（1）利用漂浮物。当手边有救生圈、木板、手提袋等物品时，可双手轻扶物品，身体呈自然伸展状态，利用漂浮物的浮力带动人体上升，等待救援。

（2）徒手漂浮。在不熟悉水性的情况下不慎落水，切记不要拼命挣扎，而要保持冷静的头

脑与平和的心态，尽量减少体力的消耗。同时，马上放松四肢等待浮出水面，一旦浮出水面，马上将口鼻伸出，进行呼吸和呼救，引起救援人员注意，等待救助。

（3）一旦同伴发生落水，救助他人也要注意正确的救助方式与方法。当有救援条件时，可通过向落水人员投递救生设施进行施救，如图 3-6 所示。但是，当时间紧迫，来不及调用救生设备时，救助者在自身熟悉水性的前提下，可尽快入水，从落水者的背后逐渐接近，如图 3-7 所示。切不可从正面直接用手去拉落水者，否则落水者会像抓住一棵救命稻草，甚至将救助者也一并拉入水下。

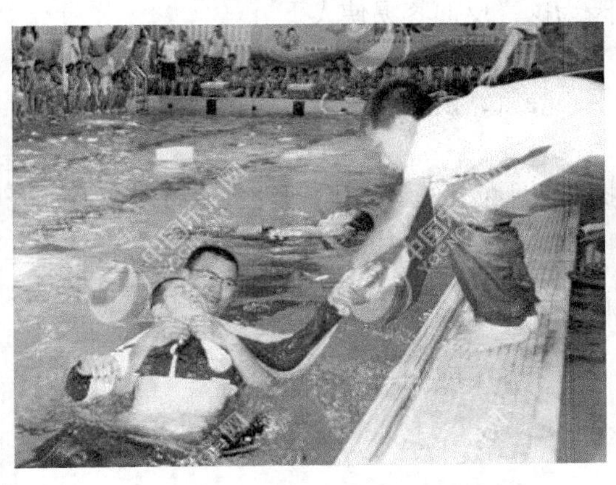

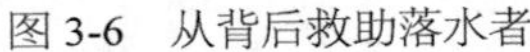

图 3-6　从背后救助落水者

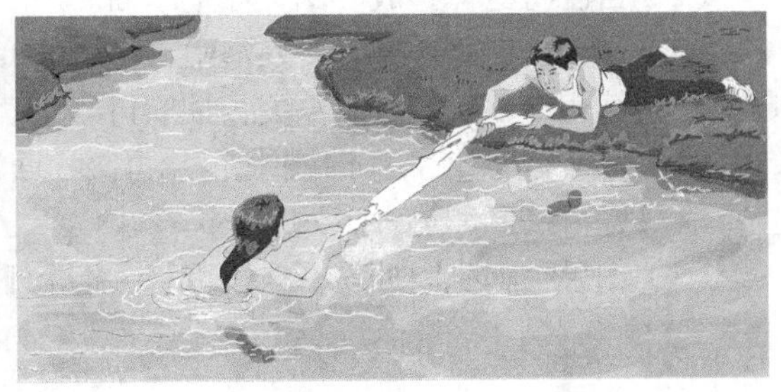

图 3-7　投递救生设施求救

（4）对于熟悉水性的人们来说，手脚抽筋是水中遇险的最大隐患之一。因此，下水前，我们应做足充分的准备活动，一旦在水中出现抽筋症状，也不要慌张，可立马放松四肢，采用仰泳方式，用单手将大拇趾向背屈方向拉伸，另一只手，可按捏腿肚，从而缓解抽筋症状。

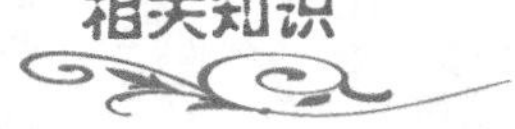

相关知识

（1）下水时切忌太饿、太饱，下水前试试水温，以免引起抽筋。

（2）若在江、河、湖、海等室外游泳，必须有成年人陪伴。

（3）下水前观察游泳处的环境，若有危险警告，禁止下水。

（4）不要做试图跳水、潜水等危险性动作。

（5）下水前做好暖身运动，如身体不适，应禁止下水或立即上岸休息。

案例3-4

2011 年 4 月 27 日，江西省安远县第二中学初一六班欧阳明等五人约好去永丰钓龙虾，由于天气较热，伙伴们决定改为去游泳。一行五人骑了四辆自行车，先去了位于自来水公司的肖屋坝，因为水太浅，所以有人提议去下庄的“狮子墩”。下午一时许左右，欧阳明的朋友和两位同学先下水游泳（其中一人不会游泳在岸上休息），等三人从水里上来休息时，欧阳明下去游泳。不到 5 分钟的时间，欧阳明就在水里喊救命，其中一个也姓欧阳的同学立即跳入水里营救。由于该同学的营救方法不对，加之欧阳明求生欲望比较强烈，双手乱抓，该同学被拉下水呛了好几口水，后来该同学挣脱逃上岸，其他三人也不敢轻易下水，结果没人下去施救，致使欧阳明同学溺水身亡。

任务训练

1. 不会游泳者的自救

（1）落水后不要心慌意乱，一定要保持头脑清醒。

（2）冷静地采取头顶向后，口向上方，将口鼻露出水面，此时就能进行呼吸。

（3）呼气要浅，吸气宜深，尽可能使身体浮于水面，以等待他人施救。

（4）切记：千万不能将手上举或拼命挣扎，因为这样反而容易使人下沉。

2. 会游泳者的自救

（1）一般是因小腿腓肠肌痉挛而致溺水，应平心静气，及时呼人援救。

（2）自己将身体抱成一团，浮上水面。

（3）深吸一口气，把脸浸入水中，将痉挛（抽筋）下肢的拇趾用力向前上方拉，使拇趾跷起来，持续用力，直到剧痛消失，抽筋自然也就停止。

（4）一次发作之后，同一部位可能再次抽筋，所以对疼痛处要充分按摩和慢慢向岸上游去，上岸后最好再按摩和热敷患处。

（5）如果手腕肌肉抽筋，自己可将手指上下屈伸，并采取仰面位。

小　结

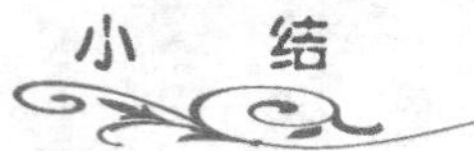

在平日生活中，我们应对“水上应急避险常识”有所涉猎和了解，唯有如此，才能在遭遇险情时，镇定自若。结合平日的经验积累，迅速寻找正确的自救方法，帮助自己脱离险境，从而远离水上威胁，珍爱宝贵生命。

名言警句

珍爱生命，远离危险水域。

生命只有一次，安全伴君一生。

拓展阅读

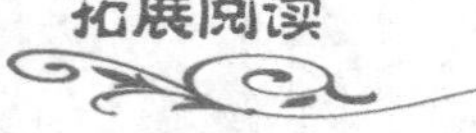

中国海上搜救中心，水上应急避险常识．北京：人民交通出版社．2008.

任务5　构建生存知识体系，掌握野外求生之道

学习目标

1. 知识与技能目标

通过讲解野外生存的基本知识与技能，使学生初步了解什么是野外生存、学习野外生存知识的意义与作用。

2. 过程与方法目标

通过野外生存知识与技能学习，使学生初步掌握基本的在野外辨别方向、复杂地形行进、采捕食物、寻找水源及获得洁净水源等方法。

3. 情感，态度与价值观目标

通过练习，培养学生机智、果断的良好品质，使学生能够正确处理在复杂环境中合作的关系。发扬互助学习、合作探索精神，充分展示个人才能，发挥集体的智慧。

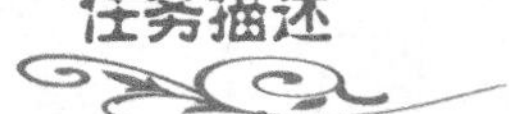

任务描述

在野外，错误的定向不仅会给我们带来体力上的消耗，甚至还会付出生命的代价。因此，对于参与野外活动的我们来说，无论是在莽莽平原之上，还是在无垠沙漠之中，准确的定位是野外求生的必备要领。

总的来说，野外定位主要有三种方式，具体如下。

（1）利用专业的仪器定位。如GPS、电子地图等先进的科学方式，不仅准确、高效，而且十分简明和智能。

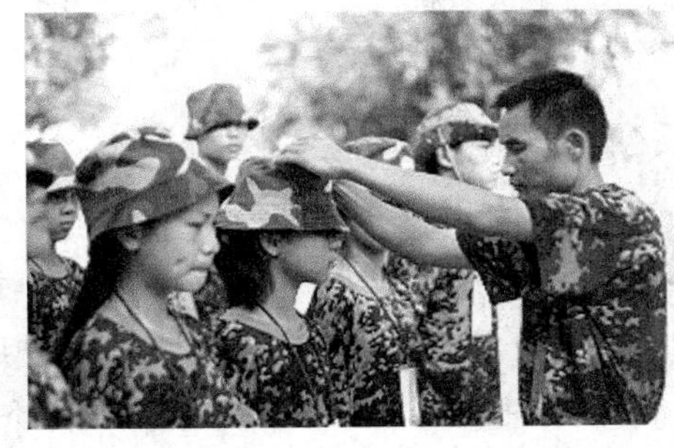

（2）借助随身携带的工具定向。如手表、金属丝等。众所周知，我们日日夜夜赖以生存的地球，其实是一个巨大的磁场，因此，在北半球，当手表的时针指向太阳，指针与十二点之间的夹角平分线便是南北方向。

（3）利用自然界特征判定方向和时间。白天，太阳就是我们野外生存最忠实的伙伴和朋友，而在夜晚，我们还可以根据星座与北极星的位置来判定具体方向。

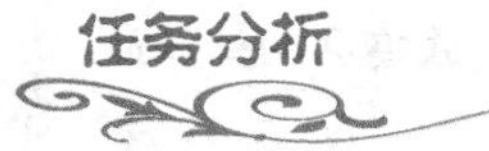

任务分析

在野外环境中，为了达到野外活动安全、健康和高效的目的，除了要穿戴正确的着装，生存工具的携带也是不可忽视的重要内容。因此，所携带物品的实用功能是野外求生需要考虑的首要因素。

（1）生活工具的配备。为了满足野外生存所必需的生理要素，生活所必需的炊事工具必不可少。“人是铁，饭是钢”，这对于野外求生简直就是颠扑不破的永恒真理。户外活动需要消耗大量的体力和能量，而这些都要靠食物来补充。因此，瓦斯炉、饮水壶和充足食物、水源的存在，就显得极为重要。

（2）采用正确的行进方式，防止未知生物的侵袭。野外生存着许多不为人知的生物物种，这对于我们来说，都是潜在的安全威胁。因此，在野外行进时，不能一味追求速度，而忽视了地形的安全与稳定。对于过于茂密的丛林，则应该采取躲避或砍伐的方式，切不可在未知的情况下冒昧行进。

相关知识

当我们在野外迷失方向或遇到危险，必须借助外力才能脱险时，如何通过正确的方法向外界寻求帮助是我们必须要了解的内容。

首先，我们必须了解“SOS”是国际通用的求救信号。当需要求救时，我们可将“SOS”的信号以长10米、宽3米的字母规格写于地面，从而引起救援人员的注意，如图3-8所示。

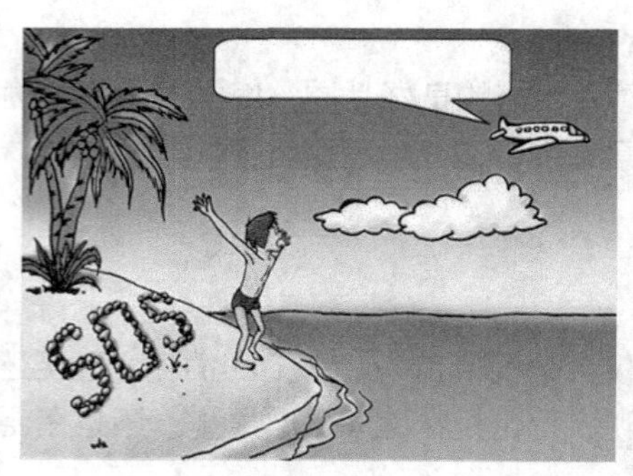

图 3-8　利用 SOS 信号求救

但是，如果当我们身处偏僻险境，救援人员一时无法确定救援方位时，我们就需要通过点燃信号烟火或挥动旗语等方式，向外界发送求救信号。无数事实证明，火苗和烟雾是求救成功率最高的信号方式之一。

案例3-5

2006 年 7 月 7 日，梁某在南宁时空网上发帖，邀请“驴友”到广西武鸣县赵江进行户外探险活动，费用采取 AA 制。时年 21 岁的“手手”于 7 月 8 日上午乘坐团队的车辆到达武鸣县两江镇的赵江，与梁某等人一起进行户外探险活动。当晚，该团队在赵江河谷中扎帐篷宿营。从晚上至次日凌晨，宿营地区连下几场大雨。7 月 9 日早 7 时许，大雨导致山洪暴发，在河谷中扎的帐篷及“手手”被洪水冲走。此后，武鸣县两江镇政府组织的搜救队在距事发地点大约 3 公里处找到“手手”的遗体。

任务训练

野外探险要确保人身安全，必要时要快速启动应急救援指挥系统。

1. 声光

众所周知，“SOS”是国际通用的船舶呼救信号、无线电呼救信号。它可以写出，也可以发报，还可以用旗语或其他方式表达；“Mayday”是船舶、飞机常用的无线电信号。

如果救援者位于听觉范围以内，则叫喊声也成为呼救信号。国际上高山求救信号是 1 分钟发出六次哨音（或挥舞六次，火光闪耀六次等），然后安静 1 分钟，再重复。

国际上通行点燃三堆火进行求救。在开阔地将火堆摆成等边三角形，在其周围准备好青绿的树枝、油料或橡胶（白桦树皮是理想的燃料），需要时可以制造三股浓烟，同时发出三声响亮的口哨或三声枪响，间隔 1 分钟，然后再重复。如果没有这样的条件，点燃一堆也行。

施放信号的地点，要选择在制高点。

如果发现孤立的小树，可作为天然火种。在树枝间堆放干燥的小树枝，或陈年鸟巢，以便产生浓烟；如果小树已经死亡，可以从根部将其点燃。

在醒目开阔地带，可以竖起一个三脚架，上面设置平台安放火种，点燃之后救援者可以在数千米以外看到火光。

在金属残骸上堆放燃料，利于隔离潮湿的地面。

2. 回光

利用阳光、反光镜等可以反射信号光。如果金属被磨光，也可以起到反光镜的作用。

3. 烟雾

烟雾是良好的定位器，有助于被飞机发现目标，同时表明地面的风向，飞机应该在上风向着陆。

（1）亮烟。在夜间、丛林中十分醒目。在火堆上添加植物等潮湿物品会产生浓烟。

（2）黑烟。在雪地、沙漠中十分醒目。在火堆上添加橡胶和汽油可以产生黑烟。

4. 旗语

把旗子或亮艳的布料系在木棒上，持棒运动时，在左侧长划，右侧短划，前者应比后者用时稍长，加大幅度做“8”字形运动。如果双方距离较近，不必做“8”字形运动。

当接收到地面信号并且理解以后，在白天应该驾驶飞机倾斜机身作摇摆运动；在夜晚，应亮超绿灯。

当接收到地面信号但是不理解时，在白天应该驾驶飞机向右手一侧方向作盘旋；在夜晚，应亮起红灯。

总之，我们在平日的学习中，要注意积累与生存息息相关的野外事实。一旦遇到野外生存的险境，千万不要慌张，更不能轻易丧失求生的勇气。无论如何，坚忍的意志和冷静的头脑定将会创造野外求生的生命奇迹。

小　结

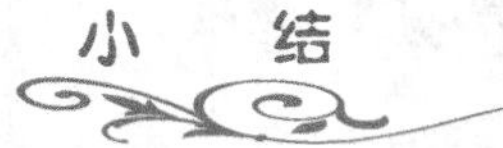

近年来，户外求生已经成了全世界热门的话题，深受欢迎的广大群众去探险户外探险活动，使人们从日常生活的压力中释放出来，并且对塑造性格大有好处。探险者有信心，勇敢面对并且努力战胜一切的挑战。学习野外生存这些技术并不适用于日常生活，而只是能在真正的求生条件下应用，最重要的就是尽量避免陷入危险环境，但有些事故是无法避免的，但最关键的是要互相合作，互相鼓励，团结一致，才能战胜一切困难。

名言警句

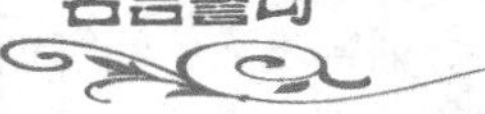

生命只有一次，请好好珍惜。

珍爱生命，远离危险。

拓展阅读

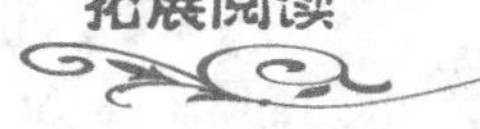

王健. 野外生存技巧. 北京：科学出版社. 2012.

任务6　紧握生命之光，做好安全问题防范

学习目标

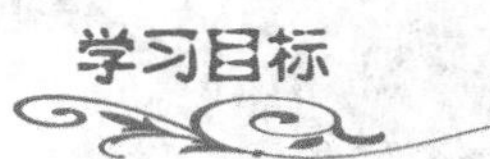

1. 知识与技能目标

安全事故时刻威胁着学生的生命安全，使学生从这些校园安全事故中吸取一定的教训。

以保证学生生命安全为首要任务，建立完善的生命安全预警与干预机制，从而避免类似悲剧重演。

2. 过程与方法目标

通过对可能出现的潜在危机进行预测和防范的学习，使学生加强安全意识。

3. 情感，态度与价值观目标

树立“安全屋小事”的防范意识，把安全责任落实到个人，培养大学生正确的安全态度和行为。

任务描述

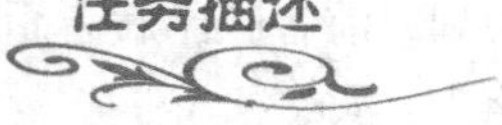

众多校园、社会安全事故的发生，带给当事人家庭的是毁灭性的打击，带给人们的是沉重的反思。与其事后监督，不如事前防范，改“灭火”为“防火”。调控事先防范，及时消除安全隐患。但是，怎样才能有效地减少安全事故的频发呢？可以从以下几个方面入手。

任务分析

目前，国家相继出台了《未成年人保护法》《预防未成年人犯罪法》《学生伤害事故处理办法》、《中小学生健康教育基本要求》等。从管控大局面出发，以法律法规、资金支持的方式，营造整体的安全氛围，杜绝安全隐患的存在。学校作为学生的直接接触者，应当加强引导、加强控管，教育学生树立正确的安全观念意识。家庭作为孩子最亲密最信任的归属，更应为孩子的安全负主要责任。政府带动、学校教育、家庭配合，以政府、学校为根基，学生个人为根本，提升自我防范意识，使安全强抓不懈。

学校作为主抓安全单位，应采用各种形式宣传教育，如采用演讲比赛、话剧表演、问答竞赛等各种色彩鲜明、特点突出的形式，让广大师生对危险来源有一个明确的认识；定期开展安全教育学习活动，邀请消防官兵、医生护士等一批有实战经验的人进行现场道具教学，使广大师生面对危机时能够做到有经验、有办法地冷静处理，减少甚至避免伤害的发生。

防范事故
治理隐患
排查一个隐患
避免一起事故

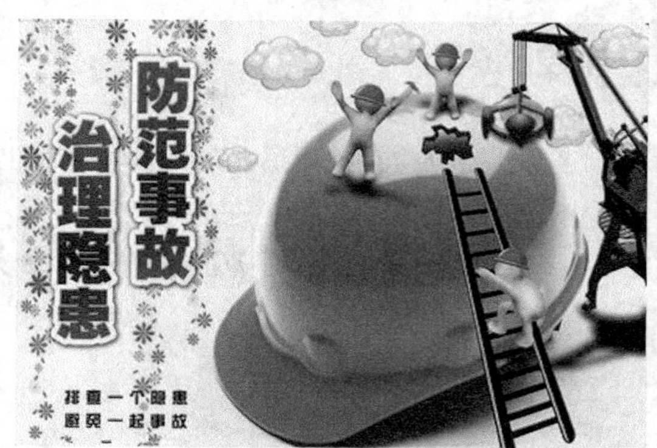

相关知识

改变思想观念，提高安全意识。从通俗意义上理解，人类思想观念就是人们在长期的生活和生产实践当中形成的对事物的总体的综合的认识，是人脑对生活、生产等客观现实的反映。现代社会，人们往往过分依赖经验和直觉，却忽视安全意识的存在。一念之差，命悬一线。而仅凭经验而言，学生显然没有足够的能力去保护自己，躲避危险，加之学生好奇心强烈，年纪越小，安全意识越淡薄，这一切，都是诱发事故的最大隐患。端正态度，消除侥幸心理，才会在源头上杜绝事故的发生。

1. 防骗安全

部分大学生书生气十足，忘却了世界的多样性和复杂性，因而不加选择或不惜选择，轻率交友，尽管有善良的动机却落得不幸的结局，这些正是诈骗分子屡屡得手的根本原因。

从众多受骗上当的事实中分析，不难看出大学生身上存在的一些容易被利用的因素。

（1）思想单纯，防范意识较差。部分大学生从小到大一直在学校里读书，社会生活经验较少，思想比较单纯，分辨是非能力有待提高。有的学生容易相信陌生人，缺少必要的防范常识，让不法分子有可乘之机；有的学生易感情用事，见到“落难者”就想“慷慨解囊”，部分学生因疏于防范，落入骗子设下的圈套。

案例3-6

2009 年 9 月 12 日，某校学生张某晚 8 点左右在校门口遇到一男一女。两人自称是从上海来此地开公司的，在附近发生了车祸，身上未带钱，已经给公司打电话，欲借张某银行卡存取 20 万元，并提出暂借 200 元用于住宿。他们还对张某说，等公司办成了你可以来公司上班，20 万元如花不了全部归你。张某信以为真，随后便与二人一起到农行自动取款机前并告诉对方农行卡密码，由对方取 200 元钱，随后两人说卡里有其 20 万元，就将卡骗到手并打的走人，对方只留下了手机号给张某。张某回校后与同学说起此事，大家说他受骗了，打对方手机是空号，随即张某打 110 报警，并到保卫处报案。保卫处值班人员当即与银行联系挂失，但银行卡中 6 300 余元已经被取走。

（2）贪小便宜，急功近利。贪心是受害者最大的心理弱点。很多诈骗分子之所以屡屡得手，很大程度上是利用了人们的贪心，受害者往往是被诈骗分子开出的“好处”、“利益”所吸引，见“利”就上，对诈骗分子的所作所为不加深入地分析，不作调查研究，最后落得个可悲的下场。

案例3-7

2007 年 5 月的一天，某高校学生宿舍来了一位不速之客，自称是某洗发液厂的业务员，因新产品刚上市，想在高校发展促销员，以每瓶低于市场价 50%的价格让利给学生。该宿舍同学认为有利可图，便凑足 3 600 元钱买了两箱，把货带进宿舍开箱后发现产品有质量问题，随即与对方进行联系，对方始终关机，方知上当受骗。

2. 防盗安全

（1）作案流动性大，不容易侦破。大学校园本应是温馨、和谐的象牙塔。但是，近年来在全国各大高校发生的各种盗窃案件使得这片净土不再宁静。校园盗窃案件，这对广大高校学生的危害不言而喻。所以，加强校园安全管理的同时，也应对学生进行各种防盗防抢的安全教育，把对其人身财产安全的损害降到最低。

校园盗窃案件大多发生在学生的寝室或教室没人的时候，所以此类案件具有作案手法简单，现场遗留痕迹、物证少，作案时间短，隐蔽性强的特点。而且校园里人来人往，师生及后勤人员多，作案人员趁乱混入人群，方便转移。

（2）内盗案件比较突出。近年来各大高校对于校园盗窃案的统计结果显示，近 7 成的盗窃案件属于内盗。所谓内盗就是作案者为同学、老乡或者在校内务工的人员。作案分子往往利用自己熟悉盗窃目标的有关情况，寻找作案时机，因而易于得手。

案例3-8

某校 06 级学生胡某经常带一个外校的老乡来寝室玩，晚上将其留宿在宿舍，也没有向学校登记。日子久了同寝室的同学也对他熟悉起来，还经常一起玩耍，对他没有丝毫的防范。有段时间他们寝室的东西总是无故丢失，由于丢失的都是小东西，大家都没有放在心里。一个周末，大多同学都回家或者出去玩了，回来后发现寝室两名同学的笔记本电脑无故失踪，而门窗都没有破损的情况。他们第一时间向学校保卫处报案。经过一系列的排查，最终目标锁定在那个被带回来的老乡。最后，他交代，由于经常出入他们寝室，对他们寝室的环境和每个人的物品摆放已经摸得很清楚。顺手牵羊几次后发现他们也没有什么防范，就索性配了他们寝室的钥匙，在周末无人时下手偷了笔记本电脑。

（3）作案手法的多样性。作案者在作案过程当中也会实施不同的作案手法，以谋取不同的利益。

① 顺手牵羊。多数是趁人不备，看到什么偷什么。大多是因为被偷者没有防范意识，东西随便乱放，留给作案者下手的机会。如人不在寝室的时候将手机、钱包等物品摆放在桌子上或者床上，使得作案者起了贪念。

② 遛门盗窃。此类案件发生最多，有的同学在室内洗澡、睡觉或上网时不关门，犯罪分子进入室内轻松盗走贵重财物。

③ 窗外钓鱼。即是利用竹竿、棍子等物品从窗外破坏窗纱或者在开着的窗子里面就能钩到的东西。

④ 熟人盗窃。作案者多为自己身边长来往的朋友、老乡等熟人，利用熟悉的环境作案。

⑤ 橇锁入室。利用自带的工具破坏门锁入室盗窃。一般这样的盗窃案件是有备而来，一旦入室便能偷的就偷走，下手快速准确不留情。

⑥ 先偷钥匙再入室盗窃（或偷配钥匙）。有些人钥匙随便乱放，被偷了以后也不在意，结果就被作案者趁机偷配钥匙或者摸清底细，直接用偷到的钥匙作案得手。

3. 防纠纷伤害

大学生发生纠纷伤害的原因如下。

（1）因处理不好矛盾，猜忌成仇。

案例3-9

2008 年 12 月 23 日晚 20：30 左右，某学院学生刘某在寝室与班上另一寝室的纪某发生口角，考试完毕后刘某找人在考场外的黑暗处将纪某眼睛打伤，纪某身上也出现多处淤伤。

（2）与社会上的不法分子发生摩擦。校园周边存在一些治安复杂场所，如餐厅、歌舞厅、迪厅、网吧、酒吧、溜冰场等，其中有的场所治安管理不善，不时有违法分子寻衅滋事。大学生进出这些场所，容易因一些小的纠纷引发被打、被伤害或遭到无端寻衅受到伤害。

案例3-10

2008 年 12 月 12 日，某学院一名学生在校外附近的溜冰场溜冰时，无意间将一男子撞倒在地，该男子的裤子被磕破，学生因不满对方提出的索赔要求与之发生摩擦，被该男子的朋友挟持，直到老师和其他学生赶去，给了对方 500 元钱，才算了事。

（3）因相互看不顺眼、导致打架斗殴。在高校的操场、食堂等公共场所，大学生由于不注意遵守学校规章制度，影响到他人利益，又不能礼貌相待，不能保持冷静克制，也会由口角、谩骂发展到打架斗殴，受到伤害。

案例3-11

2009 年 3 月 9 日中午午休时间，某高校经管学院学生因艺术学院学生开的音响声音过大，向对方宿舍投掷啤酒瓶和砖头，双方共有十余名学生进行械斗。在械斗中，导致经管学院一名学生被扎伤，另有三名学生受轻伤。

（4）极个别大学生因恋爱引发纠纷伤害。

任务训练

1. 学会宽容待人

在日常生活中同学之间，难免会产生一些矛盾。大学生在处理同学关系时，要多站在对方的角度看问题，互相尊重，学会宽容待人。赠人玫瑰、手有余香，在别人需要帮助的时候，伸出援助之手而不是落井下石，不但可以及时化解矛盾，而且能够营造出一种文明和谐的氛围。

因为情绪不好而伤害过别人的，平时说话方式不当的，事后一定要主动向对方道歉，真诚地说声对不起，请求对方原谅。被伤害过的人，也可以通过适当的机会把自己的想法和意见传递给对方，希望对方注意，而不是积怨成仇，一旦有矛盾“导火索”出现，就会酿成灾祸。

2. 认真学习学生手册，严格遵守学校的各种规章制度

新生不仅要进行学习，而且要认真学习学生手册，并进行考试，目的就是为了维护学校的教学活动正常进行；在汲取知识的同时，学生对自身品德修养的提高也不容忽视。学校规定晚上十一点拉灯，要求学生按时就寝，养成良好的作息习惯，但是有些学生仍然在拉灯后聊天、下棋、打牌，用事先充好电的笔记本电脑上网等，严重影响了他人的休息，也制造了寝室同学间的矛盾。

3. 避免与社会上的不法分子发生纠纷，染上社会的不良风气

平时尽量少去或者不去网吧、酒吧、溜冰场等场所，避免与社会上的不法分子发生纠纷，尤其是酒后或失恋后去这些场所，容易情绪激动，言语不和，就会发生纠纷。朋友、老乡与人发生纠纷以致斗殴时，要尽力去化解，而不是参加打斗。

4. 注重自身修养，讲究文明礼貌

大学期间一项重要的功课就是加强自身修养，讲究文明礼貌。大学生中的许多纠纷多由口角纷争引起，说话不当就可能引来祸端。时常把“谢谢”、“对不起”、“没关系”挂在嘴边，别人不小心伤害了自己利益时，也应该说一声“没关系”，这样纠纷就会自然化解。如果每天早上起来，对着镜子笑一笑，告诉自己保持一颗宽容的心，一切矛盾都可以化解。

5. 提高防范意识，学会自我保护

社会环境千变万化，青年大学生必须尽快适应环境，学会自我保护。要积极参加学校组织的法制和安全防范教育活动，多指导、多了解、多掌握一些防范知识对于自己有百利而无一害。在日常生活中，要做到不贪图便宜、不谋取私利；在提倡助人为乐、奉献爱心的同时，要提高警惕性，不能轻信花言巧语；不要把自己的家庭地址等情况随便告诉陌生人，以免上当受骗；不能用不正当的手段谋求择业和出国；发现可疑人员要及时报告，上当受骗后更要及时报案、大胆揭发，使犯罪分子受到应有的法律制裁。

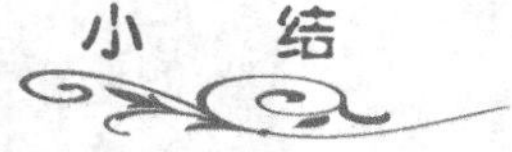

优化安全管理、加强安全教育和自我防范意识已成为大学迫切要解决的问题。校园安全威胁主要有人身安全、财产安全、人际安全威胁。根据安全威胁的存在因素,我们要从加强安全制度建设、强调安全细化管理、养成安全防范意识、共同塑造和谐的文明环境等方面消除安全隐患,建立坚固的校园安全堡垒。

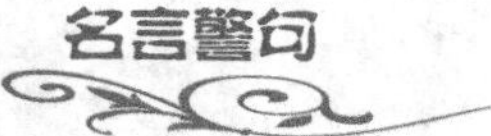

小心无大错，粗心铸大过。生产秩序乱，事故到处有。

人最宝贵，安全第一。我要安全，安全为我。

互让半步，处处通途。步步小心，平安是金。

安全要讲，事故要防，安不忘危，乐不忘忧。

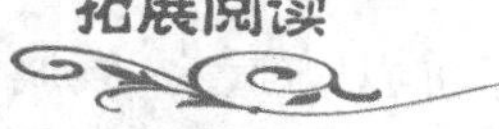

林金水．大学生安全教育．上海：上海交通大学出版社．2012.

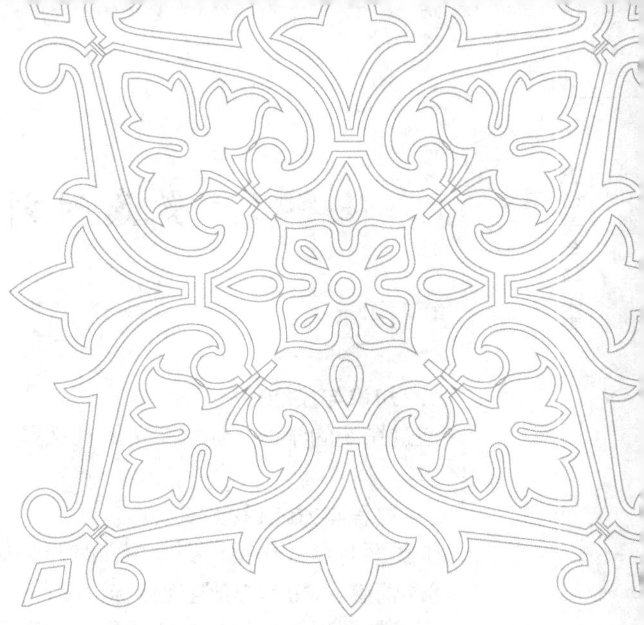

项目四

紧急救护

Project 4

项目导读：抓紧时间，拯救生命，减轻伤残

在经济发展、城镇社区初步形成、全面建设小康社会的总趋势下，向广大民众普及现代救护观念和技能显得更为重要。随着急救医学的迅速发展，现代救护是立足现场的抢救。在医院外现有的条件下，“第一目击者”对伤病人实施有效紧急的救护措施，以挽救生命，减轻伤残和痛苦，然后在医疗救护下或运用现代救援服务系统将伤病员迅速送到就近的医疗机构继续进行救治。在发病的现场，几分钟、十几分钟是抢救危重病人最重要的时刻，我们将其称之为救命的“黄金时刻”。

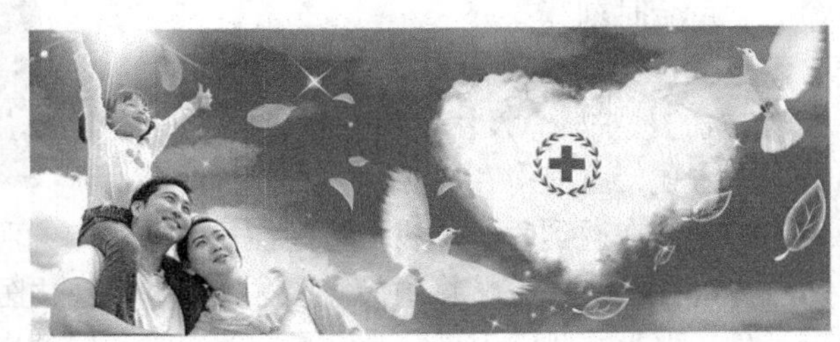

世界急救日宣传口号——人道 · 博爱 · 奉献

任务1 紧急时刻，挽救生命，减轻伤残

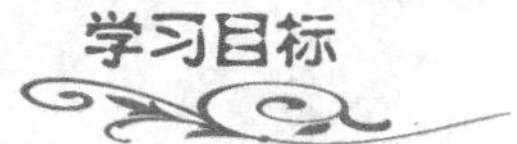

学习目标

1. 知识与技能目标

通过系统的学习，让学生了解什么是救护新概念，知道救护新概念提出的背景及现代救护的特点。

2. 过程与方法目标

了解面对意外伤害、突发事件时应如何进行现场评估、判断病情。

3. 情感、态度与价值观目标

正确掌握现场挽救生命的原则，知道现场救护的“生命链”的重要性。

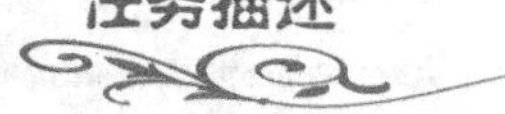

任务描述

人类交往日趋频繁，活动空间扩大，寿命在增长。在社区中，各种疾病尤其是心脑血管疾病的发生率扶摇直上，并往往以危重急症形式表现而危及生命。人们曾经将抢救危重急症、意外伤害的伤病员的希望完全寄托于医院和医生身上，缺乏对在现场救护伤病员的重要性和实施性的认识。这种传统的观念往往也就使处在生死之际的伤病员丧失了几分钟、十几分钟最宝贵的救命的“黄金时刻”。

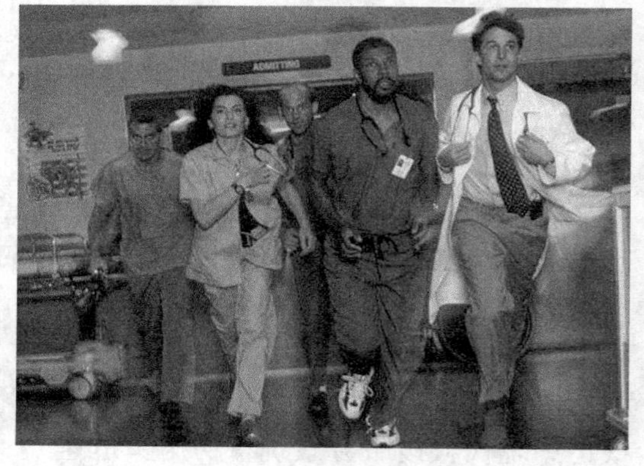

现代社会的各种危重急症与灾害事故的挑战，传统的救护概念及由此概念派生出的急救服务运作方式，已显得苍白无力，难以完成使命。传统的救护在遇到危重伤病员时往往只做些简单的照顾护理，对外伤做一些止血、包扎等处理，然后尽快寻找交通工具将病员送到医院急诊室，由医师给予诊断、处理。在现场，面对生命奄奄一息、呼吸心跳骤停者，常常是一筹莫展，导致丧失挽救生命的良机。

任务分析

何为救护新概念？救护新概念是指在现代社会发展和人类生活新的模式结构下，利用科技进步成果针对生产、生活环境下发生的危重急症、意外伤害，向公众普及救护知识，使其掌握先进的基本救护理念与技能，成为“第一目击者”，以使其能在现场及时、有效地开展救护，从而达到“挽救生命、减轻伤残”的目的，为安全生产、健康生活提供必要的保障。

近年来，人们在出差旅游途中，发生包括交通事故在内的意外伤害明显增多，各种“天灾人祸”如地震、水灾、火灾等也接踵不断地发生，所以，我们面临的不仅仅是日常生活中的危重急症，还有各种意外伤害、突发事件。为此，我们必须了解现代救护的特点，立足于现场，

依靠“第一目击者”，才能不失时机地进行有效救护，体现救护新概念的理念和内涵。

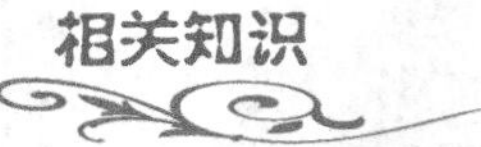

1. **现代救护的特点与“第一目击者”**

“第一目击者”是指在现场为突发伤害、危重疾病的伤病员提供紧急救护的人。“第一目击者”包括现场伤病员身边的人，如亲属、同事、EMS 救援人员、警察、消防员、保安人员、公共场所服务人员等。“第一目击者”平时参加救护培训并获取培训相关的证书，在现场利用所学的救护知识、技能救助伤病员。

发达国家的社区急救服务，侧重于对重点人群的培训，称为“第一目击者”群体培训。学习基本的救护知识和救护技能，已成为热心社会公益事业、无偿服务社会的志愿者队伍中最重要的系统内容，是社会的进步和需要。警察、消防队员、教师和宾馆、景区、民航、超市以及其他公共场所服务人员，由于他们的工作特点，在现场遇到突发的危重伤病员的机会多，所以对这些人群要实施基础救护培训，定期进行基础救护知识、技能的培训与复训，可以将危重急症、意外伤害对人类生命健康的危害降到最低程度。

现代救护仅仅依靠医疗部门是不够的，还需要各相关部门的配合支持，要有一个“大救援”的观念，称为医学救援。

2. **现场评估、判断病情**

我们面对的危重伤病员都是处在医院外的各种环境中，有些意外伤害、突发事件的现场很不安全。因此，作为“第一目击者”首先要评估现场情况，注意安全，对伤病员所处的状态进行判断，分清病情的轻重缓急。

（1）现场评估，如图 4-1 所示。在紧急情况下，通过眼睛观察、耳朵听声、鼻子闻味等方法对异常情况做出分析判断，遵循救护原则，利用现场的人力和物力实施救护。

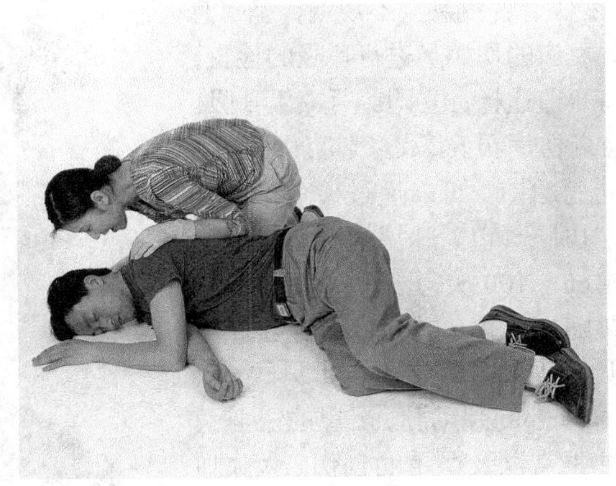

图 4-1 现场评估

① 评估情况。评估时必须迅速，控制情绪，尽快了解情况。检查现场包括现场的安全、引起疾病和损伤的原因、受伤人数以及自身、伤病员及旁观者是否身处险境、伤病员是否仍有生命危险存在，然后判断现场可以使用的资源及需要何种支援、可能采取的救护行动等。

② 保障安全。在进行现场救护时，造成意外的原因可能会对参与救护人员产生危险，所

以应首先确保自身安全。如对触电者现场救护，必须切断电源，然后才能采取救护措施以保障安全。在救护中，不要试图兼顾太多工作，以免使伤病员及自身陷入险境。要清楚了解自己能力的极限，在不能消除存在的危险的情况下，应尽量确保伤病员与自身的距离，安全救护。

③ 个人防护。第一目击者在现场救护中，应使用个人防护用品阻止病原体进入身体。在可能的情况下用呼吸面罩、呼吸膜等实施人工呼吸，还应戴上医用手套、眼罩、口罩等个人防护用品。个人防护用品必须放在容易获取的地方，以便现场的急用；另外，个人防护用品的使用必须按照相关培训知识或按照说明正确地使用。

（2）判断危重病情，如图 4-2 所示。在现场巡视后对伤病员进行最初的评估。发现伤病员，尤其是处在情况复杂的现场，救护员首先需要确认并立即处理威胁生命的情况，检查伤病员的意识、气道、呼吸、循环体征等。

① 意识。先判断伤病员神志是否清醒。在大声呼唤、轻拍肩膀时伤病员睁眼或有肢体运动等反应，表示伤病员有意识。如伤病员对上述刺激无反应，则表明已陷入危重状态。伤病员突然倒地，呼之不应，情况多为严重。

② 气道。保持气道畅通对于呼吸是必要条件。如果伤病员有意识和反应，但不能说话、不能咳嗽，则可能存在气道梗阻，必须立即检查和清除。

③ 呼吸。评估呼吸活动。正常人每分钟呼吸 12～18 次，危重伤病员呼吸变快、变浅甚至不规则，呈叹息样。在畅通气道后，对无反应的伤病员进行呼吸的检查，如伤病员呼吸停止，保持气道通畅，立即施行人工呼吸。

④ 循环体征。在检查伤病员意识、气道、呼吸之后，应对伤病员的循环进行检查。可以通过检查循环体征如呼吸、咳嗽、运动、皮肤颜色、脉搏情况来进行判断。正常成人心跳每分钟 60～100 次，儿童每分钟 110～120 次。呼吸停止，心跳随之停止；或者心跳停止，呼吸也随之停止；心跳呼吸几乎同时停止也是常见的。心跳反映在腕部的桡动脉和颈部的颈动脉，严重的心脏急症如急性心脏梗死、心律失常以及严重的创伤、大失血等危及生命时，心跳或加快，每分钟超过 120 次；或减慢，每分钟 40～50 次；或不规则，忽快忽慢，忽强忽弱，这些均为心脏呼救的信号，都应引起重视。然后迅速对伤病员皮肤的温度、颜色进行检查，可以知道循环和氧代谢情况，如伤病员的面色苍白或青紫，口唇、指甲发绀，皮肤发冷等。

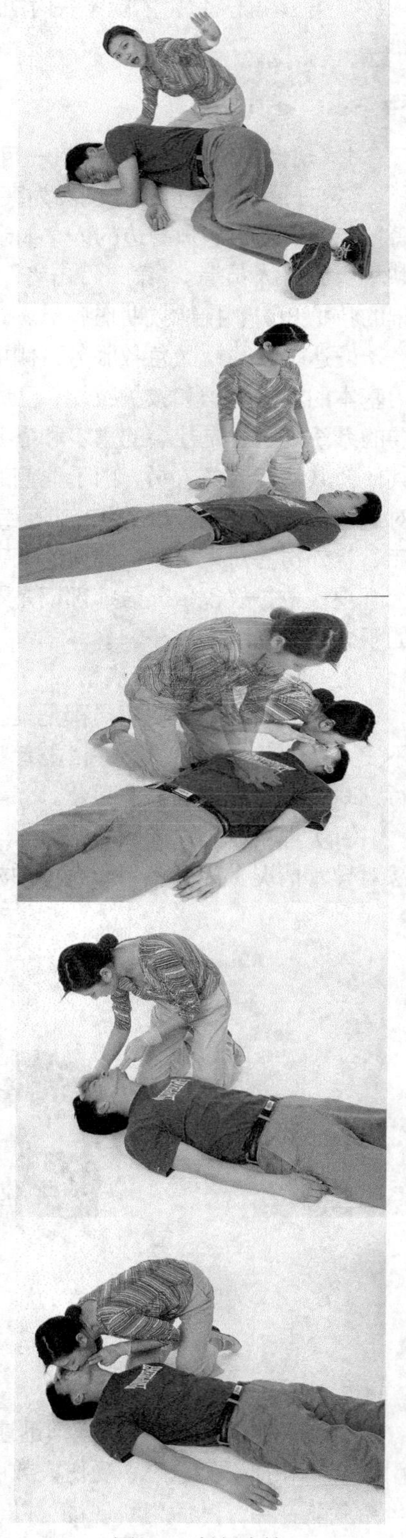

图 4-2　判断病情

⑤ 瞳孔反应。瞳孔称“瞳仁”，位于黑眼球中央。正常时双眼的瞳孔是等大圆形的，遇到强光刺激能迅速缩小。用手电筒突然照射瞳孔即可观察到瞳孔的反应。当伤病员脑部受伤、脑出血、严重药物中毒时，瞳孔可能扩大到黑眼球边缘，对光线不发生反应或反应迟钝。有时因为出现脑水肿或脑疝，双眼瞳孔会一大一小。瞳孔的变化揭示了脑病变的严重程度，如图 4-3 所示。

当完成现场评估后，再对伤病员的头部、颈部、胸部、腹部、骨盆、脊柱、四肢进行检查，看有无开放性损伤、骨折畸形、触痛、肿胀等体征，这有助于对伤病员的病情进行判断。要注意伤病员的总体情况，如表情淡漠不语、冷汗、口渴、呼吸急促、肢体不能活动等变化为病情危重的表现；对外伤伤病员还应观察神志不清程度、呼吸次数和深浅、脉搏次数和强弱；注意检查有无活动性出血，如有立即止血。严重的胸腹部损伤，容易引起休克、昏迷甚至死亡。

3. 紧急呼救

当发现了危重伤病员，经过现场评估和病情判断后需要立即救护，应及时向专业急救机构或附近担负院外急救任务的医疗部门、社区卫生单位报告，如图 4-4 所示。这些部门应立即派出专业救护人员、救护车到现场抢救。

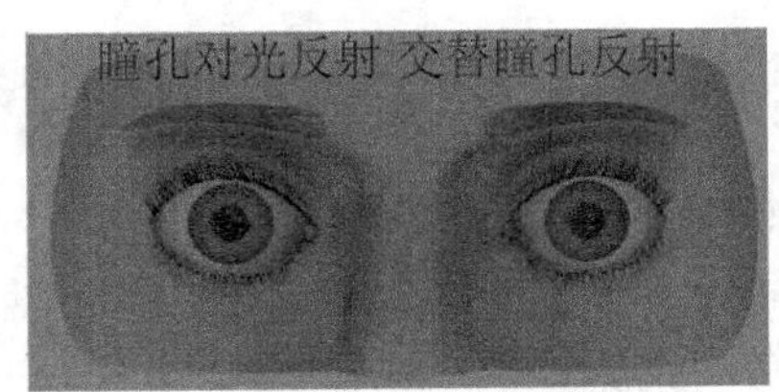

图 4-3　瞳孔反应

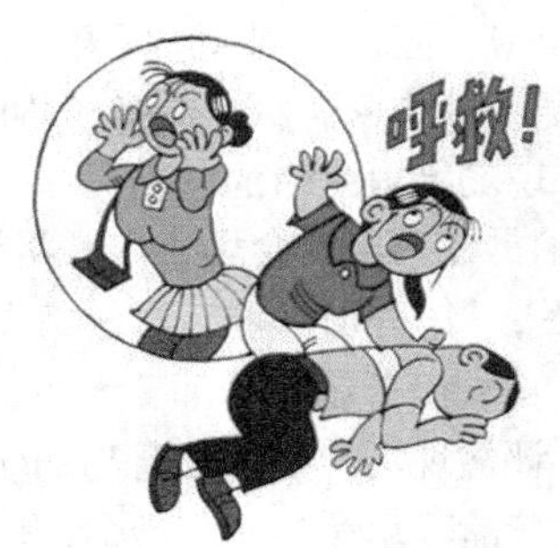

图 4-4　紧急呼救

（1）救护启动，如图 4-5 所示。使用呼救电话，必须用最精炼、准确、清楚的语言说明伤病员目前的情况及严重程度，伤病员的人数及存在的危险，需要哪种急救。如果不清楚身处的位置，不要惊慌，因为救援医疗服务系统控制室可以通过地球卫星定位系统追踪其正确位置。一般应简要清楚地说明以下几点。

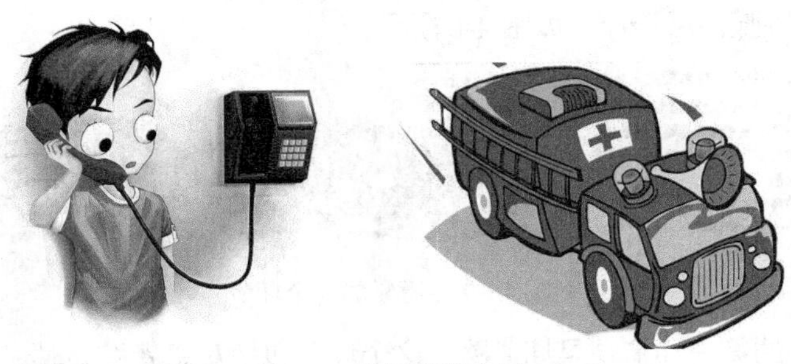

图 4-5　使用呼救电话

- 你（报告人）的电话号码与姓名，伤病员姓名、性别、年龄和联系电话。
- 伤病员所在的准确地点，尽可能指出附近街道的交会处或其他显著标志。
- 伤病员目前最危重的情况，如昏倒、呼吸困难、大出血等。

- 突发事件时，说明伤害性质、严重程度、受伤人数。
- 现场所采取的救护措施。

注意

不要先放下话筒，要等救援医疗服务机构调度人员先挂断电话。

（2）单人及多人呼救。在专业急救人员尚未到达时，如果有多个人在现场，一个救护员留在伤病员身边开展救护，另一个救护员通知紧急医疗服务（Emergency Medical Services，EMS）机构。如意外伤害事故，要分配好救护员各自的工作。分秒必争、组织有序地实施伤病员的寻找、脱险、医疗救援工作。

如溺水者救出水面时意识已丧失，必须先进行 2 分钟的基础心肺复苏，然后给当地的紧急医疗服务机构打电话。大量资料表明，任何年龄的外伤或药物过量或呼吸停止患者，都会受益于在通知紧急医疗服务机构前接受的 2 分钟的心肺复苏。

如果面对的是一个孩子，客观判断已无反应。如果只有一个救护员在场，在离开孩子给紧急医疗服务机构打电话之前，应准备好在必要时提供大约 2 分钟的基础心肺复苏。一旦确定孩子没有反应，应该立刻大声呼救；如果孩子很小又没有外伤，可以考虑把孩子搬到电话旁，这样可以更快地与紧急医疗服务机构联系。

4. 现场挽救生命的原则

无论是在家庭、会场或在马路等户外，还是在情况复杂、危险的突发事件现场，发现危重伤病员后，“第一目击者”对伤病员的救护原则都必须十分清楚。

- 首先保持镇定，沉着大胆，细心负责，理智科学地判断。
- 评估现场，确保自身与伤病员的安全。
- 分清轻重缓急，先救命，后治伤，果断实施救护措施。
- 可能的情况下，尽量采取减轻伤病员的痛苦等措施。
- 充分利用可支配的人力、物力协助救护。

5. 现场救护的“生存链”

“生存链”是以现场“第一目击者”为开始，到专业急救人员到达进行抢救的一个过程而组成的“链条”。“生存链”有 5 个互相联系的环节序列。

5 个环节称为 5 个早期，即早期通路、早期心肺复苏、早期心脏电除颤、早期高级生命支持、早期综合的心脏骤停后治疗，如图 4-6 所示。

美国心脏协会心血管急救成人生存链
新的美国心脏协会心血管急救成人生存链中的环节包括：
1. 立即识别心脏骤停并启动急救系统
2. 尽早进行心肺复苏，着重于胸外按压
3. 快速除颤
4. 有效的高级生命支持
5. 综合的心脏骤停后治疗

图 4-6　生存链的 5 个环节

（1）“生存链”的第一环节是早期通路。这个环节包括对患者发病时最初的症状进行识别，鼓励患者自己意识到危急情况，呼叫当地急救系统，给紧急医疗服务机构或社区医疗机构拨打电话。这样，急救系统获得呼救电话后能立即做出反应，由调度部门通知救护系统派出急救力量，迅速赶赴现场。在这个环节中，急救系统应该担负医学指导，即在专业急救人员尚未到达现场之前，告诉现场人员应该如何实施必要的救护措施，以便不失时机地进行救护。作为城市社区的急救系统，应该有设置合理、网络密集的急救站、点及流动车，以最短的半径、最快的时间到达现场。急救系统应有能进行高级生命支持的专业人员，所以专家们将第一环节早期通路称为早期医学救援服务，即早期紧急医疗服务机构，这更为确切，更能反映其内涵。

（2）“生存链”的第二个环节是伤病员呼吸心跳骤停后立即进行心肺复苏。几乎所有的临床研究都表明，若“第一目击者”（家人、行人等）具有心肺复苏的技能并能立即实施，对伤病员的生存起着积极重要的作用，也是在专业急救人员到达现场进行心脏电除颤、高级生命支持前，伤病员所能获得的最好的救护措施。在基层进行心肺复苏的培训中，还应教给民众与当地急救系统进行联系的方法，以缩短伤病员都接受心脏电除颤前的这段时间。从理论上讲，人人都掌握心肺复苏的知识和技能，但现实中是不可能的。所以，要有选择有目标地培训“群体”，特别是实施救护机遇较多的部门，如公安、消防、交通、旅游、宾馆、矿山、建筑、军队、学校等。

（3）“生存链”的第三个环节是早期心脏电除颤。早期心脏电除颤是最容易促进生存的环节。为了实现“早期心脏电除颤”的目标，国际消防协会已赞同、支持在美国各个消防单位装备“自动体外除颤器”。该仪器的结构及使用方法比在医院中使用的心脏除颤器简便得多，经过较短时间培训即可掌握使用。这就为社会广泛在现场采用早期心脏电除颤提供了重要的保障。

（4）“生存链”的第四个环节是有效的高级生命支持，对于任何一个心跳骤停的伤病员，抢救的基本内容都是心肺复苏。在现场经过最早期的“第一目击者”的“基础生命支持”，后专业救护人员赶到，越早实施“高级生命支持”，对伤病员的存活就越有利。事实上，心脏电除颤的早期采用也是高级生命支持的内容之一。

（5）“生存链”的第五个环节是综合的心脏骤停后治疗。为使 5 个环节得以落实，应完善城镇、社区的急救网络，提供充足的救护车、装备以及对公众救护知识技能的培训。只有做到急救社会化、结构网络化、抢救现场化、知识普及化，才能使“生存链”发挥重要作用。

案例4-1

1998 年 10 月 23 日 12 时 30 分，四氯化硅蒸馏岗位所在白炭黑工段副工段长刘某带领当班班长李某、操作工高某、侯某处理 10 月 22 日夜班发生堵塞故障的四氯化硅粗贮罐。带着防毒面具的李某、高某打开其中一个截止阀门，看到无物料、无压力泻出后便用钢筋疏通粗贮罐下部堵塞的主管道，约 10 分钟后未带防毒面具的刘某接替李、高二人继续疏通管路，约 13 时 40 分，含 HCl、SiO_2、$SiCl_4$ 的气、固、液态的混合物料突然从阀门下端泻出，瞬间白色烟雾向室内空间弥散并从敞开的窗户、门和楼板设备安装孔向该四氯化硅粗贮罐所在的二楼楼下及楼外扩散。在距泄漏点东南侧的李某、高某见出事后立即从东南侧楼梯间跑离现场，草草洗脸后跑回现场一楼外北侧。刘某在事故发生时面部受伤挣扎着跑到一楼外，倒在地上，在泄漏地点西南侧不远的操作工侯某在跑出楼下后也倒在地上。

【案例分析】

对中毒性肺水肿患者的现场救护，首先开放气道，保持呼吸道通畅，进行充分氧疗，其次及时清除呼吸道内的分泌物，尽快建立静脉通道，阻止毒物吸收，脱去被毒物污染的衣物，用流动的清水反复冲洗眼睛及全身皮肤 15 分钟，然后用 5%硼酸水冲洗，最后可用皮质激素滴眼，抓紧时间转送至就近的中毒救治医疗机构；与接收医院做好交接，将中毒经过、救治措施及目前病情介绍给收治医院的主治医生，以便进一步治疗。

任务训练

我们在实施救护时应遵循的原则是什么？

（1）首先保持镇定，沉着大胆，细心负责，理智科学地做出判断。

（2）评估现场，确保自身与伤病员的安全。

（3）分清轻重缓急，先救命，后治伤，果断实施救护措施。

（4）可能的情况下，尽量采取减轻伤病员的痛苦等措施。

（5）充分利用可支配的人力、物力协助救护。

小　结

在遇到意外伤害、危重急症而医生未到之前，应采取力所能及的应急救护措施，以达到挽救生命、减轻伤害、控制病情的目的。当各种原因引起心跳、呼吸骤停时，心肺复苏术是最有效的紧急救护技术。用科技进步成果针对生产、生活环境下发生的危重急症、意外伤害，向公众普及救护知识，使其掌握先进的基本救护理念与技能，成为“第一目击者”，以使其能在现场及时、有效地开展救护，从而达到“挽救生命、减轻伤残”的目的，为安全生产、健康生活提供必要的保障。

名人名言

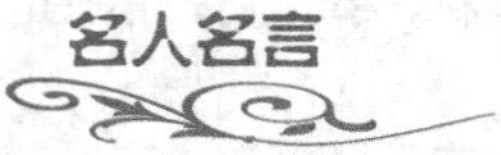

本来，生命只有一次，对于谁都是宝贵的。

——瞿秋白

人生不售来回票，一旦动身，绝不复返。

——罗曼·罗兰

生命惟因其短，故应把它划入人类最壮丽的文明史中以获得永恒；生命也惟因其短，更要加倍珍惜每刻青春，使它在有限的生命线段内尽可能地发出最大的光和热。

——佚名

拓展阅读

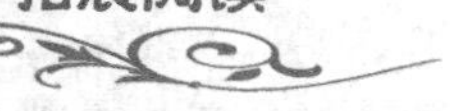

［1］庞百先．救护．北京：北京煤炭工业出版社．1983.

［2］马艳明，焦凤娥．初级卫生救护常识．河南：河南科学技术出版社．1994.

任务2　抓紧时间，拯救心肺

学习目标

1．知识与技能目标

明确心肺复苏的重要意义，掌握心肺复苏的操作流程和要点，初步掌握徒手心肺复苏术的操作技能。

2. 过程与方法目标

提高学生团结协作能力、动手实践能力以及自主学习能力。

3. 情感、态度和价值观目标

培养学生保护自我、关爱他人的生命意识和服务社会的责任感。

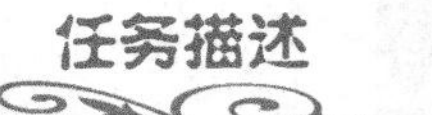

心肺复苏（Cardiopulmonary Resuscitation，CPR），是自 20 世纪 60 年代以来，全球最为推崇、普及最为广泛的急救技术。可以说，上自总统元帅、下至黎民百姓都在倡导并身体力行这项最重要、最基本的急救措施。因为在紧急救护中没有比抢救心跳、呼吸骤停伤病员更为紧迫重要的了。心肺复苏，就是针对骤停的心跳和呼吸采取的“救命技术”。公众学习的心肺复苏是基础生命支持技术。

在 20 世纪 60 年代以前，心肺复苏在现实工作、生活环境中基本上是不存在的。此前，心肺复苏多因麻醉过深等意外事故发生在医院的手术台上。在医院外环境下，如家庭、公共场所一旦发现心跳、呼吸骤停者，现场民众无从下手，唯有等待医生的到来或者将其送往医院去救治，抢救时机丧失殆尽。

任务分析

急救最基本的目的是挽救生命，而危及生命片刻瞬间的则是心跳、呼吸的骤停。很多原因可以引起心跳、呼吸骤停，但在日常生活中，最为常见的是心脏急症猝死，其他还有诸如触电、溺水、中毒、创伤等急症。如果此时争分夺秒，抓住抢救时机，对处在濒死阶段，即呼吸、心跳即将停止或刚刚停止，或处在临床死亡阶段（俗称“假死状态”）、而并未进入生物学死亡阶段（即“真死状态”）的伤病员，挽救生命（即“复苏”）既是可能，也是必须。救治心跳、呼吸骤停伤病员的方法，即心肺复苏法。

相关知识

1. 心肺复苏的适应症

心肺复苏适用于由多种原因引起的呼吸、心跳骤停的伤病员，如急性心肌梗塞、严重创伤、电击伤、挤压伤、踩踏伤、中毒等。

2. 救护体位

对于呼吸，心跳骤停的伤病员应将其翻转为仰卧位，放在坚硬的平面上，救护员需要在检查后，进行心肺复苏。若伤病员没有意识但有呼吸和循环，为了防止呼吸道被舌后坠或黏液及呕吐物阻塞引致窒息，对伤病员应采用侧卧体位（复原卧位），分泌物容易从口中引流。体位应稳定，并易于伤病员翻转其他体位，保持气道通畅，超过 30 分钟，翻转伤病员到另一侧。注意不要随意移动伤病员，以免造成伤害。如不要用力拖曳、拉起伤病员，不要搬动或摇动已确定有头或颈部外伤者等。有颈部外伤者需翻身时，为防止颈髓损伤，另一人应保持伤病员头颈部与身体在同一轴线翻转，做好头颈部的固定。

（1）心肺复苏体位（仰卧位）操作方法，如图 4-7 所示。救护员位于伤病员一侧，将伤病员的双上肢向头部方向伸直，将伤病员远离救护员一侧的小腿放在另一侧腿上，两腿交叉，救护员一只手托住伤病员的后头颈部，另一只手放在远离救护员一侧的伤病员的腋下或胯部，将伤病员整体翻转向救护员一侧，伤病员翻为仰卧位，再将伤病员上肢置于身体两侧。

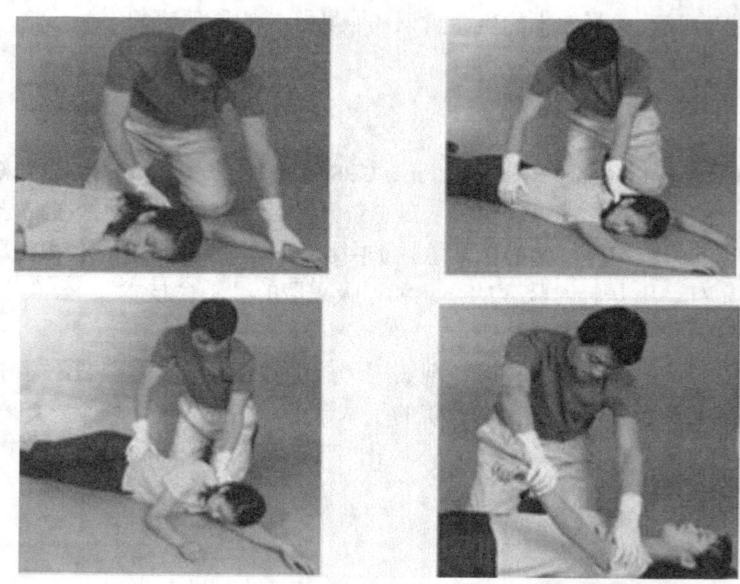

图 4-7　仰卧位心肺复苏

（2）复原卧式（侧卧位）操作方法，如图 4-8 所示。救护员位于伤病员一侧，救护员将靠近自身的伤病员手臂肘关节屈曲置于头部侧方，伤病员的另一只手臂弯曲置于胸前，将伤病员远离救护员一侧的膝关节弯曲。救护员用一只手扶住伤病员的肩部，另一手扶住伤病员的膝部，轻轻将伤病员侧卧。将伤病员上方的手置于面颊下方，防止面部朝下，打开气道。将伤病员弯曲的腿置于伸直腿的前方。

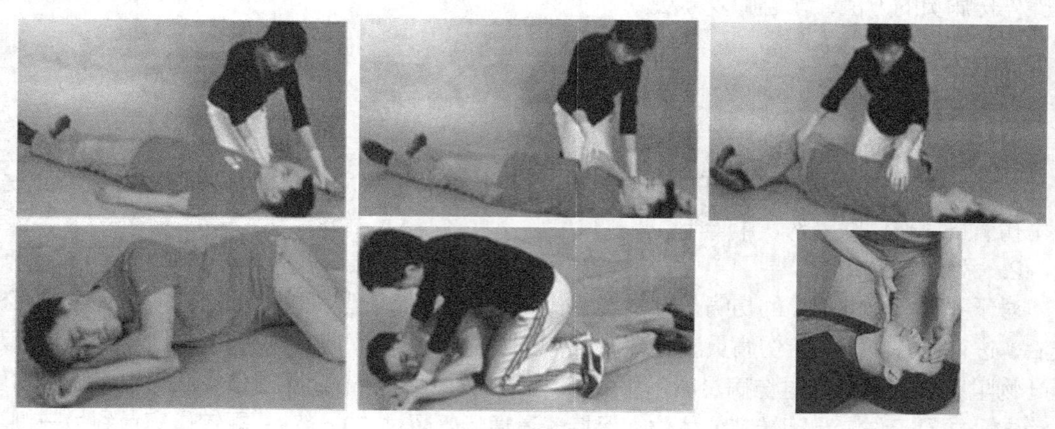

图 4-8　侧卧位心肺复苏

（3）救护员体位。救护员在实施心肺复苏技术时，根据现场具体情况，选择位于伤病员一侧，将两腿自然分开与肩同宽，跪贴于（或立于）伤病员的肩、胸部，以利于实施操作。

（4）其他体位。头部外伤者，取水平仰卧位，头部稍稍抬高；如面色发红，则取头高脚低位；面色青紫，取头低脚高位。

伤病员呼吸、心跳骤停后，全身肌肉松弛，口腔内的舌肌也松弛后坠而阻塞呼吸道。采用开放气道的方法，可使阻塞呼吸道的舌根上提，使呼吸道畅通。用最短的时间，先将伤病员的衣领、领带、围巾等解开，带上手套迅速清除伤病员口鼻内的污泥、土块、痰、呕吐物等异物，以利于呼吸道畅通，再将气道打开。

3. 打开气道的方法

（1）仰头举颏法，如图 4-9 所示。救护员用一手的小鱼际（手掌外侧缘）部位置于伤病员的前额，另一手的食指、中指置于下颏并将下颌骨上提，使下颌角与耳垂的连线和地面垂直（90 度）。救护员的手指不要深压颏下软组织，以免阻塞气道。

（2）托颌法（抬拉颌法）。救护员将手放置在伤病员头部两侧握紧伤病员下颌角，用力向上托下颌。如伤病员紧闭双唇，可用拇指把口唇分开。如果需要进行口对口呼吸，则将下颌持续上托，用面颊贴紧伤病员的口鼻。此法适用于怀疑有头、颈部创伤的伤病。

4. 判断呼吸（见图 4-10）

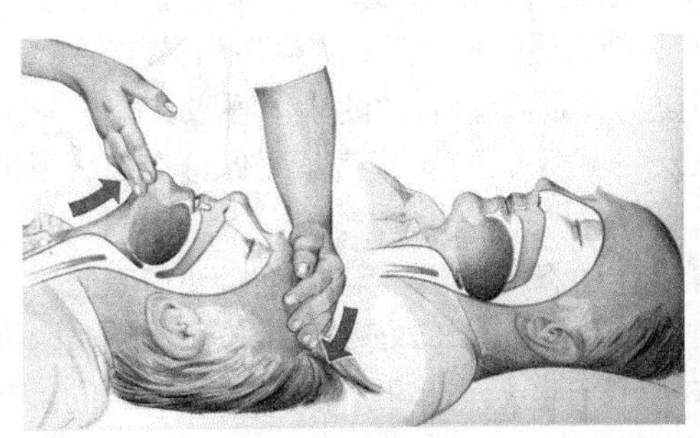

图 4-9 仰头举颏法

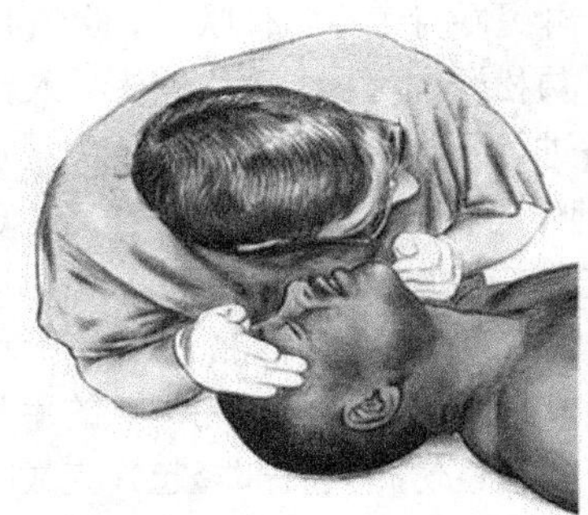

图 4-10 托颌法

（1）检查呼吸。将伤病员的气道打开，利用视、听、感觉在 10 秒钟的时间内判断伤病员有无呼吸。

（2）侧头用耳听伤病员口鼻的呼吸声（一听），用眼看胸部或上腹部随呼吸而上下起伏（二看），用面颊感觉呼吸气流（三感觉）。如果胸廓没有起伏，并且没有气体呼出，伤病员即不存在呼吸。救护员经检查后，判断伤病员呼吸停止，应在现场立即给予口对口（口对鼻）、口对呼吸面罩等人工呼吸救护措施。

（3）判断心跳（脉搏）应选大动脉来测定脉搏有无搏动。成人及儿童触摸颈动脉，婴儿触摸肱动脉，在 5～10 秒钟内判断伤病员有无心跳。

① 颈动脉。用一手食指和中指置于颈前正中部（甲状软骨），手指从颈前正中滑向甲状软骨和胸锁乳突肌之间的凹陷，稍加力度触摸到颈动脉的搏动。

② 肱动脉。肱动脉位于上臂中点内侧，稍加力度检查是否有搏动。

注意

检查颈动脉不可用力压迫，避免刺激颈动脉窦使迷走神经兴奋，反射性地引起心跳停止，并且不可同时触摸双侧颈动脉，以防阻断脑部血液供应。

如果救护员不能判断伤病员有无脉搏搏动，或在危急中不能判断心跳是否停止，脉搏也摸不清，不要反复检查耽误时间，而应在现场进行胸外心脏按压等人工循环以及时救护。

5. 呼吸（肺）复苏

（1）开放气道。开放气道是人工吹气前至关重要的一步，其目的是维持呼吸道畅通，保障气体自由出入。

- 伤病员平卧于硬板或平地上，解开伤病员衣领、领带、腰带、女性的胸罩等。
- 迅速清除伤病员口鼻内的污泥、杂草、土块、痰、涕、呕吐物，使呼吸道畅通。
- 用仰头举颏法、托颌法打开气道。
- 成人头部后仰的程度为下颌角与耳垂连线垂直地面。
- 儿童、婴儿头部后仰的程度为下颌角与耳垂连线与地面成60°、30°。

用一看、二听、三感觉的方法判断有无呼吸，如伤病员呼吸停止，即可开始人工呼吸。当提供人工呼吸时，每一次吹气都要使伤病员的肺充分膨胀。

（2）口对口吹气，如图4-11所示。保持气道开放，救护员用放在伤病员前额的手的拇指和食指捏紧伤病员的鼻翼，以防气体从鼻孔逸出。救护员吸一口气，用双唇包严伤病员的口唇四周，再缓慢持续将气体吹入，吹气时间持续1秒钟，同时，观察伤病员的胸部隆起。吹气完毕，救护员松开捏鼻翼的手，侧头吸入新鲜空气并观察胸部有无下降，听、感觉伤病员的呼吸情况，准备进行下次吹气。连续进行两次吹气，确认气道通畅，再进行有效的人工呼吸。成人每5～6秒钟吹气一次，每分钟10～12次（儿童每分钟12～20次），每次吹气均要保证有足够量的气体进入并使胸廓隆起，每次吹气时间1秒钟。

（3）对鼻吹气，如图4-12所示。如果口不能张开、口部严重受伤或难以使口密封时，为保持气道开放，救护员用举颏的手将伤病员的双唇紧闭，救护员吸气，双唇包严伤病员鼻孔并吹气，观察伤病员胸部隆起并完成吹气，救护员口唇移开伤病员鼻孔，松开封闭口唇的手势连续进行两次吹气，确认气道通畅，再进行有效的人工呼吸。成人每分钟10～12次。

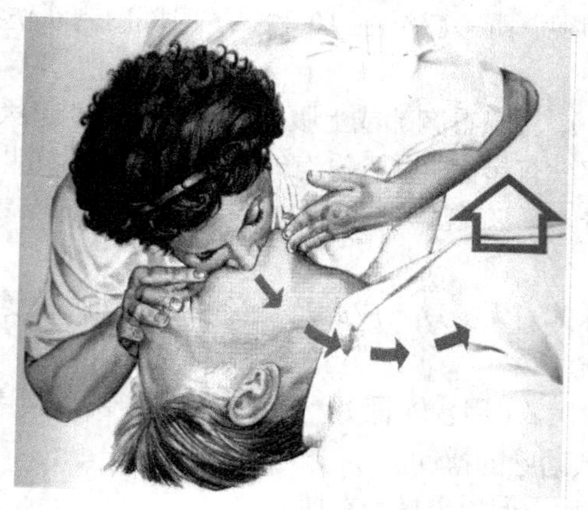

图4-11　口对口吹气

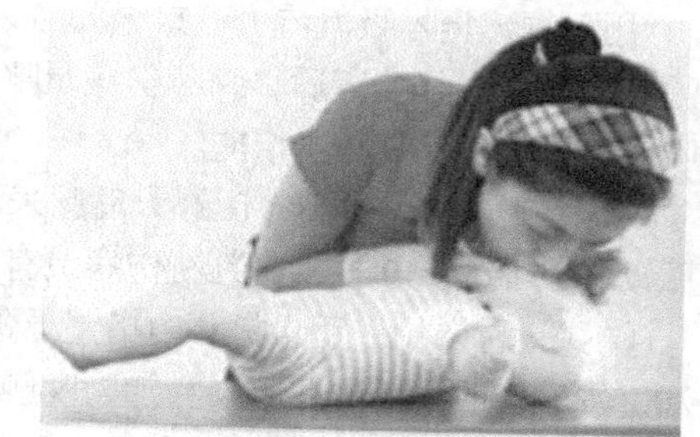

图4-12　对鼻吹气

每次吹气均要保证有足够量的气体进入并使胸廓隆起，基本方法与口对口吹气法相同。

（4）口对口鼻吹气。婴儿可进行口对口鼻人工呼吸法，保持气道开放。救护员双唇包严婴儿口鼻，每分钟吹气12～20次，约3～5秒钟吹气一次，均匀缓缓吹气入肺，观察到胸部有隆起即可。

（5）口对呼吸面罩吹气，如图4-13所示。拿有或无单向活瓣的面罩用于口对面罩呼吸，活瓣可直接将救护员吹出的气体送入伤病员肺内，同时将伤病员呼出的气体排除。有些型号的呼吸面罩备有供氧插头，可以供氧。

救护员位于伤病员头部一侧，将面罩置于伤病员面部，以鼻梁为导向放好面罩，用手固定面罩边缘，并加压于边缘以使其密封，其余手指放在下颌角处，将头部后仰，推举下颌，救护员口对面罩通气孔缓慢吹气。每分钟吹气的次数、量、时间与口对口吹气相同。

6. **心肺复苏（见图 4-14）**

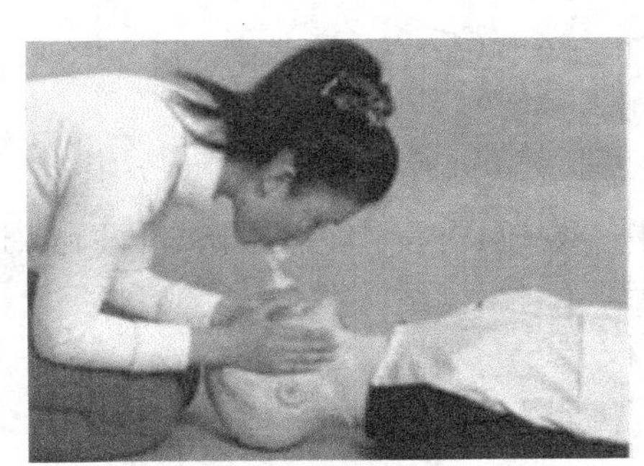

图 4-13 利用呼吸面罩吹气

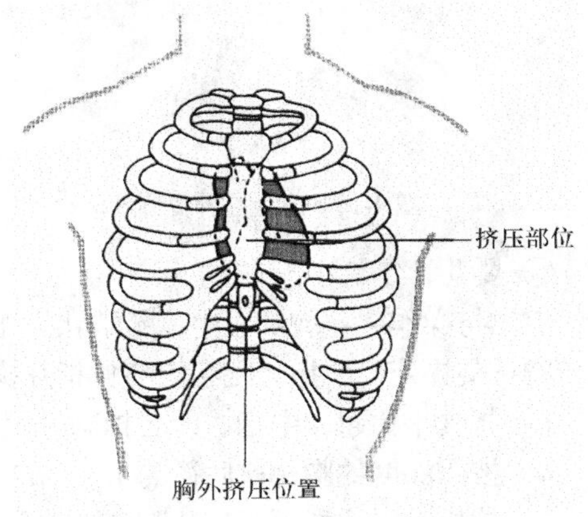

图 4-14 心肺复苏对应部位

在心跳骤停的过程中，正确执行胸外心脏按压能产生 60～80 毫米汞柱的动脉收缩压，舒张压很低。胸外按压的心输出量可能仅是正常心输出量的 1/4 或 1/3。若判断伤病员无意识、无大动脉搏动；瞳孔散大或瞳孔对光反射消失；评估循环体征：没有正常呼吸、咳嗽、运动，则应立即开始胸外心脏按压，将伤病员置于心肺复苏体位。

（1）按压部位及操作。

① 成人。定位与操作——胸部正中乳头连线水平（胸骨下 1/2 处），如图 4-15 所示。

救护员一手的中指置于伤病员一侧肋弓，中指沿肋弓向内上滑行到双侧肋弓的汇合点，中指定位于此处，食指紧贴中指并拢。

救护员另一只手的掌根部贴于第一只手，并平放，使掌根部的横轴与胸骨的长轴重合定位。双手掌根重叠，十指相扣，掌心翘起，手指离开胸壁。救护员的上半身前倾，腕、肘、肩关节伸直，以髋关节为轴，垂直向下用力，借助上半身的体重和肩臂部肌肉的力量进行按压。按压深度 4～5 厘米放松后，掌根不要离开胸壁，按压频率为每分钟 100 次，按压与吹气之比为 30：2。

② 儿童，年龄 1～8 岁。定位与操作——胸部正中乳头连线水平（胸骨下 1/2 处），救护员一手按压伤病员额头，保持气道开放，另一手掌根部横轴与胸骨长轴重合置于两侧乳头连线中点，如图 4-16 所示。

- 手臂伸直，垂直向下用力。
- 按压深度约胸廓前后径的 1/3～1/2。放松时，掌根不要离开胸壁。
- 按压频率为每分钟 100 次。
- 按压与吹气之比为 30：2。
- 儿童也可用双手掌根按压，但力量要减小。

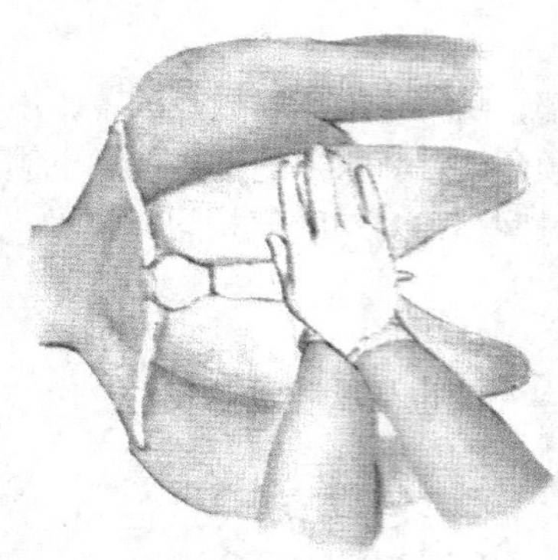

图 4-15 成人心肺复苏部位

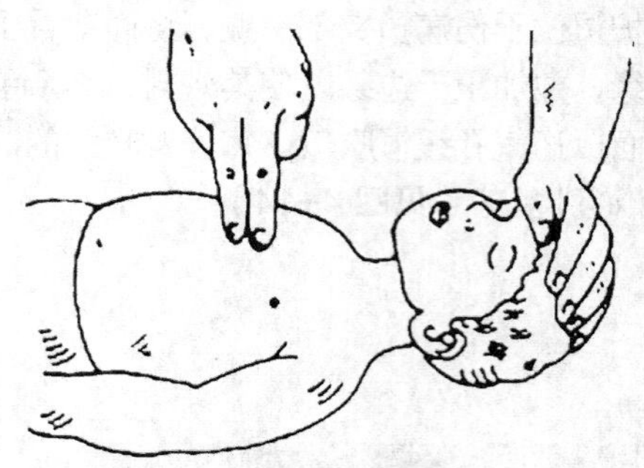

图 4-16 儿童心肺复苏部位

③ 婴儿，年龄小于 1 岁。

定位与操作——胸部正中，紧贴乳头连线下方水平，救护员用一手食指置于婴儿两乳头连线与胸骨交界处，中指、无名指与食指并拢置于胸骨上。

- 将食指抬起，中指、无名指同时用力垂直向下按压。
- 按压深度约胸廓前后径的 1/3～1/2。
- 放松时，手指不要离开胸壁，确保定位准确。
- 按压频率为每分钟 100 次。
- 按压与吹气之比为 30∶2。

（2）采用心肺复苏的步骤。A. 打开气道；B. 口对口人工呼吸；C. 胸外心脏按压（人工循环）。

① 成人心肺复苏。单人操作的现场心肺复苏简单易学，容易掌握。

- 意识：判断伤病员有无意识（呼叫，轻拍）。
- 呼叫：如无意识，立即高声求助及呼叫紧急医疗服务机构。
- 体位：将伤病员放置心肺复苏体位，救护员跪于伤病员的一侧。

a. 打开气道，如图 4-17 所示。观察并清除口腔异物。解开伤病员的衣服、领带、腰带等，采用仰头举颏，若怀疑颈椎损伤，则用托颌法开放气道。

b. 人工呼吸——口对口（鼻）吹气。如果伤病员无反应，但有呼吸，且没有脊柱损伤，则放置伤病员为复原体位，保持呼吸道通畅。如果监测呼吸改变，则应迅速检查并控制严重出血，有外伤的要紧急处理。

判断是否有呼吸，用 5～10 秒钟看、听、感觉检查呼吸或咳嗽。若无呼吸，立即进行口对口人工呼吸，吹气两次，每次 1 秒钟。

如果最初吹气不成功，重新开放气道，再进行吹气；若伤病员的胸部仍不起伏，则按照无反应伤病员的气道梗塞救治法救治，并在每次打开气道吹气前，寻找异物，看见异物立即取出。

c. 人工循环——胸外心脏按压。触摸颈动脉，用 5～10 秒钟判断有无心跳。若无脉搏，立即胸外心脏按压，建立人工循环。准确按压定位，正确操作。

按每分钟 100 次的频率双手掌根垂直用力向下施行 30 次按压，每次下压深度 4～5 厘米。

② 儿童心肺复苏，操作步骤如下。

- 意识：判断伤病员有无意识（呼喊，轻拍）。
- 体位：将伤病员放置心肺复苏体位，救护员跪于伤病员的一侧。

a. 打开气道。观察并清除口腔异物，解开衣服、腰带等，采用仰头举颏法开放气道。

b. 人工呼吸——口对口（鼻）吹气。判断有无呼吸，用 5～10 秒钟看、听、感觉，检查呼吸或咳嗽。若无呼吸，立即进行口对口人工呼吸，吹气 2 次，每次 1 秒钟。如果吹气不成功，重新开放气道，再进行吹气。若伤病员的胸部仍不起伏，则按照无反应伤病员的气道梗塞救治法救治，并在每次打开气道吹气前寻找异物，看见异物立即取出。确保每一次人工呼吸后，可见到胸部的隆起（见图 4-18）。

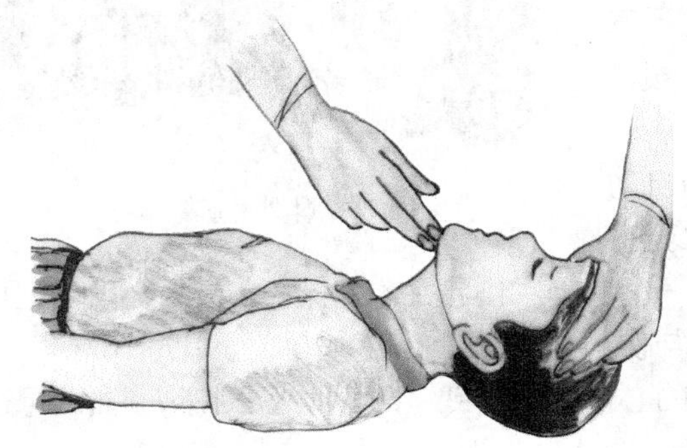

图 4-17 打开气道

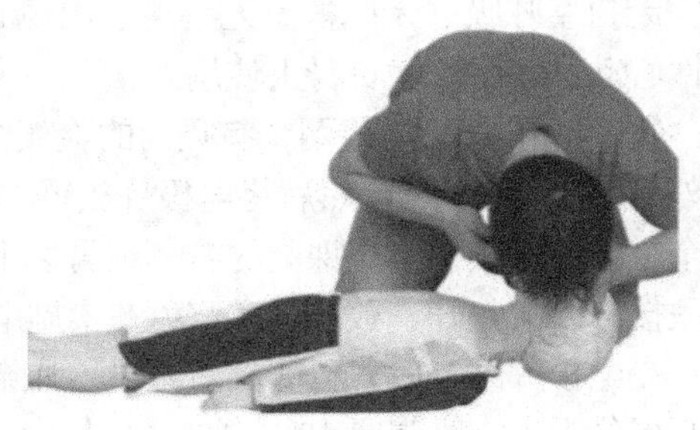

图 4-18 确保胸部隆起

c. 人工循环——胸外心脏按压循环。触摸颈动脉，用 5～10 秒钟判断有无心跳。若无意识、无运动、无脉搏，则立即进行胸外心脏按压，建立人工循环，如图 4-19 所示。

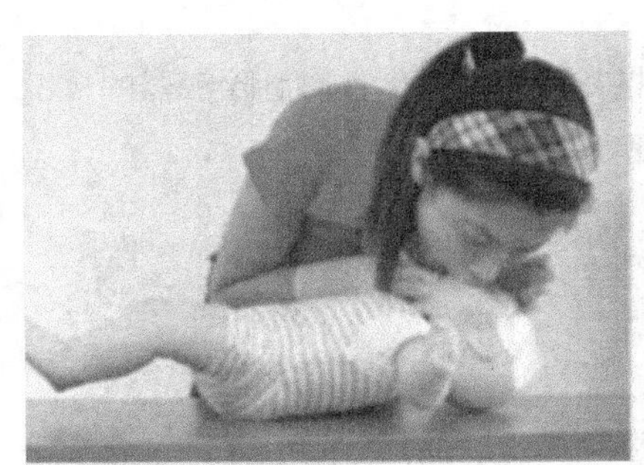

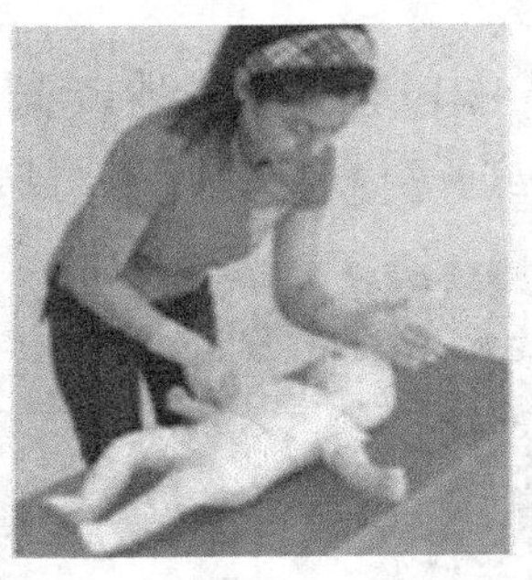

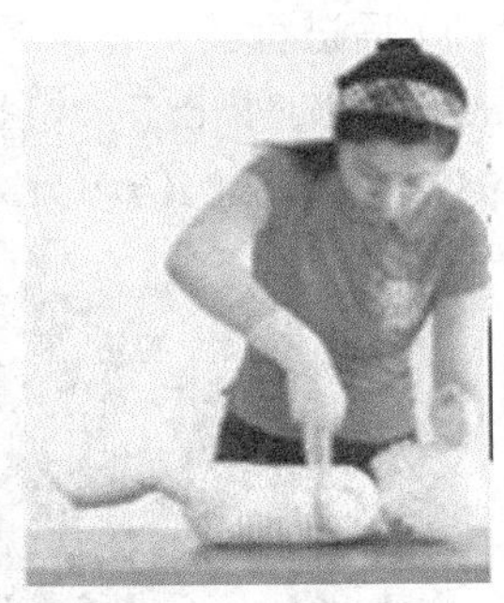

图 4-19 建立人工循环

按每分钟 100 次的频率施行 30 次按压，每次下压深度约胸廓前后径的 1/3～1/2。

婴儿每做 30 次按压，需做人工吹气 2 次，再重新定位，重复做胸外心脏按压。连续做五个周期（约 2 分钟）后，重新评估患儿的呼吸、循环体征。如果没有呼吸脉搏，则继续以 30∶2 的比例实施心肺复苏。

（3）心肺复苏有效表现。如果救护员实施心肺复苏救护方法正确，又有以下征兆时，表明心肺复苏有效：面色、口唇由苍白、青紫变红润；恢复可以探知的脉搏搏动、自主呼吸；瞳孔由大变小、对光反射恢复；伤病员眼球能活动，手脚抽动，呻吟。

（4）心肺复苏的终止条件。现场的心肺复苏应坚持连续进行，在心肺复苏进行期间，即使需要检查呼吸、循环体征的情况，也不能停止超过 10 秒钟。如有以下各项征兆可考虑停止：患者自主呼吸及脉搏恢复；有他人或专业急救人员到场接替；有医生到场确定伤病员死亡；救护员精疲力尽不能继续进行心肺复苏。

7. 自动体外心脏除颤器（Automated External Defibrillator，AED）（见图 4-20）

自动体外心脏除颤器适用于心室纤颤的伤病员全身的血液循环已经中断，但心脏本身的活动并非完全停止，而是心肌处在一种杂乱无章的蠕动状态，即心室纤维性颤动，简称心室纤颤或室颤。

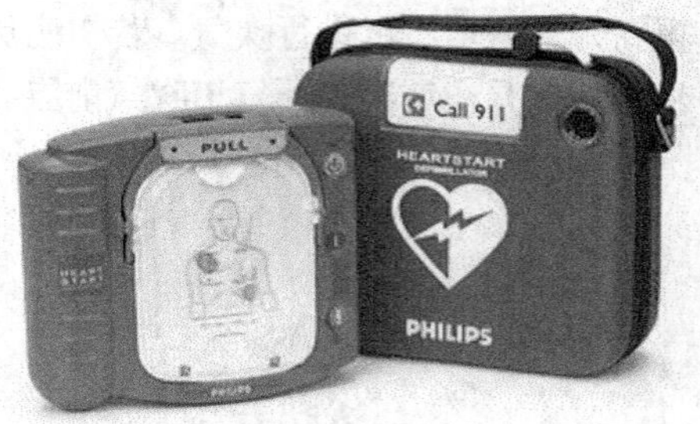

图 4-20　体外心脏除颤器

（1）自动体外除颤器的使用。

① 先决条件。首先要评估伤病员的情况，在无意识、无自主呼吸、无脉搏、无心跳、出现心室纤颤、室性心动过速的伤病员身上使用。

② 准备。救护员将两个有吸力的除颤电极与自动体外心脏除颤器接连，然后将电极片放置伤病员身上。一个电极片置于伤病员裸胸的右侧锁骨之下，另一个置于左侧乳头的外侧，电极片必须确定与皮肤接触严实完好，救护员应避免在实施电击时与伤病员接触。

在电极片固定后，启动自动体外心脏除颤器的心律分析按键，自动体外心脏除颤器即可进行心律分析，一般需要 10 秒钟左右。

经分析后确认需要除颤，自动体外心脏除颤器即发出充电信号，当自动充电完毕，再发出指令按动除颤放电键，完成一次除颤。在电击后，自动体外心脏除颤器左行心律分析，以确定除颤是否成功，是否还需进行除颤，是否进行心肺复苏。

新指南建议一次电击后应立即进行心肺复苏，而心跳的检查应在实施 5 个周期心肺复苏（约 2 分钟）后进行。

（2）胸外叩击法，如图 4-21 所示。胸外叩击法是指在没有自动体外心脏除颤器的情况下，现场对心室纤颤的伤病员实施“赤手空拳”的救护措施。

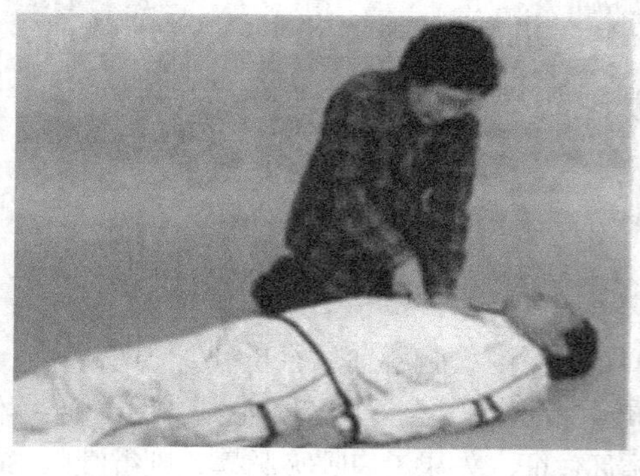

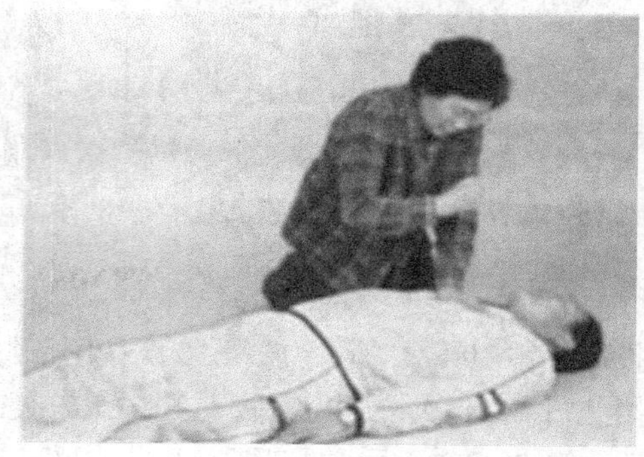

图 4-21　胸外扣击法

救护员目击伤病员突然倒地，意识不清，面色苍白，口唇紫绀，摸不到脉搏，说明伤病员已陷入室颤状态。

① 定位。同胸外心脏按压的部位。

② 操作。

- 救护员一手的中指置于伤病员一侧肋弓下缘，中指沿肋弓向内上滑行到双侧肋弓的汇合点，胸外叩击定位图。
- 胸外叩击，救护员另一手的掌根部贴于第一只手的食指并平放，使掌根部的横轴与胸骨的长轴重合。
- 定位手紧握拳头，距另一手背 30cm～40cm 的高度垂直较为有力地向下叩击一次。
- 立即进行五个周期的心肺复苏的救治。

案例4-2

2012 年 1 月 27 日，80 岁的许先生乘机从汕头到广州探亲，在飞机抵达白云机场时突发心脏病，心跳骤停 90 多分钟。据了解，医生和护士给病人实施持续的胸外按压、人工呼吸和建立双条静脉通道，实施静脉点滴等心肺复苏，但病人还是没有明显的生命迹象。事发后不到 10 分钟，另外三组急救人员也到达现场参与抢救。6 台专业抢救仪器轮流使用，8 名医护人员轮流持续实施抢救，多次给病人实施电除颤，病人依然没有任何反应。心肺复苏抢救一个多小时后，病人仍然不能恢复自主心跳呼吸。后经白云机场急救中心医护人员 4 个多小时的紧张抢救，终于成功获救。

【案例分析】

徐先生能够成功获救，主要是救护人员轮流持续实施心肺复苏达一个多小时，多次实施电除颤，如果没有前面救护人员的心肺复苏和电除颤，徐先生估计等不到急救中心的抢救。可见，心肺复苏在我们日常生活中的重要性。

任务训练

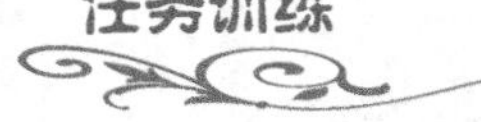

1．我们判断心跳、呼吸骤停的指征有哪些

（1）意识突然丧失（可伴抽搐）。

（2）面色苍白或紫绀。

（3）呼吸停止。

（4）心音及大动脉搏动消失。

（5）双侧瞳孔散大。

2．我们在对病人实施心肺复苏时应怎样操作

（1）人工呼吸时注意充分开放呼吸道，送气量不宜过大，以免引起患者胃部胀气。

（2）胸外按压时要确保足够的频率及深度（儿童及婴幼儿为 1/3～1/2 胸部深度），新生儿以 2 指按压。胸外心脏按压/人工呼吸（儿童及婴幼儿单人为 30：2，双人为 15：2）。尽可能不中断胸外心脏压，每次按压后要让胸廓充分回弹，保证心脏得到充分血液回流。

（3）胸外按压时肩、肘、腕在一直线上，并与患者身体长轴垂直。按压时，手掌掌根不离开胸壁。用力要均匀，不宜过轻或过猛，以免造成无效按压或发生肋骨骨折、气胸、内脏损伤、胃内容物反流等。无颈椎损伤者，使用按额托颌法。

（4）操作步骤以不延误抢救时机、抢救患者生命为基点，合理利用有效资源。

（5）复苏中及复苏后及时给予必要的健康宣教及解释，促进患者后期恢复。

小 结

我们要建立“生命第一、健康第一”的全新理念，懂得生命安全比什么都重要的道理。心肺复苏是暂时的、应急的，但对于一些危重患者而言，倘若没有这个急救过程中所争取的分分秒秒的关键时间，医院设备再好，医生的医术再高明，也难以起死回生。

名言警句

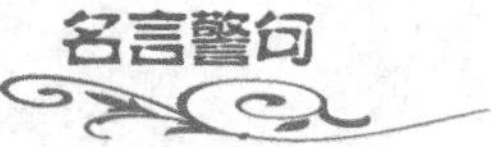

你不能延长生命，但可以决定生命的宽度；你不能左右天气，但你可以改变心情；你不能选择容貌，但你可以展现笑容。

我们的生命只有一次，但我们如能正确地运用它，一次足矣。内容充实的生命就是长久的生命。

我们要以行为而不是以时间来衡量生命。

拓展阅读

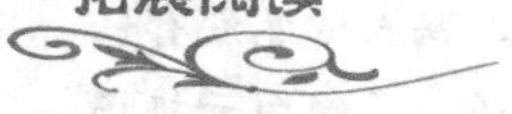

[1] 李宗浩. 紧急救护. 北京：兵器工业出版. 1999.

[2] 周玉杰，李小鹰，马长生，霍勇. 现代心肺复苏. 北京：人民卫生出版社. 2006.

任务3 自救互救，处理创伤

学习目标

1. 知识与技能目标

通过学习，使学生了解现场救护的基本方法及操作技术，在发生事故后或受创伤时，正确开展自救互救，减少创伤危害程度，减少人员伤亡，最大限度地减小损失。

2. 过程与方法目标

学习救护的新概念，了解休克、受伤等突发事件的诱因，掌握创伤、意外伤害病情的判断和处理，以及心肺复苏和创伤发生后止血、包扎、固定、搬运的技能。

3. 情感态度价值观目标

进一步提高学生防灾避险、自救互救能力，全面普及应急救护知识，弘扬“人道、博爱、奉献”的红十字精神，增强广大学生的责任意识和安全意识。

任务描述

日常工作和生活中除熟悉的意外单发创伤外，随着交通伤、机械性创伤、坠落伤的增多，多发伤、复合伤等严重伤也增多。所以，现代创伤救护技术除了传统的止血、包扎、固定和搬运技术外，还应包括人工呼吸、胸外心脏按压、现场心脏电除颤等心肺复苏技术。传统技术也需要不断更新，运用现代创伤救护理论和更为简便、有效的先进器械提高现场救护的效率和效果。

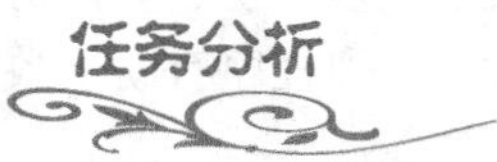

创伤是各种致伤因素作用下造成的人体组织损伤和功能障碍。轻者造成体表损伤，引起疼痛或出血，重者导致功能障碍、致残，甚至死亡。

致伤因素有机械因素，如车祸、塌方、刀扎、枪伤等；物理因素，如烧伤、冻伤、电击、射线等；化学因素，如酸、碱、毒气等；生物因素，如毒蛇、昆虫等。现代创伤以严重创伤、多发伤和同时多人受伤为特点。严重创伤可造成心、脑、肺和脊髓等重要脏器功能障碍，出血过多会导致休克甚至死亡。创伤现场救护要求快速、正确、有效。正确的现场救护能挽救伤病员的生命、防止损伤加重和减轻伤病员的痛苦，反之，可加重损伤，造成不可挽回的损失，甚至危及生命。因此，普及创伤现场救护知识和技术十分必要。

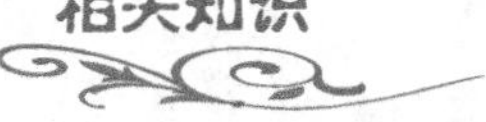

1. 创伤现场救护

常见的创伤原因及特点如下。

① 交通伤。交通伤占创伤的首要位置。现代创伤中交通伤以高能创伤（高速行驶所发生的交通伤）为特点，常造成多发伤、多发骨折、脊柱、脊髓损伤、内脏损伤、开放伤等严重损伤。

② 坠落伤。随着高层建筑增多，坠落伤的比重逐渐加大。坠落伤通过着地部位直接摔伤和力的传导致伤，以脊柱和脊髓损伤、骨盆骨折为主，也可造成多发骨折、颅脑损伤、肝脾破裂。

③ 机械伤。以绞伤、挤压伤为主，常导致单肢体开放性损伤或断肢、断指，组织挫伤，血管、神经、肌腱损伤和骨折。

④ 锐器伤。伤口深，易出现深部组织损伤，胸腹部锐器伤可导致内脏或大血管损伤，出血多。

⑤ 跌伤。常见于老年人，造成前臂、骨盆、大腿骨折、脊柱压缩性骨折。青壮年严重跌伤也可造成骨折。

⑥ 火器伤。一般表现为外口小，但伤口深，常损伤深部组织、器官，也可表现为穿通伤，入口伤小，出口伤严重。

创伤在各种突发情况下发生，创伤程度各不相同，救护时要根据现场条件和伤情采取不同的救护措施。尽管如此，创伤的现场救护又有其共同的规律，需要掌握以下原则。

- 树立整体意识，重点、全面了解伤情，避免遗漏，注意保护自身和伤病员的安全。
- 先抢救生命，重点判断是否有意识、呼吸、心跳。如呼吸、心跳骤停，首先进行心肺复苏。
- 检查伤情，快速、有效止血。
- 优先包扎头部、胸部、腹部伤口以保护内脏，然后包扎四肢伤口。
- 先固定颈部，然后固定四肢。
- 操作迅速、准确，动作轻巧，防止损伤加重，关心体贴伤病员。
- 尽可能佩戴个人防护用品，戴上医用手套或用几层纱布、干净的毛巾、手帕、塑料袋等替代。

2. 现场救护程序

创伤作为突发性事件，现场救护情况错综复杂，尤其是同时有多人受伤、多发伤、复合伤等严重创伤时，现场救护更需要快速、有效、有的放矢、有条不紊地进行。下列程序有助于救护人员做到这一点。

（1）了解致伤因素，如交通伤、突发事件，判断危险是否已解除。

（2）及时呼救，拨打急救电话。

（3）观察救护环境，选择就近、安全、平坦的救护场地。

（4）按正确的搬运方法使伤病员脱离现场和危险环境。

（5）置伤病员于适当体位。

（6）迅速判断伤情，首先判断意识、呼吸、心跳、脉搏是否正常，是否有大出血，然后依次判断头、胸部、腹部、脊柱、骨盆、流血多少、是否有骨折。如果同时有多个伤病员危重伤，则针对四肢活动情况、受伤部位、伤口大小做基础的检伤分类，分清轻伤、重伤及危重伤。

（7）呼吸、心跳停止时，先抢救生命，立即进行心肺复苏，如具备吸氧条件，应立即吸氧。

（8）大血管损伤出血时立即止血。

（9）包扎伤口。优先包扎头部、胸、腹部伤口，然后包扎四肢伤口。

（10）四肢瘫痪，考虑有颈椎骨折、脱位时，先固定颈部。

（11）固定四肢。

（12）安全、有监护地迅速转运伤病员。

3. 创伤止血技术

（1）敷料，如图 4-22 所示。敷料用来覆盖伤口，为无菌敷料。如果没有无菌敷料，则可以用干净的毛巾、衣物、布、餐巾纸等替代。目的为控制出血，保护伤口，预防感染。

敷料的种类如下。

① 纱布垫，有大小不同的无菌纱布垫。有的纱布垫涂有药物层，用于处理不同的伤口，如吸附烧伤表面的液体或分泌物等。

② 创口贴。是无菌敷料和绷带的结合。

③ 创伤敷料。为大而厚的具有吸附能力的无菌敷料。敷料要比伤口大 3 厘米，厚、柔软并对伤口产生均匀的压迫。

（2）止血。可用宽的、扁平的布制材料作为止血带，有条件时尽可能用医用气囊止血带、表带。

止血的方法有包扎止血、加压包扎止血、指压止血、屈肢加垫止血、填塞止血、止血带止血。一般的出血可以使用包扎、加压包扎法止血。四肢的动、静脉出血，如使用其他的止血法能止血的，就不用止血带止血。

止血的操作要点具体如下。

- 尽可能带上医用手套，如无，可用敷料、干净布片、塑料袋、餐巾纸作为隔离层。
- 脱去或剪开衣服，暴露伤口，检查出血部位。
- 根据出血的部位及出血量的多少，采用不同的止血方法。
- 不要对嵌有异物或骨折断端外露的伤口直接压迫止血。
- 不要去除血液浸透的敷料，而应在其上方另加敷料并保持压力。
- 肢体出血应将受伤区域抬高到超过心脏的高度，如果必须用裸露的手进行伤口处理，则在处理完毕后用肥皂清洗手。

● 止血带在万不得已的情况下方可使用。

① 包扎止血。表浅伤口出血损伤小血管和毛细血管，出血量少。

● 粘贴创口贴止血。将自粘贴的一边先粘贴在伤口的一侧，然后向对侧拉紧粘贴另一侧。

● 敷料包扎，如图 4-23 所示。将足够厚度的敷料、纱布覆盖在伤口上，覆盖面积要超过伤口周边至少 3 厘米。可选用不粘伤口、吸附性强的敷料。

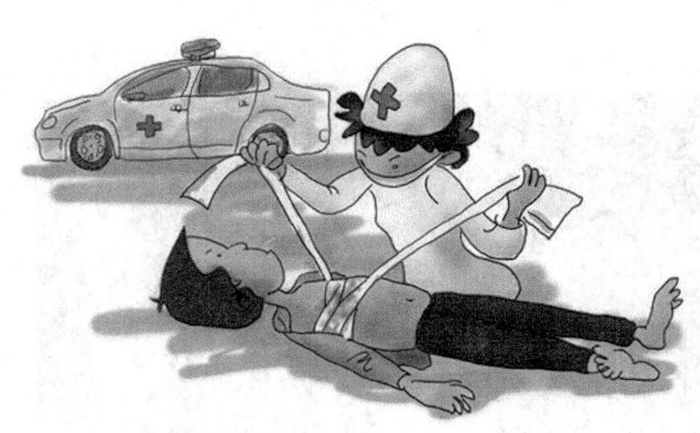

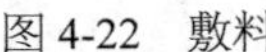

图 4-22 敷料

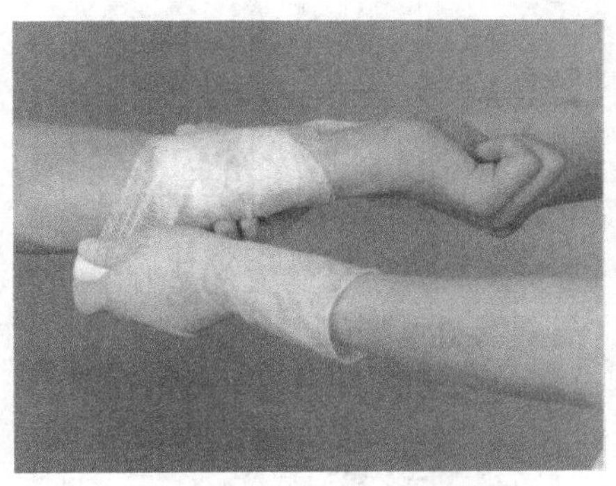

图 4-23 敷料包扎

● 就地取材，选用三角巾、手帕、纸巾、清洁布料等包扎止血。

② 加压包扎止血。适用于全身各部位的小动脉、小静脉、毛细血管出血。用敷料或洁净的毛巾、手绢、三角巾等覆盖伤口、加压包扎达到止血目的。

a. 直接压法。直接压法即通过直接压迫出血部位达到止血目的。其操作要点如下。

● 伤病员坐位或卧位，抬高伤肢（骨折除外）。

● 检查伤口有否异物。如无异物，用敷料覆盖伤口，敷料要超过伤口周边至少 3 厘米，如果敷料已被血液浸湿，再加上另一敷料；用手施加压力直接压迫，用绷带、三角巾等包扎。

b. 间接压法。间接压法的操作要点如下。

● 伤病员坐位或卧位。

● 伤口有异物，如果出血的剪刀、小刀、玻璃片扎入身体导致外伤，则保留异物，并在伤口边缘将异物固定，然后用绷带加压包扎。

c. 指压止血法，如图 4-24 所示。用手指压迫伤口近心端的动脉，阻断动脉血运，能有效达到快速止血的目的。指压止血法用于出血量多的伤口。其操作要点如下。

● 准确掌握动脉压迫点。

● 压迫力度要适中，以伤口不出血为准。

● 压迫 10～15 分钟，仅是短暂急救止血。

● 保持伤处肢体抬高。

③ 屈肢加垫止血。对于外伤出血量较大、肢体无骨折者，用此法。注意肢体的血液循环，每隔 40～50 分钟缓慢松开 3～5 分钟，防止肢体坏死。

a. 上肢屈肢加垫止血。前臂出血，在肘窝处放置纱布垫或毛巾、衣物等，肘关节屈曲，用绷带或三角巾屈肘位固定。上臂出血，在腋窝加垫，使前臂屈曲于前胸，用绷带或三角巾将上臂固定在前胸。

b. 下肢屈肢加垫止血。小腿出血，在腘窝加垫，膝关节屈曲，用绷带或三角巾屈膝位固定。大腿出血，在大腿根部加垫，屈曲髋、膝关节，用三角巾或绷带将腿与躯干固定。

④ 填塞止血。对于四肢较深较大的伤口或盲管伤、穿通伤，出血多，组织损伤严重的现场紧急救治。用消毒纱布、敷料（如无，用干净的布料代替）填塞在伤口内，再用加压包扎法包扎。

⑤ 止血带止血，如图 4-25 所示。四肢有大血管损伤，或伤口大、出血量多时，采用以上止血方法仍不能止血，方可选用止血带止血的方法。其操作要点如下。

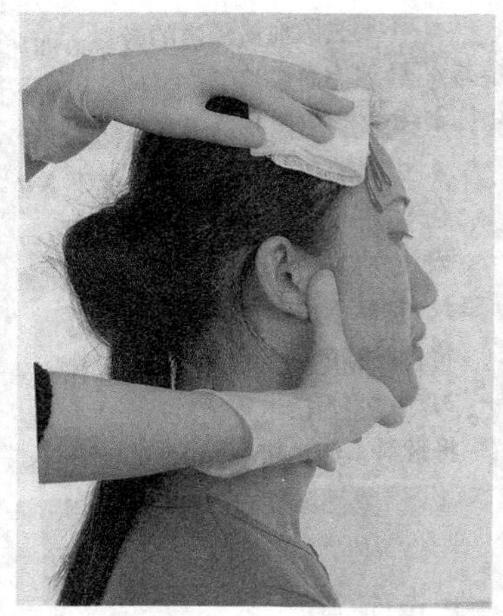

图 4-24　指压止血法

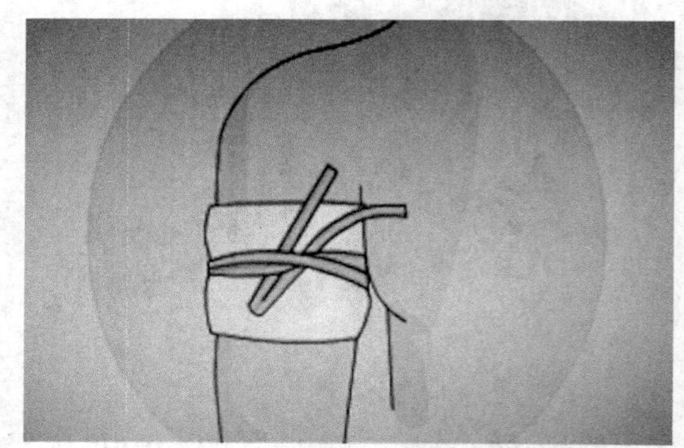

图 4-25　止血带止血

- 止血带的部位要正确，上肢在上臂的上 1/3 处，下肢在大腿的中上部。
- 止血带部位要有衬垫，松紧适度。
- 记录上止血带的时间，每隔 40～50 分钟要放松 3～5 分钟。
- 放松止血带期间，要用指压法、直接压迫法止血，以减少出血。

⑥ 止血操作的注意事项。

- 首先要快速准确判断出血部位及出血量，决定采取哪种止血方法。
- 大血管损伤时常需几种止血方法联合使用。颈动脉和股动脉损伤出血凶险，首先要采用指压止血法，并及时拨打急救电话。转运时间长时可实行加压包扎止血。
- 无论使用哪种止血带都要记录时间，注意定时放松（每 40～50 分钟放松一次，每次 3～5 分钟），放松止血带要缓慢，防止血压波动或再出血。
- 布料止血带因无弹性，要特别注意防止肢体损伤，不可一味增加压力。

4. 创伤包扎技术

伤口是细菌侵入人体的门户，如果伤口被细菌污染，就可能引起化脓或并发败血症、气性坏疽、破伤风，严重损害健康，甚至危及生命。所以，受伤以后，如果没有条件做清创手术，在现场要先进行包扎。

包扎的目的如下。

- 保护伤口，防止进一步污染，减少感染机会。
- 减少出血，预防休克。
- 保护内脏和血管、神经、肌腱等重要解剖结构。
- 有利于转运伤病员。

（1）割伤。被刀、玻璃等锋利的物品将组织整齐切开。如伤及大血管，伤口会大量出血。

（2）瘀伤。由于受硬物撞击或压伤、钝物击伤，使皮肤深层组织出血，伤处淤血肿胀。

（3）刺伤。被尖锐的小刀、针、钉子等扎伤，伤口小而深，易引起深层组织受损。

（4）枪伤。子弹可穿过身体而出或停留体内，因此，身体可见 1～2 处伤口。体内组织、脏器等受伤。

（5）挫裂伤。伤口表面参差不齐，血管撕裂出血，并黏附污物。现场处理时，要仔细检查伤口的位置、大小、深浅、污染程度与异物特点。

- 伤口深，出血多，可能有血管损伤。
- 胸部伤口较深时可能有气胸。
- 腹部伤口可能有肝脾或胃肠损伤。
- 肢体畸形可能有骨折。
- 异物扎入人体可能损伤大血管、神经或重要脏器。

常用的包扎材料有创可贴、尼龙网套、三角巾、弹力绷带、纱布绷带、胶条以及就便器材如毛巾、头巾、衣服等。

① 创可贴。有各种大小不同的规格，弹力创可贴适用关节部位损伤。

② 绷带。卷状绷带具有不同的规格，可用于身体不同部位的包扎，如手指、手腕、上、下肢等。纱布绷带利于伤口渗出物的吸收，高弹力绷带适用于关节部位损伤的包扎。

一头卷起的为单头带，两头同时卷起的为双头带，把绷带两端用剪刀纵行剪开即为四头带。

③ 就地取材。干净的衣物、毛巾、床单、领带、围巾等可作为临时性的包扎材料。

④ 胶带。具有多种宽度，呈卷状，用于固定绷带、敷料块。对一般胶带过敏的，应采用纸制胶带。

⑤ 三角巾。如图 4-26 所示。

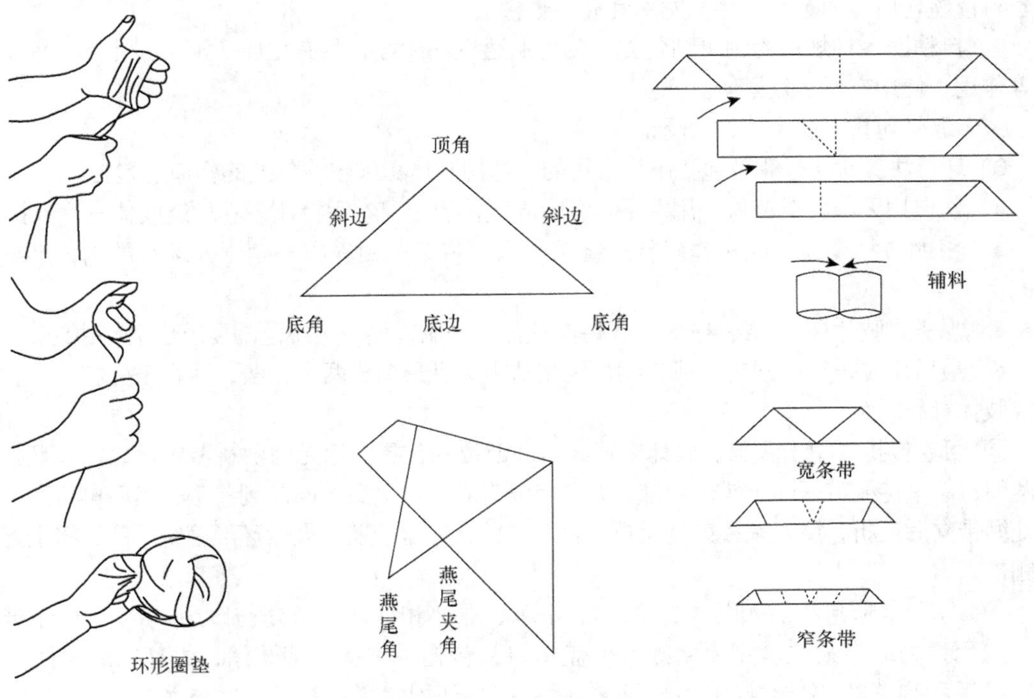

图 4-26　三角巾示意图

a. 三角巾展开状态规格。底边 1 35 厘米、两斜边均为 85 厘米、高 65 厘米的等腰三角形，有顶角、底边与两个底角。

b. 折叠成条形。先把三角巾的顶角折向底边中央，然后根据需要折叠成三横指或四横指宽窄的条带。

c. 燕尾式。将三角巾的两底角对折重叠，然后将两底角错开并形成夹角。燕尾巾的夹角大小可根据包扎部位的不同而定。

d. 环行圈垫。用三角巾折成带状或用绷带的一端在手指周围缠绕数次，形成环状，将另一端穿过此环并反复缠绕拉紧。

包扎伤口动作要快、准、轻、牢。包扎时部位要准确、严密，不遗漏伤口；包扎动作要轻，不要触碰伤口，以免增加伤病员的疼痛和出血；包扎要牢靠，但不宜过紧，以免妨碍血液流通和压迫神经；包扎前伤口上一定要加盖敷料。

包扎伤口的操作要点具体如下。

● 尽可能带上医用手套，若无，用敷料、干净布片、塑料袋、餐巾纸作为隔离层，脱去或剪开衣服，暴露伤口，检查伤情。

● 加盖敷料，封闭伤口，防止污染，动作要轻巧且迅速，部位要准确，伤口包扎要牢固，松紧适宜，不要用水冲洗伤口（烧烫伤、化学伤除外），不要对嵌有异物或骨折断端外露的伤口直接包扎，不要在伤口上用消毒剂或药物。

● 若必须用裸露的手进行伤口处理，在处理完成后用肥皂清洗双手。

（6）尼龙网套包扎、自粘创可贴。这是新型的包扎材料，应用于表浅伤口、头部及手指伤口的包扎。现场使用方便、有效。

① 尼龙网套包扎。尼龙网套具有良好的弹性，使用方便。头部及肢体均可用其包扎。先用敷料覆盖伤口并固定，再将尼龙网套套在敷料上。

② 自粘性各种规格的创可贴包扎。创可贴透气性能好，具有止血、消炎、止疼、保护伤口等作用，使用方便，效果佳。

（7）绷带包扎。如图 4-27 所示。

① 环行法。此法是绷带包扎中最常用的，适用肢体粗细较均匀处的伤口的包扎。

● 伤口用无菌敷料覆盖，用左手将绷带固定再敷上，右手持绷带卷环绕肢体进行包扎。

● 将绷带打开，一端稍作斜状环绕第一圈，将第一圈斜出一角压入环行圈内，环绕第二圈。

● 加压绕肢体环形缠绕 4～5 圈，每圈盖住前一圈，绷带缠绕范围要超出敷料边缘。

● 最后用胶布粘贴固定，或将绷带尾端从中央纵形剪成两个布条，两布条先打一结，再缠绕肢体打结固定。

② 回返包扎。用于头部、肢体末端或断肢部位的包扎。用无菌敷料覆盖伤口，先环行固定两圈，左手持绷带一端于头后中部，右手持绷带卷，从头后方向前到前额，然后再将固定前额处绷带向后反折，反复呈放射性反折，直至将敷料完全覆盖，最后环形缠绕两圈，将上述反折绷带固定。

③ "8"字形包扎。如图 4-28 所示。手掌、踝部和其他关节处伤口用"8"字形绷带包扎。选用弹力绷带最佳。用无菌敷料覆盖伤口，包扎手时从腕部开始，先环行缠绕两圈，然后经手和腕"8"字形缠绕，最后绷带尾端在腕部固定，包扎关节时绕关节上下"8"字形缠绕。

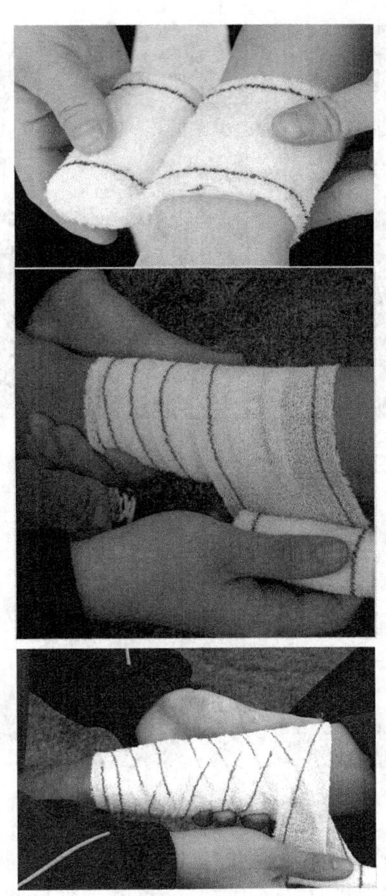
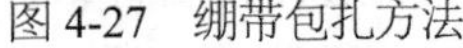

图 4-27　绷带包扎方法

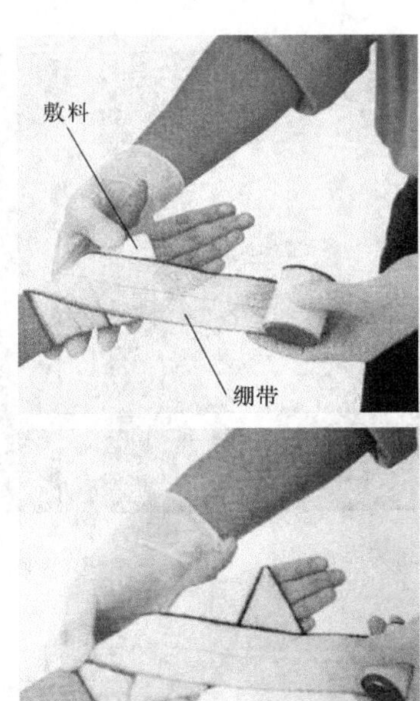

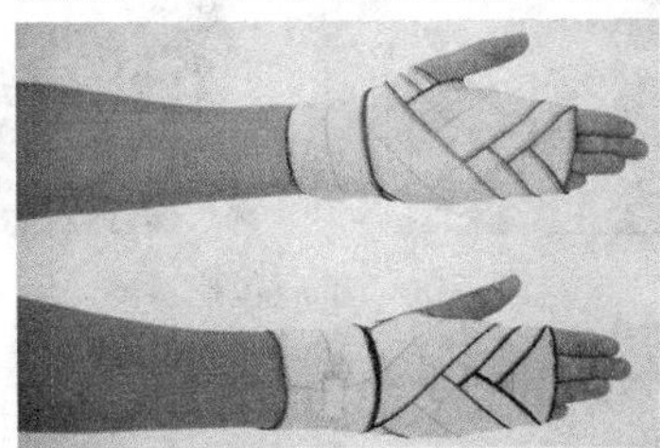

图 4-28　“8”字形包扎法

④ 螺旋包扎。适用于肢体、躯干部位的包扎，用无菌敷料覆盖伤口，先环行缠绕两圈，从第三圈开始，环绕时压住前一圈的 1/2 或 1/3，最后用胶布粘贴固定。

⑤ 螺旋反折包扎。适用于肢体上下粗细不等部位的包扎，如小腿、前臂等。先用环行法固定始端螺旋方法每圈反折一次，反折时，以左手拇指按住绷带上面的正中处，右手将绷带向下反折，向后绕并拉紧反折处不要在伤口上。

（8）三角巾包扎。使用三角巾，注意边要固定，角要拉紧，中心伸展，敷料贴实。在应用时可按需要折叠成不同的形状，适用于不同部位的包扎。

① 头顶帽式包扎，如图 4-29 所示。将三角巾的底边叠成约两横指宽，边缘置于伤病员前额齐眉处，顶角向后，三角巾的两底角经两耳上方拉向头后部交叉并压住顶角，再绕回前额齐眉打结，顶角拉紧，折叠后掖人头后部交叉处内。

② 肩部包扎。

a. 单肩包扎，如图 4-30 所示。三角巾折叠成燕尾式，燕尾夹角约 90°，大片在后压住小片，放于肩上，燕尾夹角对准伤侧颈部，燕尾底边两角包绕上臂上部并打结。

b. 双肩包扎，如图 4-31 所示。三角巾折叠成燕尾式，两燕尾角相等，燕尾夹角约 100°，披在双肩上，燕尾夹角对准颈后正中部，燕尾角过肩，由前向后包肩于腋前或腋后，与燕尾底边打结，拉紧两燕尾角，分别经胸、背部至对侧腋前或腋后线。

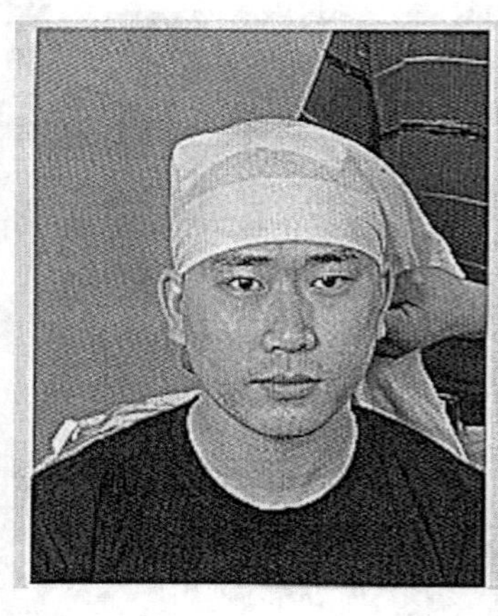
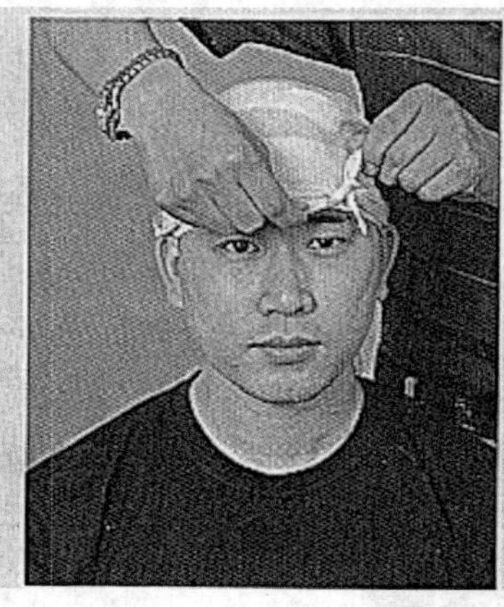
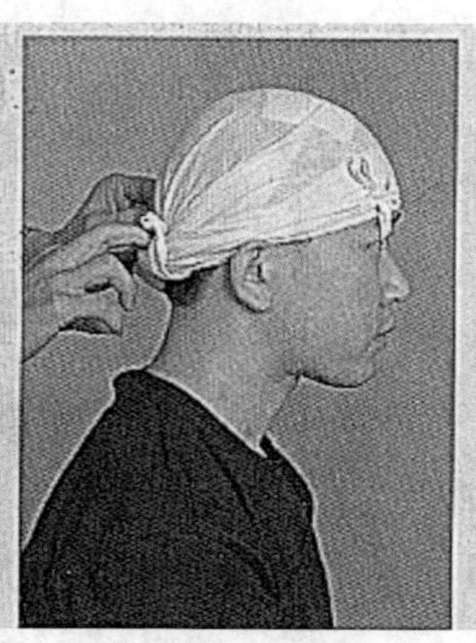

图 4-29　头顶帽式包扎法

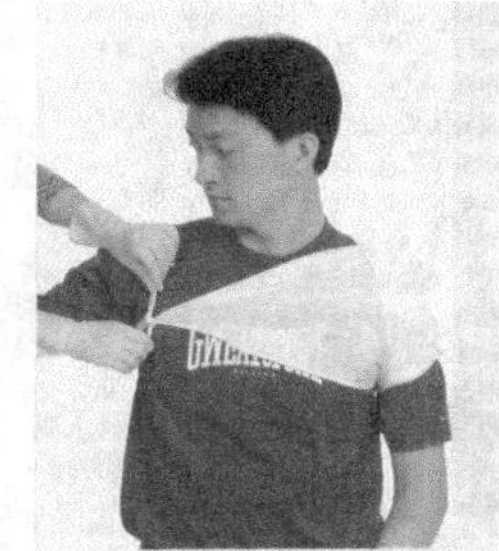
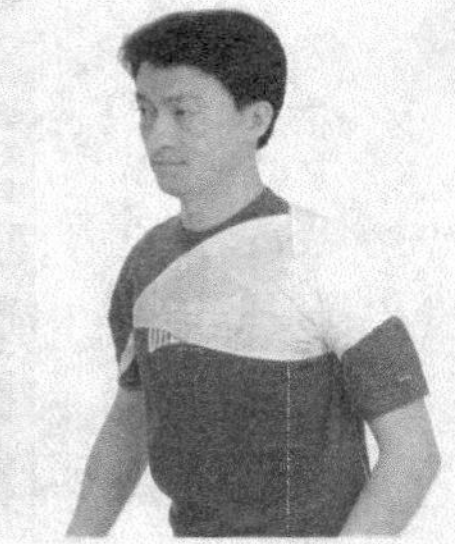

图 4-30　单肩包扎步骤

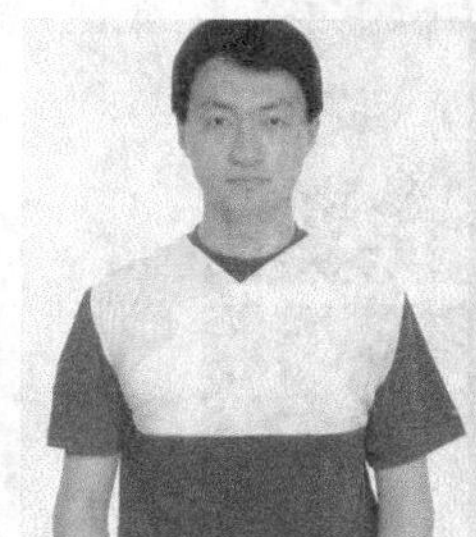
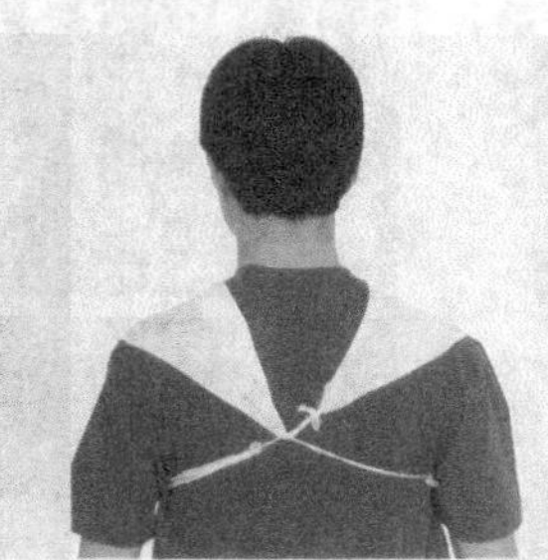

图 4-31　双肩包扎步骤

③ 胸部包扎。三角巾折叠成燕尾式，两燕尾角相等，燕尾夹角约 100°置于胸前，夹角对准胸骨上凹，两燕尾角过肩于背后，将燕尾顶角系带，围胸与底边在背后打结，然后将一燕尾角系带拉紧绕横带后上提，再与另一燕尾角打结。背部包扎时，把燕尾巾调到背部即可。

④ 腹部包扎。三角巾底边向上，顶角向下横放在腹部，两底角围绕到腰部后打结，顶角由两腿间拉向后面，并与两底角连接处打结。

⑤ 单侧臀部（腹部）包扎。三角巾折叠成燕尾式，燕尾夹角约 60°，朝下对准外侧裤线，伤侧臀部的后大片压住前面的小片，顶角与底边中央分别过腹腰部到对侧打结。两底角包绕伤侧大腿根部打结。侧腹部包扎的方法是将三角巾的大片置于侧腹部。压住后面的小片，其余操作方法与单侧臀部包扎相同。

⑥ 手（足）包扎，如图 4-32 所示。

- 三角巾展开。
- 手指或足趾尖对向三角巾的顶角。
- 手掌或足平放在三角巾的中央。
- 指缝或趾缝间插入敷料。
- 将顶角折回，盖于手背或足背。
- 两底角分别围绕到手背或足背交叉。
- 再在腕部或踝部围绕一圈后在手背或足背打结。

⑦ 膝部（肘部）带式包扎，如图 4-33 所示。

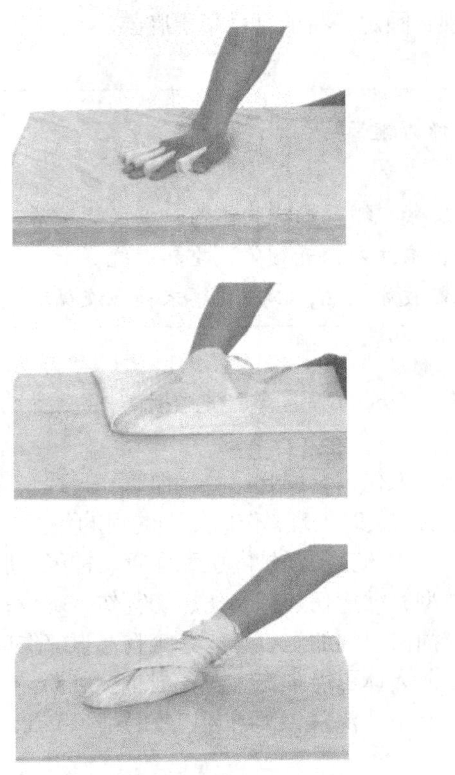
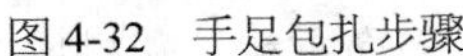

图 4-32 手足包扎步骤

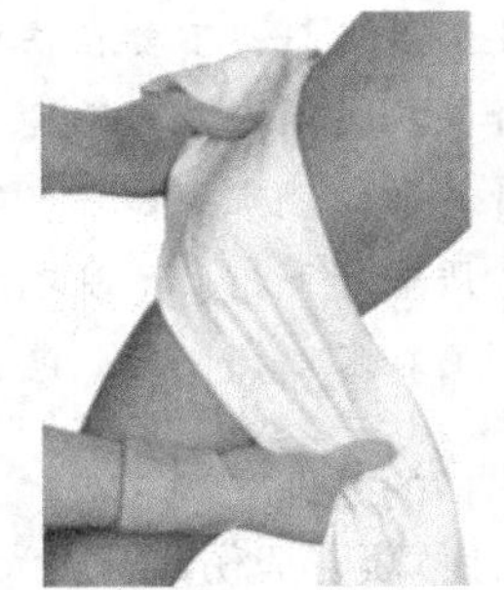
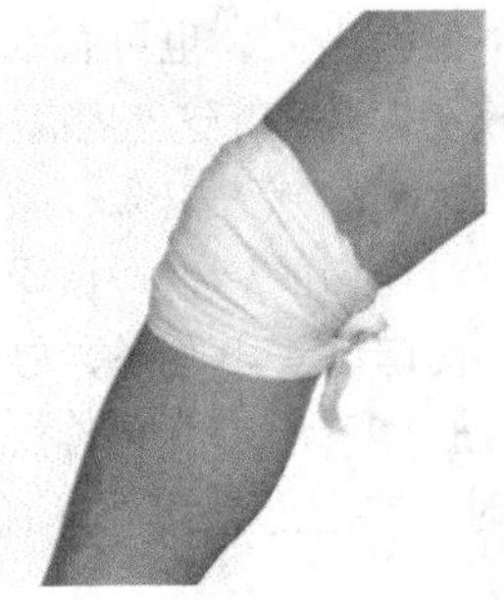

图 4-33 膝部包扎

将三角巾折叠成适当宽度的带状，将中段斜放于伤部，两端向后缠绕，返回时分别压于中段上下两边，包绕肢体一周打结。

⑧ 悬臂带，如图 4-34 所示。

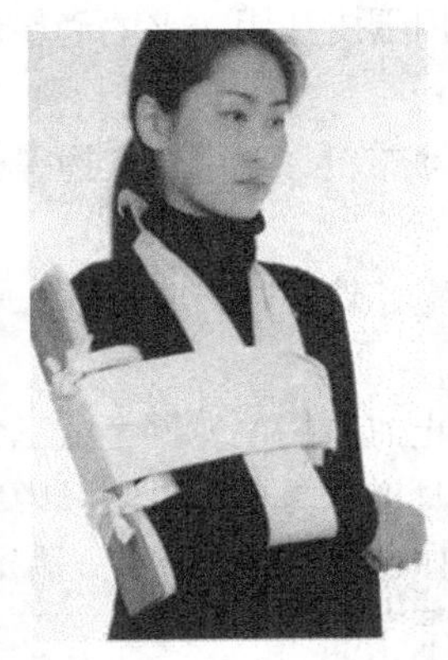
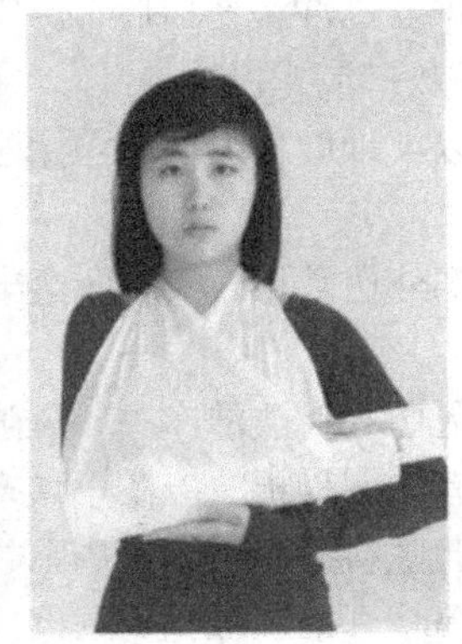

图 4-34 肩臂包扎

a. 小悬臂带。用于锁骨、肱骨骨折及上臂、肩关节损伤。三角巾折叠成适当宽带，中央放在前臂的下 1/3 处，一底角放于健侧肩上，另一底角放于伤侧肩上，并绕颈与健侧底角在颈侧方打结，将前臂悬吊于胸前。

b. 大悬臂带。用于前臂、肘关节的损伤。三角巾顶角对着伤肢肘关节，一底角置于健侧胸部，过肩于背后伤臂屈肘（功能位）放于三角巾中部，另一底角包绕伤臂反折至伤侧肩部，两底角在颈侧方打结，顶角向肘前反折，用别针固定，将前臂悬吊于胸前。

注意

伤口上要加盖敷料，不要在伤口上应用弹力绷带。

应用绷带包扎时，松紧要适度。

若有绷带过紧的现象，如手、足的甲床发紫，绷带缠绕肢体远心端皮肤发紫，有麻木感或感觉消失，严重者手指、足趾不能活动时，应立即松开绷带，重新缠绕。

无手指、足趾末端损伤者，包扎时要暴露肢体末端，以便观察末梢血液循环。

5. 创伤伤口的处理

外伤后常在体表形成伤口，成为开放性伤，有时合并血管、神经损伤，甚至骨折。严重开放伤可合并颅脑、心肺、腹腔脏器损伤。

开放伤口不仅有出血，也可有细菌、异物进入伤口，引起感染。血管、神经、骨骼，甚至内脏会通过开放伤口外露，这些都需要得到现场的及时处理。伤口处理的目的包括：保护伤口，防止进一步污染，减少感染机会；减少出血，预防休克；保护内脏和血管、神经、肌腱等重要组织结构。通过对伤口的检查，认识创伤的类型，如擦伤、撕裂伤、切割伤、刺伤；大致了解损伤的程度，如伤口深、出血多，可能有血管损伤。胸部伤口可能有气胸，腹部伤口可能有肝脾或胃肠损伤，肢体畸形可能有骨折，异物扎入人体可能损伤大血管或重要脏器。

检查伤口时，要注意判断伤口的位置、大小、深浅及污染程度和异物特点，实施相应的处理。

操作要点包括：尽可能带上医用手套，若无，用敷料、干净布片、塑料袋、餐巾纸等作为隔离层，脱去或剪开衣服，暴露并检查伤口，用敷料覆盖伤口，对嵌入的异物保持原位并固定。用妥善的方法止血、包扎，若必须用裸露的手处理伤口，则处理完毕后用肥皂清洗手。

（1）一般伤口的处理。表浅伤口，无嵌入性异物，不伴血管神经损伤，容易止血。

现场有条件时用生理盐水冲洗伤口后，伤口周围皮肤用75%的酒精消毒（注意不要让酒精进入伤口），然后用无菌敷料包扎。

若现场无条件，可以就地取材。伤口可用洁净布料、毛巾、衣物等压迫、包扎，快速转送到医院进行清创。

（2）头部伤口。头部外伤常见。头皮血运丰富、外伤后出血较多，常伴有颅骨骨折和颅脑损伤。

头部伤口要尽快用无菌敷料或洁净布料压迫止血。用尼龙网套或三角巾等固定敷料包扎。若有耳、鼻漏液，说明有颅底骨折，应禁止堵塞耳道和鼻孔，以防颅内感染及颅内压力增高。现场如有条件，先用无菌敷料擦净耳、鼻周围的血迹及污染物，用酒精消毒。如无上述物品，可用清洁的毛巾、纸巾等将耳朵、鼻孔周围擦拭干净。

（3）手指离断伤。立即掐住伤指根部两侧，防止出血过多，然后用绷带回返式包扎手指残端。不要用绳索、布条捆扎手指，以免加重手指损伤或造成缺血坏死。

离断的手指要用洁净物品如手帕、毛巾等包好。外套塑料袋或装入小瓶中，将装有离断手指的塑料袋或小瓶放入装有冰块的容器中，保持在摄氏2℃～3℃的环境中。无冰块可用冰棍代替，不要将离断手指直接放入水中、冰中、酒精中，以免影响手指再植成活率。

（4）开放性气胸。严重创伤或锐器扎伤等可造成胸部开放伤，伤口与胸膜腔相通，伤病员感觉极度呼吸困难，伤口伴随呼吸可有气流声发出，应立即用保鲜膜、塑料布（袋）、纱布或清洁敷料压在伤口上，胶布将敷料固定。

三角巾折成宽带绕胸固定于健侧打结，三角巾侧胸部或全胸部包扎，伤病员取半卧位。

（5）腹部内脏脱出，如图 4-35 所示。发现腹部有内脏脱出，不要将脱出物送回腹腔，以免引起腹腔感染。应立即用保鲜膜或大块敷料覆盖伤口，用三角巾做环行圈，圈的大小以能将腹内脱出物环套为宜，将环行圈环套脱出物，然后用饭碗或茶缸将环行圈一并扣住。

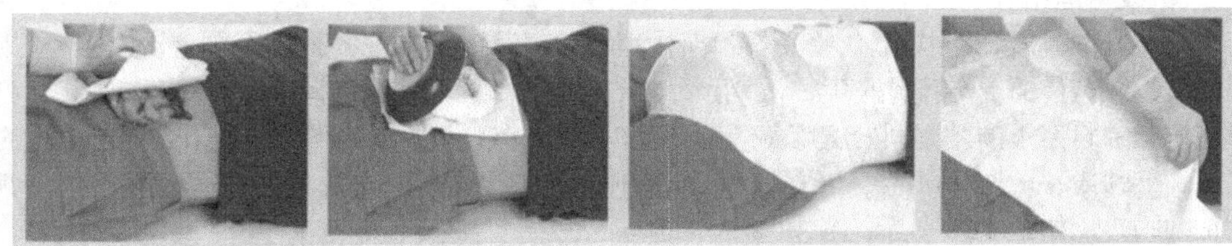

图 4-35　腹部包扎法

三角巾腹部包扎伤病员，取平卧，双膝屈曲固定。用脊柱板或硬板担架搬运。

伤口异物的处理。伤口表浅异物可以去除，然后包扎伤口。如异物为尖刀、钢筋、木棍、尖石块，并扎入机体深部，不要拔除，因为这可能会引起大出血、神经损伤或内脏损伤。这时应维持异物原位不动，待转入医院后处理。

- 敷料上剪洞，套过异物，置于伤口上。
- 用敷料卷放在异物两侧，将异物固定。
- 用绷带或者三角巾包扎。

（6）伴有大血管损伤的伤口。严重创伤、刀砍伤等造成的大血管断裂，伤口较深出血多，易引起出血性休克。处理方法如下。

- 手指压迫止血。这是最简便、有效的方法，用手指压迫伤口上方（近心端）的血管或用掌根部直接压迫出血部位。
- 用纱布压迫伤口止血。若伤口深而大，用纱布填塞压实止血。放置纱布范围要大，超出伤口 5～10 厘米，这样才能有效止血。若肢体出血仍然不止，则可上止血带。

注意

现场不要对伤口进行清创。

在伤口表面不要涂抹任何药物。

密切观察伤病员的意识、呼吸、循环体征。

6. 现场骨折固定

现场骨折固定是创伤救护的一项基本任务。正确良好的固定能迅速减轻伤病员的疼痛，减少出血，防止损伤脊髓、血管、神经等重要组织。固定也是搬运的基础，有利于转运后的进一步治疗。若不固定，在搬运过程中骨折端会刺破周围的血管、神经，甚至造成脊髓损伤、截瘫等严重后果。

骨由于受直接外力（撞击、机械碾伤）、间接外力（外力通过传导、杠杆、旋转和肌肉收缩）、积累性劳损（长期、反复、轻微的直接或间接损伤）等作用，其完整性发生改变，称为骨折。

骨折固定的目的如下。

- 制动，减少伤病员的疼痛。
- 避免损伤周围的组织、血管、神经。
- 减少出血和肿胀。
- 防止闭合性骨折转化为开放性骨折。
- 便于搬运伤病员。

（1）脊柱部位固定。

① 设备运用。

a. 颈托。为颈部固定器。将受伤颈部尽量制动，保护受伤的颈椎免受进一步损伤。应用方法是：救护员位于伤病员的背后。用手固定伤病员头部为正中位选择颈托，将五指并拢，测量伤病员锁骨至下颌角之间的宽度（颈部高度）。根据伤病员颈部的高度，调节颈托于合适的宽度。上颈托时，先将固定红点对准，一侧下颌角固定颈托于下颏部，另一侧从颈后环绕，两端粘贴固定，如图 4-36 所示。

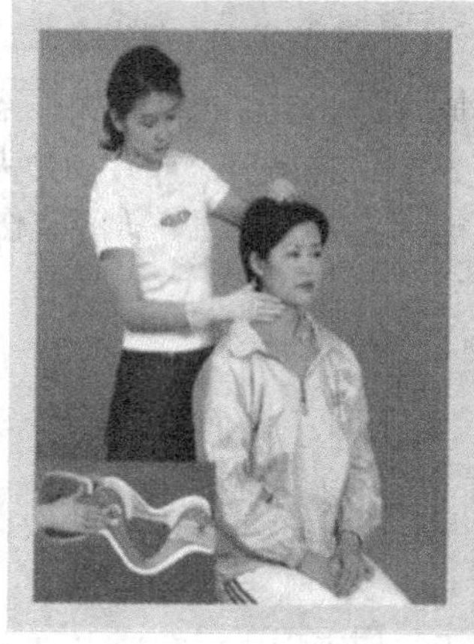
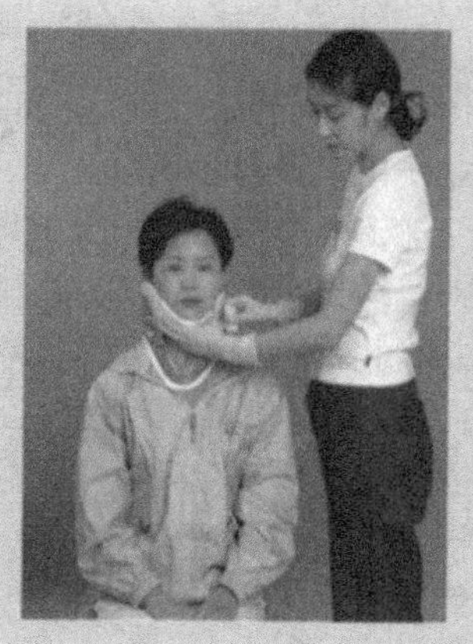

图 4-36　颈部固定器的使用

b. 铝芯塑型夹板。将夹板弯曲环绕颈部，固定颈椎。

c. 脊柱板、头部固定器。脊柱板是由一块纤维板或木板制作，长约 180 厘米，板四周有相对的孔用于固定带的固定、同搬运。脊柱板的应用要配合颈托、头部固定器及固定带，适用于脊柱受伤的伤病员。

d. 躯干夹板。专用于狭窄的空间，一般用于坐位的脊柱损伤的伤病员。配带颈托，保持伤病员的躯干、头部和脊柱正中位置，如将伤病员从汽车座位中抬出。

② 躯干夹板的应用方法。

- 带上颈托，确保颈部制动。
- 将躯干夹板放于伤病员的背后，其正中位置紧贴脊柱。
- 围住伤病员身体，上贴住腋窝。
- 躯干夹板上的固定带绕过身体前面固定套在另一边扣上。
- 依次绑好前额、下颌、胸前绑带，将髋部、膝部、足部固定。

（2）现场制作如图 4-37 所示。

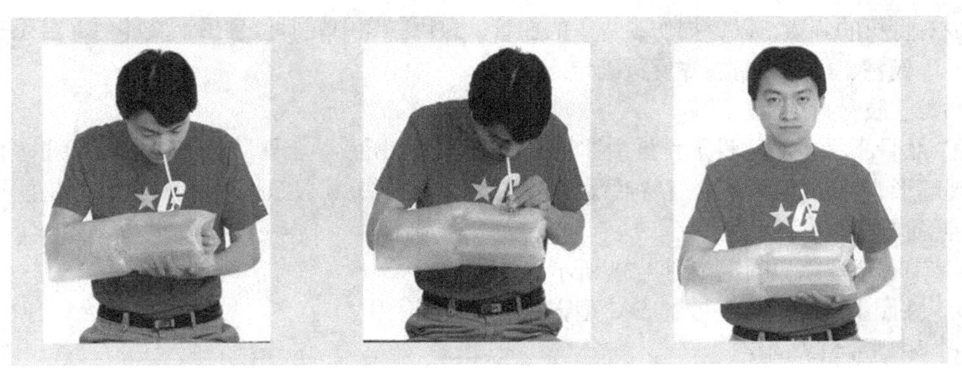

图 4-37　现场制作躯干夹板

① 用报纸、毛巾、衣物等卷成卷，从颈后向前围于颈部。颈套粗细以围于颈部后限制下颌活动为宜。

② 表面平坦的木板、床板以大小超过伤病员的肩宽和人体高度为宜。配以绷带及布带用于固定。

（3）夹板类。

① 设备运用。

a. 充气式夹板：为塑料制品。用于四肢骨折，也可用于止血、防止进一步感染和水肿。救护员先将充气夹板套于伤肢，拉上拉链，将夹板气囊阀门拉起打开，口吹气至膨胀坚硬，再将气囊阀门下压即关闭阀门。解脱夹板先将气阀上拉，放气后再拉开拉链。

b. 铝芯塑型夹板：用于四肢骨折，可调节夹板的长度。夹板表面有衬垫，可直接固定。

c. 四肢各部位夹板：分为上臂、前臂、大腿、小腿的固定板，并带有衬垫和固定带。

d. 锁骨固定带：用于锁骨骨折。

e. 小夹板：用于肢体的骨折固定，对肢体不同部位的骨折有不同型号的组合夹板，对局部皮肤肌肉损伤小。

② 现场制作。杂志、硬纸板、木板、折叠的毯子、树枝、雨伞等作为临时夹板。

③ 健侧肢体固定。将受伤上肢缚于躯干，将受伤下肢固定于健肢。首先检查意识、呼吸、脉搏，并处理严重出血，用绷带、三角巾、夹板固定受伤部位，夹板的长度应能将骨折处的上下关节一同加以固定。

- 骨断端暴露，不要拉动，不要送回伤口内，开放性骨折现场不要冲洗，不要涂药。
- 暴露肢体末端以便观察血运。
- 固定伤肢后，若有可能应将伤肢抬高。
- 若现场对生命安全有威胁，应移至安全区再固定。
- 预防休克

（4）锁骨骨折固定。锁骨骨折多由摔伤或车祸引起。锁骨变形，有血肿，肩部活动时疼痛加重。

① 锁骨固定带。

- 伤病员取坐位，双肩向后正中线靠拢。
- 安放锁骨固定带。

② 前臂悬吊固定。如无锁骨固定带，现场可不做“8”字形固定。因不了解骨折类型，尽

量减少对骨折的刺激，以免损伤锁骨下的血管，只用三角巾屈肘位悬吊上肢即可，若无三角巾可用毛巾代替，或用自身衣襟反折固定。

（5）上肢骨折固定。

① 肱骨干骨折。肱骨干骨折由摔伤、撞伤和击伤所致。上臂肿胀、淤血、疼痛，有移位时出现畸形，上肢活动受限。桡神经紧贴肱骨干，易损伤。固定时，骨折处要加厚垫保护以防止桡神经损伤。

a. 铝芯塑型夹板固定如图 4-38 所示。

- 按照上臂长度将夹板制成 U 型，屈肘位套于上臂。
- 用绷带缠绕固定。
- 前臂用绷带或三角巾悬吊于胸前。
- 指端露出，检查末梢血液循环。

b. 木板固定。

- 两块木板，一块木板放于上臂外侧，从肘部到肩部，另一块放于上臂内侧，从肘部到腋下。
- 放衬垫。
- 用绷带或三角巾固定上下两端屈肘位悬吊前臂，如图 4-39 所示。

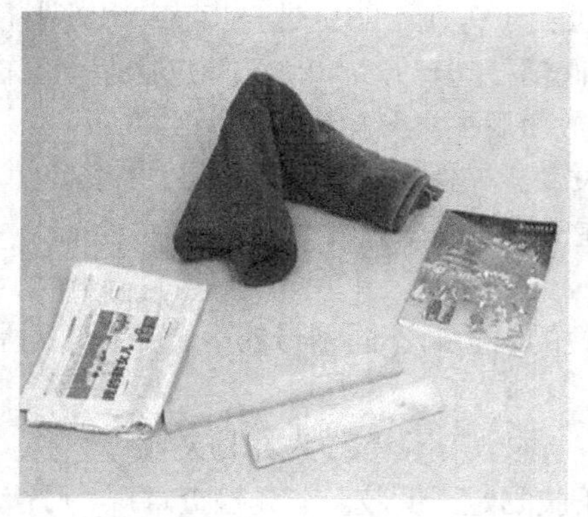

图 4-38　铝芯塑型夹板

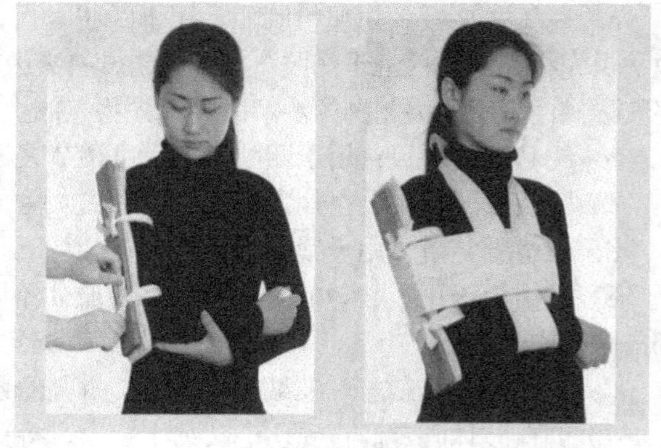

图 4-39　木板固定

- 指端露出，检查末梢血液循环。

c. 纸板固定。

- 若现场无小夹板和木板，可用纸板或杂志、书本代替。
- 将纸板或杂志的上边剪成弧形，将弧形边放于肩部，并包住上臂。
- 用布带捆绑，可起到暂时固定作用。
- 固定后同样屈肘位悬吊前臂。
- 指端露出，检查末梢血液循环。

② 肱骨髁上骨折，如图 4-40 所示。肱骨髁上骨折位置低，接近肘关节，局部有肱动脉、尺神经以及正中神经，容易损伤。骨折后局部肿胀、畸形，肘关节半屈位。

肱骨髁上骨折现场不宜用夹板固定，因可增加血管神经损伤的机会。直接用三角巾或围巾等固定于躯干，指端露出，检查末梢血液循环。

（6）前臂骨折。前臂骨折可为桡骨或尺骨骨折，也可为桡骨、尺骨双骨折。前臂骨折相对稳定，血管神经损伤机会较小。

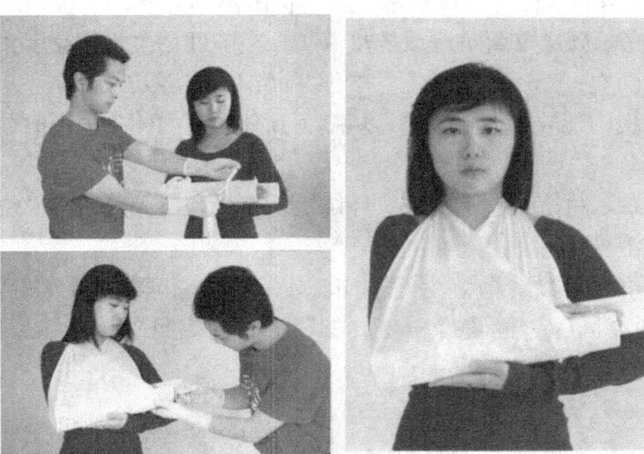

图 4-40　肱骨髁上骨折固定

① 充气夹板固定。

- 将充气夹板套于前臂。
- 通过充气孔充气固定。

② 夹板固定。

- 用两块木板固定，加垫。
- 分别置于前臂的外侧、内侧，用三角巾或绷带捆绑。
- 屈肘位大悬臂带吊于胸前。
- 指端露出，检查末梢血液循环。

③ 杂志、书本等固定。

可用书本垫于前臂下方，超肘关节和腕关节，用布带捆绑固定，屈肘位大悬臂带吊于胸前，指端露出，检查末梢血液循环，如图 4-41 所示。

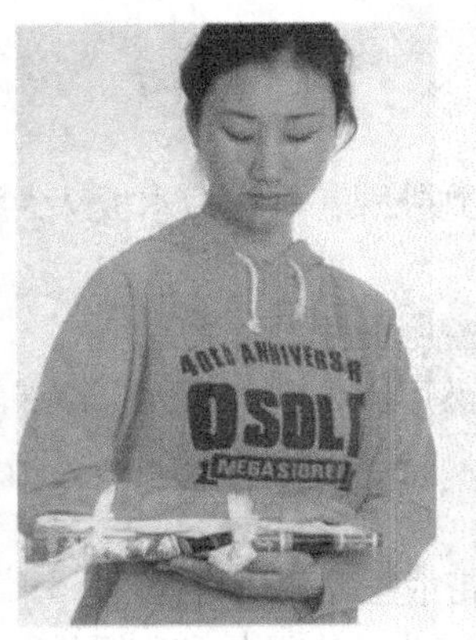

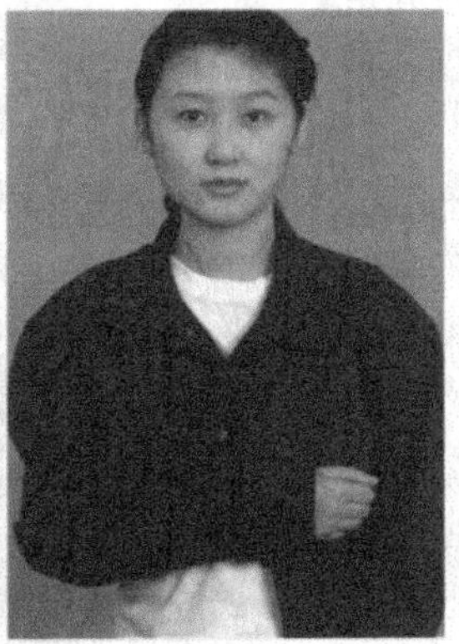

图 4-41　杂志、书本固定

（7）下肢骨折。股骨干骨折（大腿骨骨折），股骨干粗大，骨折常由巨大外力，如车祸、高空坠落以及重物砸伤所致，损伤严重，出血多，易出现休克。骨折后大腿肿胀、疼痛、变形或缩短。

① 木板固定。用两块木板，一块长木板从伤侧腋窝到外踝，一块短木板从大腿根内侧到内踝，在腋下、膝关节、踝关节骨突部放棉垫保护，空隙处用柔软物品填实，并用七条宽带固定。先固定骨折上下两端，然后固定腋下、腰部、髋部、小腿及踝部。

如果只有一块夹板，则放于伤腿外侧，从腋下到外踝，内侧夹板用健肢代替，两下肢间加衬垫。固定方法同上。

"8"字法固定足踝。将宽带置于踝部，环绕足背交叉，再经足底中部绕回至足背打结。趾端露出，检查末梢血液循环。

② 健肢固定，如图 4-42 所示。用三角巾、腰带、布带等五条宽带将双下肢固定在一起，两膝、两踝及两腿间隙之间垫好衬垫，"8"字法固定足踝，趾端露出，检查末梢血液循环。

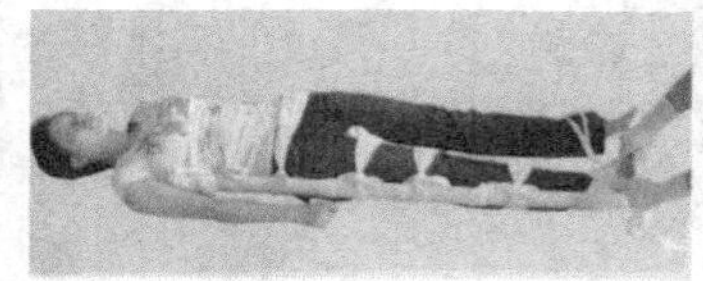
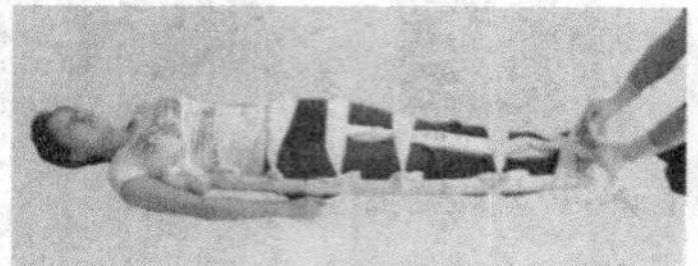
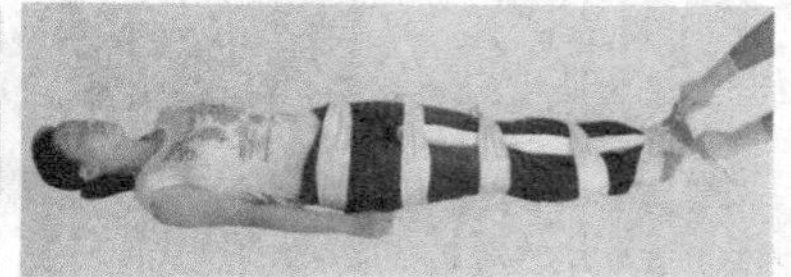

图 4-42 健肢固定

（8）小腿骨折。小腿骨折，尤其是胫骨骨折，骨折端易刺破小腿前方皮肤，造成骨外露。因此，在骨折处要加厚垫保护。出血、肿胀严重时会导致骨筋膜室综合征，造成小腿缺血、坏死，发生肌肉挛缩畸形。小腿骨折固定时切忌过紧。

① 铝芯塑型夹板固定。

- 按照小腿长度将夹板制成 U 型，置于小腿两侧。
- 用绷带或三角巾固定。
- 趾端露出，检查末梢血液循环。

② 充气夹板固定。

- 充气夹板套于小腿。
- 通过充气孔充气固定。
- 趾端露出，检查末梢血液循环。

③ 木板固定。

- 用两块木板，一块长木板从伤侧髋关节到外踝，一块短木板从大腿根内侧到内踝。
- 分别放于伤肢的内侧和外侧。
- 在膝关节、踝关节骨突部放棉垫保护，空隙处用柔软物品填实。
- 五条宽带固定。先固定骨折上下两端，然后固定髋部、大腿、踝部。
- "8"字法固定足踝。
- 趾端露出，检查末梢血液循环。

④ 健肢固定与大腿固定相同，可用四条宽带或三角巾固定。

（9）脊柱骨折，如图 4-43 所示。脊柱骨折可发生在颈椎和胸腰椎。骨折部移位可压迫脊髓造成瘫痪。

① 颈椎骨折。头部朝下摔伤或高速行驶时突然刹车，伤病员受伤后颈部剧烈疼痛，可同时伴有四肢瘫痪，应考虑颈椎损伤，要立即固定。

a. 脊柱板固定。双手牵引头部恢复颈椎轴线位。上颈托或自制颈套固定。保持伤病员身体长轴一致位侧翻。放置脊柱固定板，将伤病员平移至脊柱固定板上，将头部固定，双肩、骨盆、双下肢及足部用宽带固定在脊柱板上，以免运输途中颠簸、晃动。

b. 木板固定。用一长、宽与伤病员身高、肩宽相仿的木板作固定物，并作为搬运工具。搬动时动作要轻柔，并保持伤病员身体长轴一致侧卧。放置木板，将伤病员平移至木板上，头颈部、足踝部及腰后空虚处垫实，双肩、骨盆、双下肢及足部用宽带固定于木板上，避免运输途中颠簸、晃动，双手用绷带固定放于身体前方。

② 胸腰椎骨折。坠落伤、砸伤、交通伤等严重创伤后腰背疼痛，尤其伴有双下肢感觉及运动障碍时应考虑胸腰椎骨折。疑有胸腰椎骨折时，禁止伤病员坐起或站立，以免加重损伤。固定方法同颈椎骨折固定。因无颈椎骨折，可不必上颈托。

（10）骨盆骨折，如图 4-44 所示。骨盆受到强大的外力碰撞、挤压发生骨折。

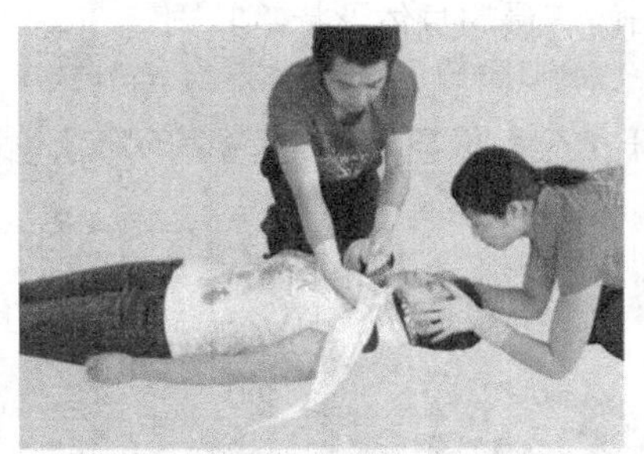

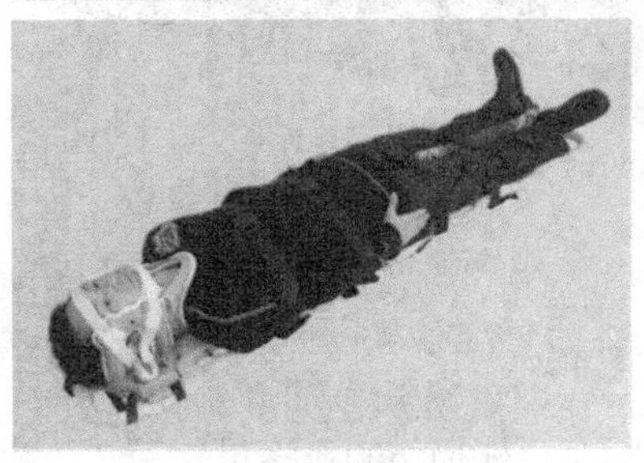

图 4-43　脊柱骨固定

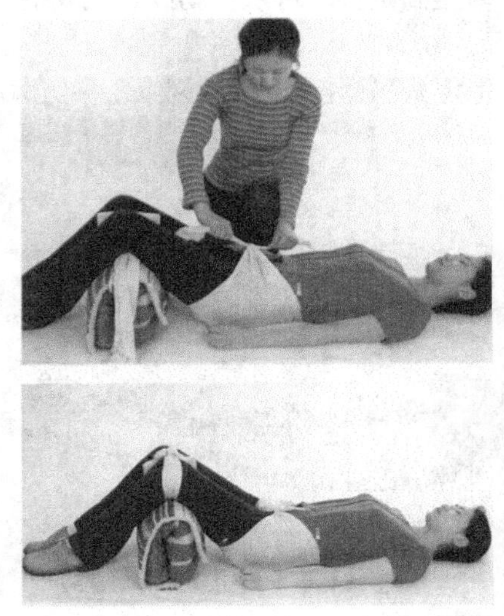

图 4-44　骨盆固定

伤病员取仰卧位。两膝下放置软垫，膝部屈曲以减轻骨盆骨折的疼痛，用宽布带从臀后向前绕骨盆。捆扎紧，在下腹部打结固定，两膝之间加放衬垫，用宽带捆扎固定。

（11）开放性骨折。

- 敷料覆盖外露骨及伤口。
- 在伤口周围放置环行衬垫，绷带包扎固定。
- 夹板固定骨折。
- 如出血多需要上止血带。
- 不要将外露骨还纳，以免污染伤口深部，造成血管、神经的再损伤。

注意

开放性骨折禁止用水冲洗，不涂药物，保持伤口清洁。

肢体如有畸形，可按畸形位置固定。

临时固定的作用只是制动，严禁当场整复。

7. **搬运**

（1）搬运的基本知识。

① 搬运的目的具体如下。

- 使伤病员脱离危险区，实施现场救护。
- 尽快使伤病员获得专业治疗。
- 防止损伤加重。
- 最大限度地挽救生命，减轻伤残。

② 搬运担架。担架是运送伤病员最常用的工具，担架种类很多。

- 折叠楼梯担架。便于在狭窄的走廊、曲折的楼梯等处的搬运。
- 折叠铲式担架。为医用专业担架，担架双侧均可打开，将伤病员铲入担架，常用于脊柱损伤的伤病员的现场搬运。
- 真空固定垫。可以自动或打气成型，并根据伤病员的身体形状将其固定在垫中。再用担架搬运。
- 漂浮式吊篮担架。海上救护，将伤病员固定于担架内保证头部完全露出水面，如图 4-45 所示。

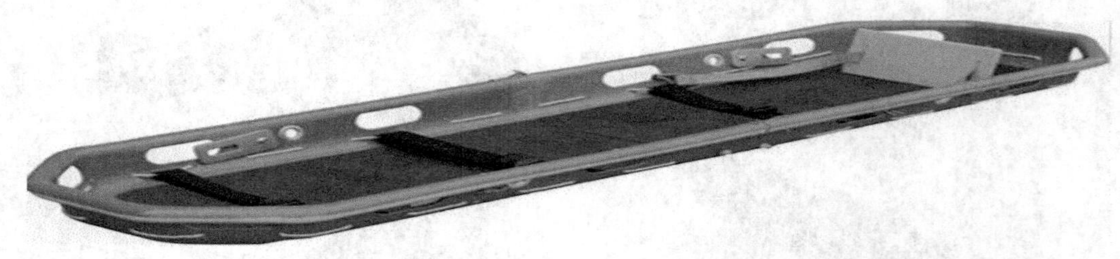

图 4-45　漂浮式吊篮担架

- 帆布担架。适用于内科系列的伤病员，对怀疑有脊柱损伤的伤病员禁用。

③ 自制担架。

- 毛毯担架。在伤病员无骨折的情况下运用。毛毯也可用床单、被罩、雨衣等替代，如图 4-46 所示。
- 简易担架。在现场应用中要慎重，尽可能用木板担架。对于无骨折的伤病员，病情严重时应急使用。
- 绳索担架。用两根木棒，将坚实绳索交叉缠绕在两根小棒之间，端头打结系牢。
- 衣物担架。用两根木棒将大衣袖向内翻成两管，木棍插入内，衣身整理平整。

④ 观察。救护员迅速观察受伤现场并判断伤情，具体如下。

- 做好伤病员的现场救护，先救命后治伤，先止血、包扎、固定后再搬运。
- 伤病员体位要适宜、舒服。
- 不要无目的地移动伤病员。
- 保持脊柱及肢体成一条轴线上，防止损伤加重。
- 动作要轻巧、迅速，避免不必要的振动。
- 注意伤情变化，并及时处理。

⑤ 搬运。正确的搬运方法能减少伤病员的痛苦，防止损伤加重；错误的搬运方法不仅会加重伤病员的痛苦，还会加重损伤。因此，正确的搬运在现场救护中显得尤为重要。

搬运的操作要点具体如下。

现场救护后，要根据伤病员的伤情轻重和特点分别采取搀扶、背运、双人搬运、三人搬运或四人搬运等措施。

- 疑有脊柱、骨盆、双下肢骨折时，不能让伤病员试行站立。
- 疑有肋骨骨折的伤病员，不能采取背运的方法。
- 伤势较重，有昏迷，内脏损伤，脊柱、骨盆骨折，双下肢骨折的伤病员应采用担架搬运。
- 若现场无担架，则应制作简易担架，并注意禁忌范围。

（2）徒手搬运。对于转运路程较近、病情较轻、无骨折的伤病员所采用的搬运方法。

① 拖行法。现场环境危险，必须将伤病员移到安全区域，做法如图 4-47 所示。

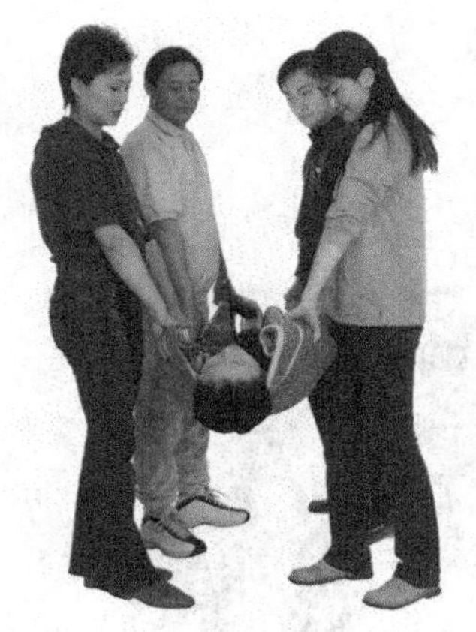

图 4-46　毛毯担架

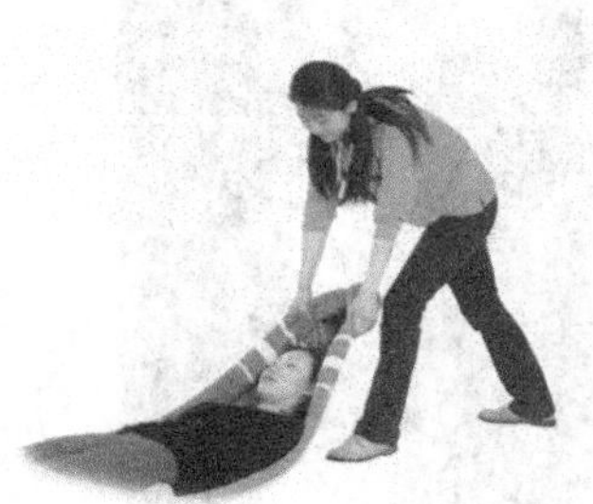

图 4-47　拖行法

- 救护员位于伤病员的背后。
- 将伤病员的双侧手臂横放于胸前。
- 救护员的双臂置于伤病员的腋下，双手紧紧抓住伤病员手臂缓慢向后拖行。
- 或者将伤病员外衣扣解开，衣服从背后反折，中间段托住颈。

② 扶行法。用来扶助伤势轻微并能自行的清醒伤病员。

- 救护员位于伤病员一侧，将伤病员靠近救护员一侧的手臂抬起。
- 救护员外侧的手紧握伤病员的手臂，另一只手扶持其腰。
- 伤病员身体略靠救护员。

③ 抱持法。用于运送受伤儿童和体重轻的伤病员。

- 救护员位于伤病员一侧。
- 一手臂托伤病员腰部，另一手臂托住其大腿。
- 将伤病员抱起。

④ 爬行法。适用于在狭小的空间及火灾烟雾现场的伤病员搬运。

- 将伤病员的双手用布带捆绑于胸前。
- 救护员骑跨于伤病员躯干两侧，将伤病员的双手套于救护员颈部。

● 使伤病员的头、颈、肩部离开地面，救护员双手着地或一手臂保护伤病员头颈部，一手着地。

⑤ 杠轿式。适用于两名救护员的搬运，如图 4-48 所示。

● 两名救护员对面站于伤病员的背后，呈蹲位。各自用右手紧握左手腕，左手再紧握对方右手腕，组成杠轿。

● 伤病员将两手臂分别置于救护员颈后，坐在杠轿上。

● 救护员慢慢抬起，站立，将伤病员抬走。

（3）担架搬运，如图 4-49 所示。担架是现场救护搬运中最方便的用具。2～4 名救护员按照救护搬运的正确方法将伤病员轻轻移上担架，做好固定。

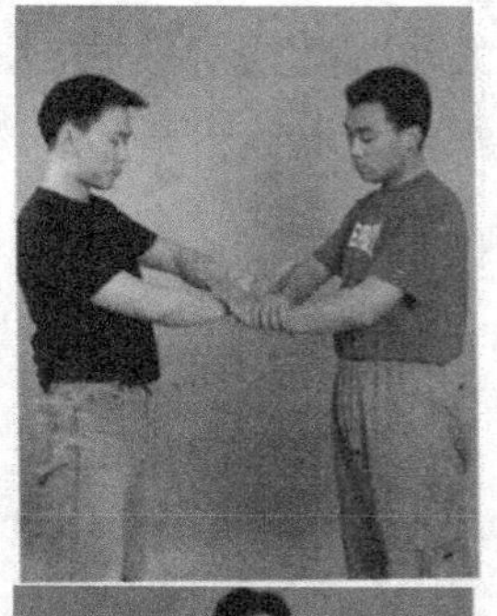

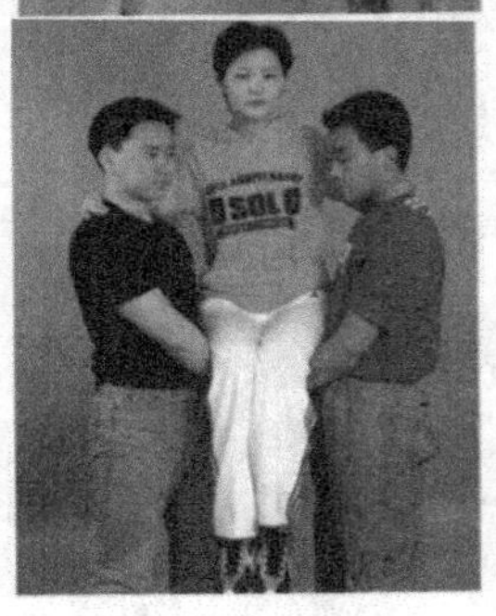

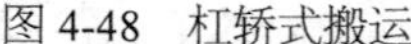

图 4-48 杠轿式搬运

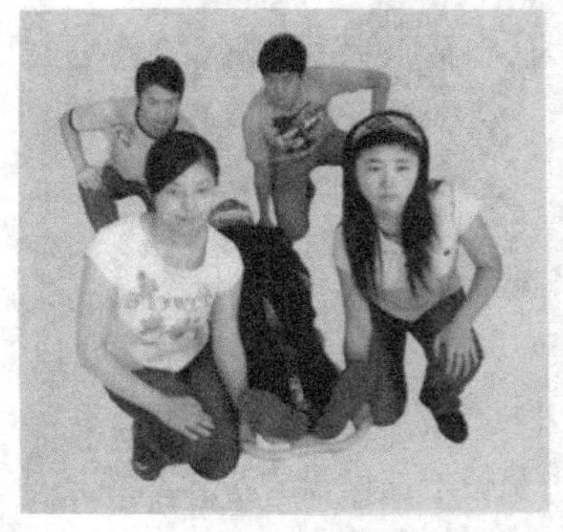

图 4-49 担架搬运

担架搬运的要点如下。

● 伤病员固定于担架上。

● 伤病员的头部向后，足部向前，以便后面抬。

● 担架的救护员观察伤病员的病情变化。

● 抬担架的人的步调一致。

● 向高处抬时，前面的人要将担架放低，后面人要抬高，以使伤病员保持水平状态；向低处抬则相反。一般情况下伤病员多采取平卧位，有昏迷时头部应偏于一侧，有脑脊液耳漏、鼻漏时头部应抬高 30°，防止脑脊液逆流和窒息。铲式担架及脊柱板均有固定带，将伤病员固定，前后各 1～2 人合力抬起搬运。

帆布担架和简易担架，担架上要先垫被褥、毛毯等，防止皮肤压伤。在颈部、腰部、膝部、踝下空虚处要用衬垫、衣物等垫起。该方法不适宜骨折伤病员的搬运。

● 毛毯担抬法——伤病员无骨折，但伤势严重，楼梯狭窄用此方法。

- 将毛毯卷至半幅放在地上，卷边靠近伤病员。
- 四位救护员分别同跪在伤病员的头、肩、腰、腿部一侧。
- 合力将伤病员身体侧翻，并使毛毯卷起部分贴近伤病员背部。
- 将伤病员轻轻向后翻转过毛毯卷起部分。
- 置伤病员为仰卧位。
- 再将毛毯两边紧紧卷向伤病员，并贴近其身体两侧。
- 四名救护员分别抓住卷毯平头、腰、髋、膝处。
- 同时合力，抬起伤病员（见图 4-50）。

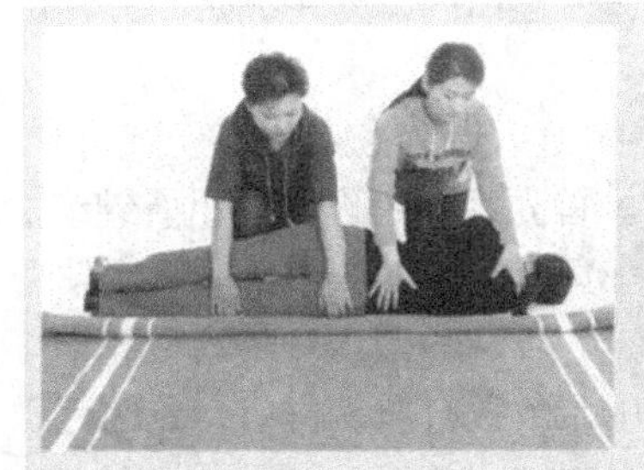
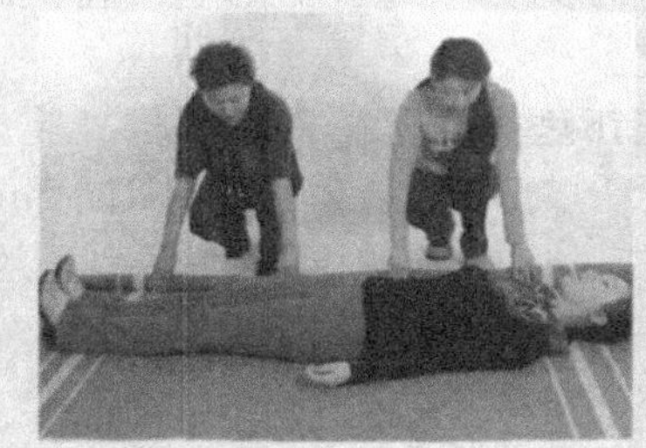
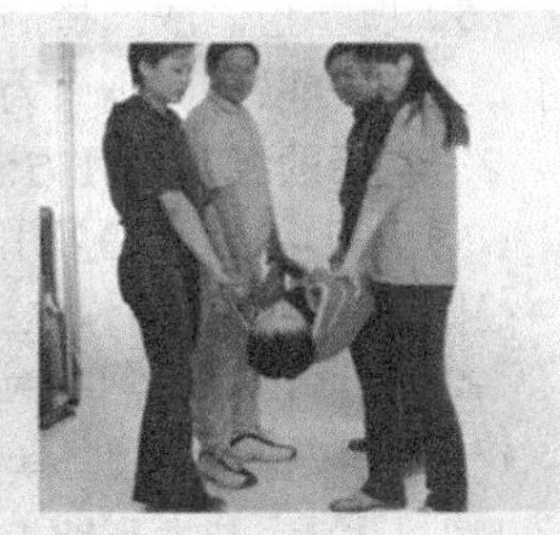

图 4-50　同时合力抬起伤病员

案例4-3

3 岁的小童童在玩耍奔跑时跌倒，手、肘都磕在地上，当时就哭闹个不停，妈妈抱他他哭得更厉害，上肢碰都不能碰。被送到医院后，医生发现小童童的肩部及锁骨处明显疼痛，且锁骨处肿胀，畸形，上臂无法抬起，触诊时能听到骨擦音。于是医生给他做了 X 线检查，发现小童童的锁骨无移位骨折。骨科大夫给小童童进行了复位，采用“8”字绷带外固定，3 周后小童童的骨折基本愈合。

【案例分析】

锁骨连接肩胛骨及胸骨，因骨干细长弯曲且位置表浅，遭受外力后易引起骨折。锁骨骨折常为间接暴力所致，多见于幼儿，如跌倒时，手、肘、肩部着地，暴力沿上肢向近心端传递，在锁骨骨弯处形成一剪式应力，造成锁骨中外 1/3 骨折。小儿锁骨骨折治疗简易，一般采用“8”字绷带或双圈法固定，使双肩后伸和抬高即可。但应注意“8”字绷带松紧要适度，太松失去固定作用，太紧则压迫腋部的血管、神经，出现上肢血运障碍、肢体麻木等症状。另外，婴幼儿畸形轻微者，悬吊上肢减轻疼痛即可，成年后一般不会造成外形和功能上的障碍。小童童的锁骨骨折是日常生活中常见的骨折，医生进行简单的“8”字绷带包扎，很快就愈合了。

任务训练

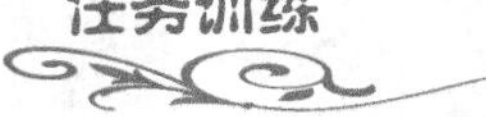

1. 日常生活中，如何进行止血

（1）一般止血法。针对小的创口出血，需用生理盐水冲洗消毒患部，然后覆盖多层消毒纱布并用绷带扎紧。注意：如果患部有较多毛发，在处理时应剪、剃去毛发。

（2）指压止血法。只适用于头面颈部及四肢的动脉出血急救，注意压迫时间不能过长。

（3）屈肢加垫止血法。当前臂或小腿出血时，可在肘窝、膝窝内放以纱布垫、棉花团或毛巾、衣服等物品，屈曲关节，用三角巾作“8”字形固定。但骨折或关节脱位者不能使用。

（4）橡皮止血带止血。常用的止血带是三尺左右长的橡皮管。方法是：掌心向上，止血带一端由虎口拿住，一手拉紧，绕肢体2圈，中、食两指将止血带的末端夹住，顺着肢体用力拉下，压住“余头”，以免滑脱。注意使用止血带要加垫，不要直接扎在皮肤上。每隔45分钟放松止血带2～3分钟，放松时慢慢用指压法代替。

（5）绞紧止血法。把三角巾折成带形，打一个活结，取一根小棒穿在带子外侧绞紧，将绞紧后的小棒插在活结小圈内固定。

（6）填塞止血法。将消毒的纱布、棉垫、急救包填塞、压迫在创口内，外用绷带、三角巾包扎，松紧度以达到止血为宜。

2. 常用的绷带包扎方法有哪些

（1）环形法。此法多用于手腕部以及肢体粗细相等的部位。首先将绷带作环形重叠缠绕。第一圈环绕稍作斜状；第二、三圈作环形，并将第一圈斜出的一角压于环形圈内，最后用粘膏将带尾固定，也可将带尾剪成两个头，然后打结。

（2）回返包扎。用于头部、肢体末端或断肢部位的包扎。用无菌敷料覆盖伤口，先环行固定两圈，左手持绷带一端于头后中部，右手持绷带卷，从头后方向前到前额，然后再将固定前额处绷带向后反折，反复呈放射性反折，直至将敷料完全覆盖，最后环形缠绕两圈，将上述反折绷带固定。

（3）“8”字形包扎。手掌、踝部和其他关节处伤口用“8”字绷带包扎。选用弹力绷带最佳。用无菌敷料覆盖伤口，包扎手时从腕部开始，先环行缠绕两圈，然后经手和腕“8”字形缠绕，最后绷带尾端在腕部固定，包扎关节时绕关节上下“8”字形缠绕。

（4）螺旋形法。此法多用于肢体粗细相同处。先按环形法缠绕数圈，每圈盖住前圈三分之一或三分之二，呈螺旋形。

（5）螺旋反折法。此法应用于肢体粗细不等处。先按环形法缠绕，待缠到渐粗处，将每圈绷带反折，盖住前圈三分之一或三分之二，依此由下而上地缠绕。

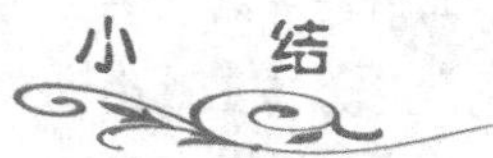

本任务主要介绍针对创伤出血、伤口、骨折的现场急救技术和搬运方法。日常工作和生活中除所熟悉的意外单发创伤外，随着交通伤、机械性创伤、坠落伤的增多，多发伤、复合伤等严重伤也增多。所以，现代创伤救护技术除了传统的止血、包扎、固定和搬运技术外，还应包括人工呼吸、胸外心脏按压、现场心脏电除颤等心肺复苏技术。传统技术也需要不断更新，运用现代创伤救护理论和更为简便、有效的先进器械提高现场救护的效率和效果。

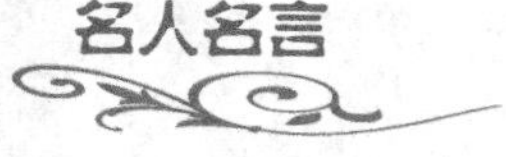

对人类来说，拯救一个善良的灵魂，一定比诛杀有意义，重大得多！

——古龙

临着一切不平常的急难，只有勇敢和坚强才能拯救。

——英国哲学家 沙甫·慈伯利

拓展阅读

[1] 李明玉. 创伤救护. 济南：济南出版社. 2002.

[2] 香港急救及灾难医疗培训协会，心肺复苏与创伤救护现场急救课程. 北京：解放军出版社. 2005.

任务4 发生意外，减少伤害

学习目标

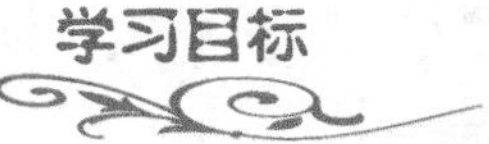

1. 知识与技能目标

通过对意外伤害事件的了解，使学生知道发生意外伤害的主要原因，提高学生的防止意外伤害的意识，明确预防意外伤害的重要性。

2. 过程与方法目标

普及自救防范安全知识，防灾演习，技能训练，并在学习中让学生互相帮助、相互协作，共同体验自救、互救的过程。

3. 情感态度价值观目标

学会如何面对灾害时保持良好的心理状态和理性反应，能冷静应对，反应敏捷，行动有力，处置迅速，增强人们应对突发事件的心理承受能力和处置能力。

任务描述

除了疾病对人类健康与生命有着直接影响外，意外伤害对健康及生命的威胁已越来越显示出它的严重性。意外伤害可由交通事故、触电、溺水、中毒、烧烫伤等引起。

任务分析

随着社会、科学技术的发展，意外伤害的种类也随之增加，人们应该对各类伤害有一定的认识，尽量避免意外伤害的发生。一旦发生，则将其危害降低到最小程度，这就是我们要掌握意外伤害救护知识的最终目的。

相关知识

1. 交通事故

在公路交通事故中，如图4-51所示，人员损伤的主要受伤部位为头部、胸部、腹部的肝、脾、盆腔、四肢，其死亡的主要原因为头部损伤、严重的复合伤以及辗压伤。伤病员的伤情分类如表4-1所示。

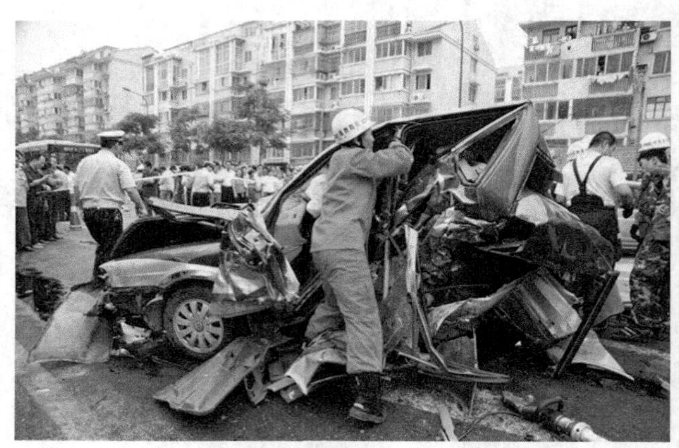
图 4-51　交通事故现场

表 4-1　伤病员的伤情分类

类别	程度	标志	伤情
Ⅰ	危重伤	红色	严重颅脑损伤、大出血、昏迷、各类休克、严重挤压伤、内脏伤、张力性气胸、颌面部伤、颈部伤、呼吸道烧伤、大面积烧伤（30%以上）
Ⅱ	重伤	黄色	胸部伤、开放性骨折、小面积烧伤（30%以下）、长骨闭合性骨折
Ⅲ	轻伤	绿色	无昏迷、休克的头颅损伤和软组织损伤
O	致命伤	黑色	按有关规定对死者进行处理

应对交通事故的方法如下。

（1）拨打急救电话“120”“110”“122”。

（2）切勿立即移动伤病员，除非处境会危害其生命，如汽车着火、有爆炸可能等。

（3）将失事车辆引擎关闭，托紧手掣或用石头固定车轮，防止汽车滑动。

（4）呼救同时，现场人员首先查看伤病员的病情，伤病员从车内救出的过程应根据伤情区别进行，脊柱损伤的伤病员不能拖、拽、抱，应使用颈托固定颈部或使用脊柱固定板，避免脊髓受损或损伤加重导致截瘫。

（5）实行先救命、后治伤的原则，若出现呼吸、心跳停止，则立即进行心肺复苏。

（6）对意识清醒的伤病员可询问其伤在何处如疼痛、出血、活动受限等，并立刻检查患处，进行对症处理，疑有骨折应尽量简单固定后再进行搬运。

（7）事故发生后应保护现场，以便给事故责任划分提供可靠证据，并采用最快的方式向交通管理执法部门报告。

（8）发生恶性交通事故时，当大量外援到达后应在抢险指挥部的统一领导下，有计划、有组织地抢救。

（9）瞬间出现大量伤病员时，必须进行伤情分类，Ⅰ类伤病员尽快转送医院及时抢救，可明显降低死亡率。

2. 触电

（1）电流伤（触电）。电流通过心脏，引起严重的心律失常、心室纤维性颤动（心室纤颤），从而导致心脏无法排出血液，血液循环中断，很快心跳骤停。

电流对延髓中枢的损害，可造成呼吸中枢的抑制、麻痹，导致呼吸衰竭，呼吸停止。

（2）电烧伤。多见于高压（1 000 伏特以上）电器设备，烧伤程度因电压及接触部位不同而不等。轻者仅为局部皮肤的损伤，严重者伤害面积大，可深达肌肉、血管、神经、骨骼。

轻者有惊吓、发麻、心悸、头晕、乏力，一般可自行恢复；重者出现强直性肌肉收缩、昏迷、休克、心室纤颤。低压电流可引起心室纤维性颤动甚至心跳骤停；高压电流主要伤害呼吸中枢，导致呼吸麻痹、呼吸停止。

① 局部烧伤情况具体如下。

● 低电压所致的烧伤：常见于电流进入点与流出点，伤面小，直径为 0.5～2cm，呈椭圆形或圆形，焦黄或灰白色，干燥，边缘整齐，与健康皮肤分界清楚。一般不损伤内脏，致残率低。

● 高压电所致的烧伤：常有一处进口和多处出口，伤面不大，但可深达肌肉、神经、血管甚至骨骼，有“口小底大、外浅内深”的特征。致残率高达 35%～60%。

② 现场救护原则包括如下。

● 迅速切断电源，关闭电闸，或用干木棍、竹竿等不导电物体将电线挑开。电源不明时，不要直接用手接触触电者，在确定伤病员不带电的情况下立即救护。

● 在浴室或潮湿地方，救护人员要穿绝缘胶鞋，戴胶皮手套或站在干燥木板上以保护自身安全。

● 呼吸、心跳停止者，应立即进行心脏除颤、心肺复苏。不要轻易放弃，一般应进行半小时以上。有条件的尽早在现场使用自动体外心脏除颤器进行心脏电除颤，紧急呼救，启动紧急医疗服务系统，如图 4-52 所示。

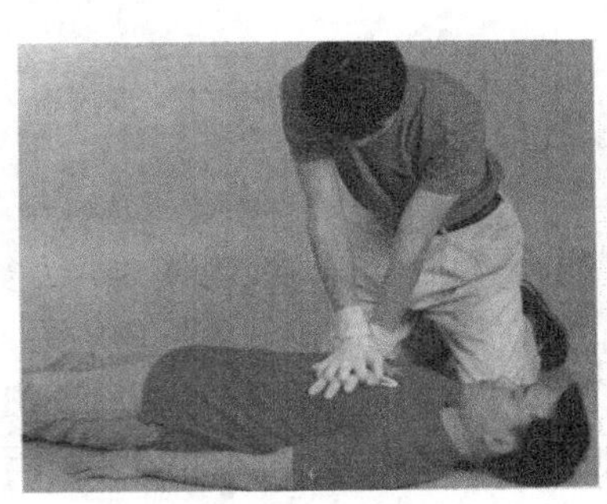

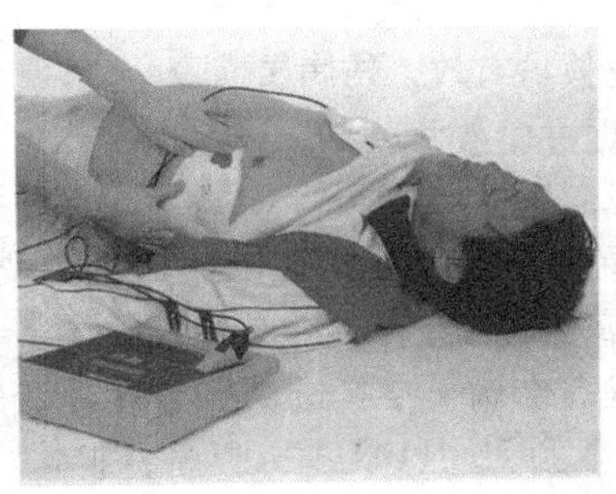

图 4-52 进行心肺复苏，心脏除颤

● 在现场持续进行心肺复苏救护，直到专业医务人员到达现场。

● 烧伤伤病员局部受伤，应就地取材进行创面的简易包扎，再送医院抢救。

3. 溺水

溺水时，水随呼吸进入呼吸道和肺内，阻碍气体交换，通常称为水窒息。少数因寒冷、惊吓或水的刺激引起喉部反射性痉挛，造成窒息缺氧。淹溺的进程很快，一般 4～5 分钟或 6～7 分钟就可因呼吸心跳停止而死亡。因此，要争分夺秒迅速实施抢救。

（1）溺水致死的原因。大量水、藻、草类、泥沙进入口鼻、气管和肺，阻塞呼吸道，从而引起窒息。惊恐、寒冷使喉头痉挛，呼吸道梗阻而窒息。

（2）海水、淡水淹溺。被淡水淹溺时，由于大量水分进入血液循环，血液被稀释，出现低钠、低氯、低蛋白血症及溶血。溶血结果使细胞内的钾大量进入血浆，引起高血钾，导致心室纤维性颤动，心搏骤停，造成死亡。海水为高渗，含质量浓度为 3.5%的氯化钠、大量钙盐和镁盐。含有高渗氯化钠的液体进入毛细血管，因渗透压的作用，致使血中水分大量进入肺泡腔，造成严重肺水肿，导致心力衰竭，生命丧失。

（3）现场救护原则如下。

① 水中救护。充分做好自我保护。救护员自觉有能力，可跳入水中将落水者救出；若无能力，千万不要贸然跳入水中，应立即高声呼救。迅速接近落水者，从其后面靠近，不要被慌乱挣扎中的落水者抓住。从后面双手托住落水者的头部，两人均采用仰泳姿势（以利于呼吸），将其带至安全处。有条件的采用可以漂浮的脊柱板救护落水者，必要时应进行口对口的人工呼吸，高声呼救并拨打急救电话以获得帮助。

② 岸上救护，如图 4-53 所示。

a. 救上岸后，将伤病员头偏向一侧，清除口、鼻腔内的泥沙、污物。打开气道，保持呼吸道通畅。检查呼吸、脉搏。对海水淹溺者，救护员应立即取半跪姿势，将溺水者的腹部放在大腿上，使头部下垂，轻压其背部，或采用海氏腹部冲击法，给予控水。如果控水效果不佳，不要为此而耽误时间，应在稍加控水后立即检查呼吸、脉搏。

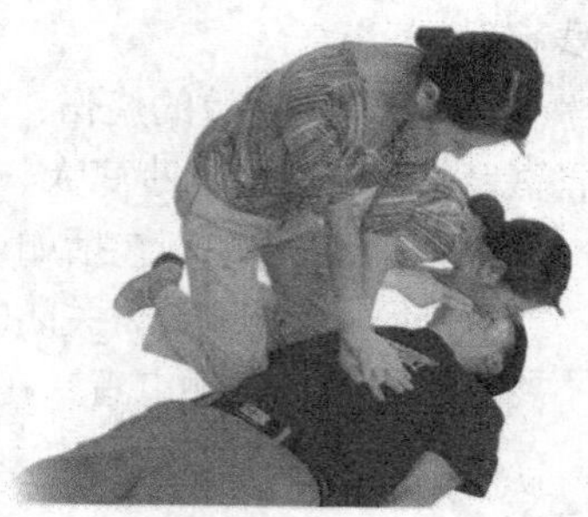

图 4-53　岸上救护

b. 如果遇呼吸停止、意识丧失者，应迅速打开气道。口对口吹气 2 次，若胸部无起伏，按昏迷气道梗塞的方法救治。

c. 若呼吸、心跳骤停，则立即进行心肺复苏。

d. 不要轻易放弃抢救，特别是在低体温情况下，应抢救更长时间，直到专业医务人员到达现场。

e. 现场救护有效，伤病员恢复心跳、呼吸，可用毛巾擦遍全身，自四肢、躯干向心脏方向摩擦，以促进血液循环。

4. 常见急性中毒

（1）细菌性食物中毒。多由进食被细菌污染过的食物而发病。致病菌种类较多，最常见的是沙门氏菌属引起的中毒，以炎热的夏秋季常见。常在短时间内出现大批伤病员。

① 症状。伤病员常在进食半小时、数小时、大多不超过 24 小时内后，出现以急性胃肠炎症状为主的恶心、呕吐、腹痛、腹泻。呕吐物为食物残渣，脐周疼，腹泻，大便一日数次至数十次不等。中毒严重者可剧烈呕吐、造成脱水、酸中毒、休克、呼吸衰竭而危及生命。

② 救护原则。

a. 卧床休息。

b. 多喝淡盐水或淡糖盐水，补充丢失的水和电解质。

c. 拨打急救电话，告知中毒人数、病情等，请医生前来急救。

d. 对吃剩的食物、餐具等应保存好，迅速通知卫生检疫部门进行检验。

e. 如有大批伤病员，立即上报卫生防疫部门。

f. 协助做好安慰伤病员和家属的工作。

若不慎或有意识明显地超过安全用药的界限而大剂量用药，可造成急性药物中毒。日常生活中，还可见到将外用药误作内服药而致中毒。

（2）镇静催眠药中毒（安眠药）。

① 症状。轻者表现为头晕、嗜睡、意识模糊等；重者表现为昏迷、瞳孔缩小（濒临死亡

时可扩大）、呼吸浅而慢或不规则、脉搏极弱或触摸不清、四肢厥冷、血压下降。

② 救护原则。

a. 尽早拨打急救电话。

b. 如发现较早，伤病员意识清醒，可予催吐。即令伤病员喝下温水，然后用筷子等刺激伤病员舌根、咽后壁，使其产生呕吐，反复进行。

c. 昏迷伤病员应保持气道通畅，若呼吸停止，则进行人工呼吸。

d. 急送医院抢救。

注意

送伤病员入院时，切记带上伤病员服剩的药片和药瓶，以协助医生及早正确诊断。

药品妥善保管，贴上明显标签，以免误服。

（3）灭鼠药中毒。毒鼠强为一种中枢神经兴奋剂，有毒性极强的中枢神经刺激作用，特别是对脑干。人的口服致死剂量为 0.1～0.2mg/kg 体重。毒鼠强中毒潜伏期较短，一般为 10～60 分钟，中毒者在进食 30 分钟左右发病。严重中毒者会因剧烈的强直痉挛导致呼吸衰竭而死亡。

① 症状。头痛、头晕、乏力、胸闷、心悸、恶心、呕吐、腹痛、烦躁不安，可伴痉挛性抽搐及强直性惊厥等，严重者可因呼吸衰竭而死亡。

② 救治原则。

- 紧急呼救，拨打急救电话。
- 要尽早彻底清除毒物，及时采取催吐、洗胃、导泻等措施。
- 中毒者抽搐时，用钢勺或筷子缠绕多层纱布，从一侧嘴角放入，以保护中毒者舌头。
- 目前毒鼠强中毒尚无特效解毒剂，应急送医院抢救。

（4）农药中毒。

① 症状。

- 毒蕈碱样症状。恶心呕吐、腹痛腹泻、多汗流涎、流泪、流涕、视力模糊、瞳孔缩小、呼吸极度困难、支气管分泌物增多，严重者出现肺水肿。
- 烟碱样症状。骨骼肌兴奋，出现肌纤维震颤，如眼睑、颜面、舌肌等，逐渐发展为肌肉跳动、牙关紧闭、颈项强直、全身抽搐等。
- 中枢神经系统症状。头痛、头昏、乏力嗜睡、意识障碍、抽搐等，严重者出现脑水肿或因呼吸衰竭而死亡。

以上症状按病情轻重可分为轻度、中度、重度三级，详见表 4-2。

表 4-2　有机磷中毒程度一览表

程度	症状
轻度中毒	头晕、头痛、乏力、恶心、呕吐、流涎、多汗、视力模糊、瞳孔缩小
中度中毒	除以上症状外，腹痛腹泻、肌颤、步态蹒跚、瞳孔明显缩小、轻度呼吸困难、轻度意识障碍
重度中毒	除上述症状外，瞳孔如针尖大小、肺水肿、呼吸极度困难甚至呼吸衰竭、昏迷、大小便失禁

② 救护原则。

- 拨打急救电话。
- 口服患者应立即催吐、洗胃，可使用温水，或用 1∶5 000 的高锰酸钾（对硫磷和马拉硫磷中毒禁用）或用2%的碳酸氢钠（敌百虫中毒时禁用）。

- 迅速脱离中毒现场，脱去污染衣物等。
- 用大量流动清水彻底冲洗染毒的皮肤及毛发。
- 立即送医院抢救。

注意

伤病员除有有机磷农药接触史外，其呕吐物、衣物上有特殊大蒜样臭味，有助于诊断。中毒伤病员病情易反复，看似缓解，随时又有加重的可能，因此要观察病情3～5天。

（5）酒精中毒。日常饮用的各类酒都含有不同浓度的酒精（乙醇）。饮用白酒引起酒精中毒的居多。当大量饮酒超过机体的极限时，就会引起中毒，空腹饮酒吸收更快。

① 症状。酒精中毒大致可分为三期，酒精致死量为5～8g/kg体重。

② 现场救护。

- 对轻度中毒者，首先要制止他继续饮酒，可让其静卧，最好是侧卧，注意保暖；其次可找些梨、马蹄、西瓜之类的水果给他喂食以解酒；也可以用刺激咽喉的方法引起呕吐反射，将酒等胃内容物尽快呕吐出来。
- 注意观察伤病员的神志、呼吸、心跳，如呼吸、心跳停止，应立即做心肺复苏现场急救。
- 重度中毒者出现烦躁、昏睡、抽搐、呼吸微弱，应启动紧急医疗服务，并立即送医院急救。
- 有呕吐者，要清洁口腔，保持呼吸道通畅，侧头平卧或侧卧，以防窒息。

5. 烧烫伤

（1）症状。烧伤对人体组织的损伤程度一般分为三度。可按三度四分法进行分类。

表现为口渴，烦躁不安，尿少，脉快而细，血压下降，四肢厥冷、发绀、苍白，呼吸加速等。烧伤现场救护的原则是先除去伤因，脱离现场，保护创面，维持呼吸道畅通，再组织转送医院治疗。针对烧伤的原因可分别采取相应的措施。

（2）救护原则。

- 冷清水长时间冲洗或浸泡伤处，降低表面温度。同时紧急呼救，启动紧急医疗服务系统。
- 迅速剪开取下伤处的衣裤、袜类，不可剥脱，取下受伤处的饰物。
- 一度烧烫伤可涂外用烧烫伤膏药，一般3～7日治愈。
- 二度烧烫伤，表皮水泡不要刺破，不要在创面上涂任何油脂或药膏，应用干净清洁的敷料或就便器材，如毛巾、床单等覆盖伤部，以保护创面，防止污染。
- 严重口渴者，可口服少量淡盐水或淡盐茶水。条件许可时，可服用烧伤饮料。
- 窒息者，进行人工呼吸；伴有外伤大出血者，应予以止血；骨折者应作临时固定。
- 大面积烧伤伤员或严重烧伤者，应尽快组织转送医院治疗。

6. 犬咬伤与狂犬病

狂犬病是指被感染狂犬病病毒的动物，常见的是狗、猫等咬伤、抓伤、舔舐伤口或黏膜而引起的急性传染病。狂犬病病毒存在于这些动物的神经组织和唾液中，当人受到病犬咬伤后，病毒经伤口进入人体内。狂犬病的主要临床表现为特有的恐水怕风、咽肌痉挛、进行性瘫痪（麻痹）。

因恐水症状严重，又称恐水症。一旦发病，进展迅速，生存的可能性极小，病死率几乎达 100%。

（1）狂犬病暴露后分级及处理原则。为降低狂犬病的发病率，根据暴露性质和严重程度将狂犬病暴露分为三级，并采取不同的处置原则，如表 4-3 所示。

表 4-3　狂犬暴露分级及处置原则表

分级	与宿主动物的接触方式	暴露程度	处置原则
Ⅰ级	1. 接触或喂养动物 2. 完好的皮肤被舔	无	确认病史可靠则不需处置
Ⅱ级	1. 裸露的皮肤被轻咬 2. 无出血的轻微抓伤或擦伤	轻度	立即处理伤口并接种狂犬病疫苗
Ⅲ级	1. 单处或多处贯穿性皮肤咬伤或抓伤 2. 破损皮肤被舔 3. 黏膜被动物体液污染	严重	立即处理伤口并注射狂犬病疫苗和狂犬病被动免疫制剂（动物源性抗血清或人源免疫球蛋白）

（2）犬咬伤现场救护原则。

① 被犬、猫等动物咬、抓伤后，凡不能确定伤人动物是健康动物的，都要采取积极措施。

② 局部伤口的处理越早越好。立即用肥皂水或清水彻底冲洗伤口至少 15 分钟，冲洗后用 2%～3%的碘酒或 75%的酒精涂擦伤口。

③ 只要未伤及大血管，局部伤口不缝合、不包扎、不涂软膏、不用粉剂，以利于伤口排毒。若伤及头面部、伤口大而深、伤及大血管需要缝合包扎时，应在不妨碍引流、保证充分冲洗和消毒的前提下，作抗清处理后再缝合。

④ 立即就近到狂犬病免疫预防门诊就医，根据暴露程度和严重程度采取必要的措施。按照接种程序，及时、全程、足量接种狂犬病疫苗。受伤严重的还需要注射抗狂犬病血清或免疫球蛋白。

⑤ 接种期间要避免剧烈活动，忌用免疫抑制药物，不宜进食酒、咖啡、浓茶和辛辣刺激性食物。

⑥ 伤口较深、污染严重者酌情进行抗破伤风处理和使用抗生素等以控制狂犬病以外的其他感染。

⑦ 将伤人的动物隔离，立即带到动物医院诊断，并向动物防疫部门报告。

7. 中暑

（1）中暑的各种环境。高温车间，在生产过程中产生大量热量，通风不佳，散热困难；或露天劳动，直接在烈日阳光下暴晒；缺乏空调、通风设备的公共场所；家庭房间内密不通风。

（2）症状。

① 先兆中暑。在高温环境下出现大汗、口渴、无力、头晕、眼花、耳鸣、恶心、胸闷、注意力不集中、四肢发麻。体温不超过 37.5℃。

② 轻度中暑。上述症状加重，体温在 38℃以上，出现面色潮红或苍白、大汗、皮肤湿冷、脉搏细弱、心率快、血压下降等呼吸及循环衰竭的症状及体征。

③ 重度中暑，分类及症状如表 4-4 所示。

表 4-4　重度中暑的分类及症状表

分类	症状
中暑高热	体温在 40℃以上，头疼、不安、嗜睡甚至昏迷，面色潮红，无汗、皮肤干热、血压下降、呼吸急促、心率快等
中暑衰竭	体温在 38℃左右，面色苍白、皮肤湿冷、脉搏细弱、血压降低，呼吸快而浅、神志不清、意识淡漠或昏厥等
中暑痉挛	体温正常，重者血压下降，口渴、尿少、肌肉痉挛及疼痛（腓肠肌多见）等
热射病	体温可轻度升高，剧烈头疼、头晕、恶心呕吐、耳鸣、眼花、烦躁不安、意识障碍，严重者发生昏迷等

（3）现场救护原则。

① 迅速把伤病员移至阴凉通风处或有空调的房间，平卧休息。

② 轻者饮淡盐水或淡茶水，可服用“藿香正气水”、“十滴水”、“仁丹”等。

③ 体温升高者，用凉水擦洗全身（除胸部），水的温度要逐步降低，在头部、腋窝、大腿根部可用冷水或冰袋敷之，以加快散热。

④ 严重中暑，经降温处理后，及早启动紧急医疗服务，获得专业急救。

（4）预防措施。

① 在烈日下工作、行军时应戴草帽或遮阳帽。

② 高龄、体弱、产妇不宜在高温、高湿的室内逗留。

③ 高温作业人员应及时补充淡盐水及营养。

案例4-4

2003 年 7 月 17 日 15 时 23 分，珠海市急救指挥中心接到市民呼救：珠海大道广昌加油站路段有一辆大卡车翻车，车上多人受伤，人数和伤情不详。市急救中心立即调派先遣急救人员数名和急救车 4 台。首车到达现场报告：现场事件是珠海市警备区执行任务的军用卡车翻车，车上有数十名士兵受伤，但已被路经车辆送往医院，只接到 1 名重伤员。市急救中心接到报告后向市卫生局报告，并迅速向附近医院急诊科了解，该事件 30 多名伤员已被送到附近的区医院，重伤员较多，另有一民营医院向中心报告有 4 名重伤员被送到该院。市急救中心安排现场急救指挥和中心调度指挥，对第一收治医院（区医院和民营医院）的伤员确定伤情、增援创伤外科专家和分流伤员，统一进行指挥和分流安排。急救中心急救指挥车分别到两家第一收治医院现场指挥，组织伤员分流，调派 9 家急救医院 13 台 120 救护车，出车 23 次，伤员全部分流安排到市区 4 家综合性急救医院，共救治伤员 43 名，其中重伤 15 名，死亡 2 名。院前急救历时 3 时 14 分。参加该事件救援的医疗单位 11 家，医疗救援人员 107 人次，急救车辆 16 台，其中急救指挥车 4 台，救护车 13 台，救护车转运 23 次。

【案例分析】

事件类型：特大交通伤亡事故。

事件特点：交通要道、部队车辆、执行紧急任务、军人伤亡。

事件信息：路人报警，地点不准。

急救：因地点不准，信息不实，影响首次调度的准确性，院前急救时间延误 4 分钟。伤员是各种车辆送往医院，现场非医疗搬运转送，加重伤情。现场只有 1 名重伤员是救护车运送。

医院应对：42 名伤员由非医疗救护无序运送到附近的区级医院、镇卫生院、民营医院，超出了这些医院的急救应对能力。在重伤员伤情未经有效处置的情况下，紧急进行二次转运，延长了伤员的急救时间，影响了医疗救治效果。

急救指挥：组织协调院内急诊检伤分类，指挥伤员分流转运，协调安排接收医院。

任务训练

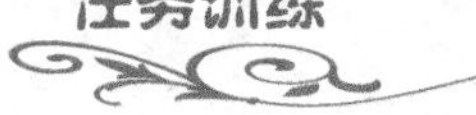

遇到有人溺水，我们应该怎么实施救护?

（1）尽快将溺水者从水中救出。就地（陆地、船上）仰卧位，将病人头偏向一侧，清除口、鼻腔内的泥沙、污物，将舌头拉出，保持呼吸道通畅。检查呼吸、脉搏。救护人采取半跪姿势，将溺水者的腹部放在大腿上，使头部下垂，轻压其背部，给予控水。

（2）如遇心跳、呼吸停止，则立即施行心肺复苏术。

（3）不要轻易放弃抢救，注意保暖，直至专业医务人员到达现场。

小　结

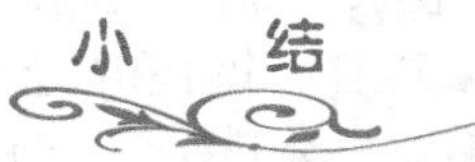

除了疾病对人类健康与生命有着直接影响外，意外伤害对健康及生命的威胁已越来越显示出它的严重性。意外伤害可由交通事故、触电、溺水、中毒、烧烫伤等引起。而随着社会、科学技术的发展，意外伤害的种类也随之增加。人们应该对各类伤害有一定的认识，尽量避免意外伤害的发生。一旦发生，则应将其危害降低到最小程度，这就是我们要掌握意外伤害救护知识的最终目的。

名言警句

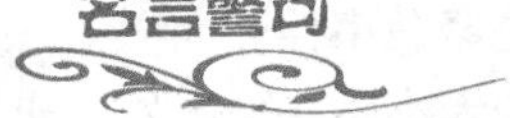

安全第一，预防为主，综合治理

事故出于麻痹，安全来于警惕

隐患险于明火，防范胜于救灾，责任重于泰山。

安全来于警惕，事故出于麻痹。巧干带来安全，蛮干招来祸端。

拓展阅读

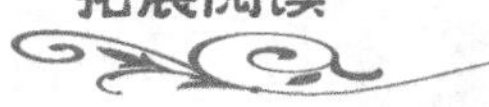

［1］张珍玲．图解触电急救与意外伤害急救．北京：中国电力出版社.2004.

［2］李清亚，王晓慧，第一目击者　突发疾病及意外伤害现场救护．北京：中国计量出版社.2001.

［3］杨帆．意外伤害的防护．北京：海豚出版社.2002.

任务5 突发事件，处理危害

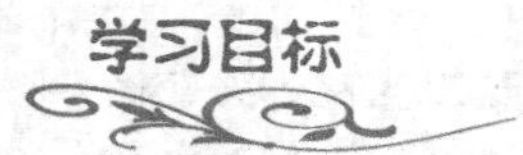

1. 知识与技能目标

了解日常生活中常见的意外事件，知道意外事件带来的危害。

2. 过程与方法目标

探究烫伤、磕伤、触电、溺水、被动物咬伤、车祸、食物中毒等常见意外事件的避免办法，学会保护自己。

3. 情感、态度与价值观目标

多渠道收集有关重大自然灾害的典型事例，了解曾经发生在我国的重大自然灾害（地震、洪涝、台风、龙卷风、干旱、冰雹、雪等），认识自然灾害的巨大破坏性，感受大自然不可抗拒的一面。

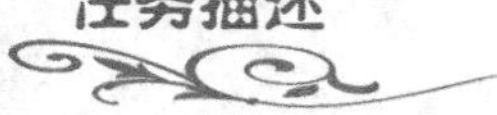

目前，全球正面临着各种灾害的严峻挑战。根据突发公共事件的发生过程、性质和机制，我国政府将其总称为“突发公共事件”，主要分为自然灾害、事故灾难、公共卫生事件和社会安全事件四大类，并强调上述各类事件往往是相互交叉和关联的。此外，我国的公共安全还面临着诸多新的挑战。如城市化进程的加速、农村人口转移到城镇等，对各类突发事件往往有“放大”作用，也可产生次生灾害、衍生灾害。

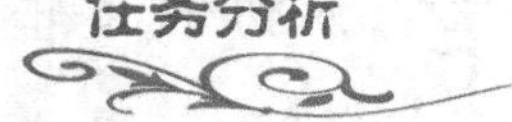

突发公共事件简称突发事件。它通常是指由于各种“天灾人祸”的突然降临，导致人员伤亡、财产损失、生态环境遭到破坏等危及公共安全、具有重大社会影响的紧急事件。

尽管突发事件发生的原因各不相同，灾害严重程度也不同，涉及范围大小不一，但如果能对突发事件进行及时、正确、有效的应对处置，就能大大减轻突发事件造成的严重后果，保护公众的生命财产安全。

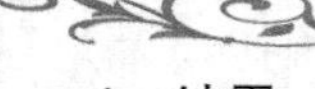

1. 地震

地震后现场如图 4-54 所示。

（1）救护原则。在保证救护员安全的前提下，现场采取先近后远、先抢后救的原则，即对震区人员的搜寻、脱险、救护医疗一体化的大救援观念。

① 先近后远。即先救近处的人，再救远处的人。如果舍近求远，会错过救人良机。

② 先挖后救，挖救结合。在地震救灾中，时间就是生命，要抓住一切机会挽救生命。在基本查明人员被埋的情况后，应立即组织骨干力量，建立抢救小组，就近分片展开救援。

一般群众以挖为主，医护人员以救为主，按抢挖、急救、运送进行合理分工，提高抢救工作效率。

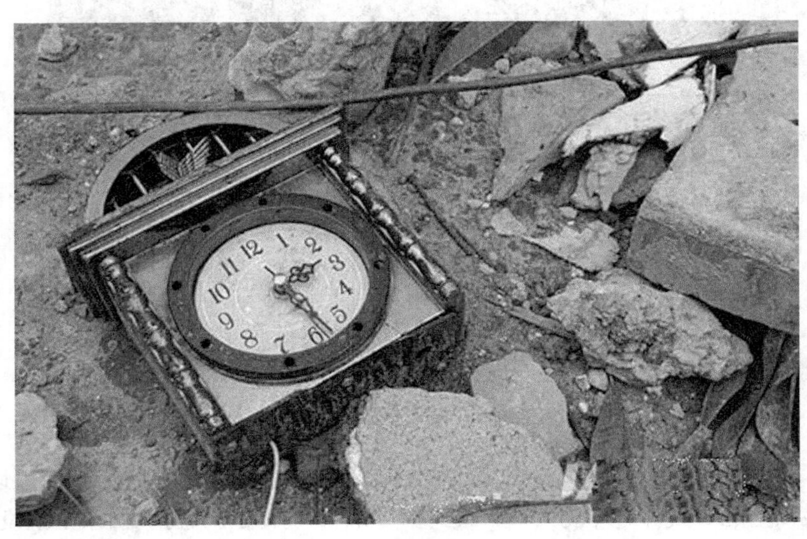

图 4-54　地震后现场

③ 先救命，后治伤。

④ 对开放性伤口给予包扎，骨折应予固定。

⑤ 脊柱骨折在地震中十分常见。运送脊椎受伤的伤病员要用硬质担架，并将伤病员固定在担架上。

⑥ 检伤分类。对需要进行医疗救护的伤病员，必须检伤分类，分清轻重缓急。对危及生命的重伤员先行抢救。在交通运输条件许可的情况下，必须实施分级医疗救护，以减轻灾区救护任务的压力。

⑦ 由于灾害的瞬间降临，对人的心理伤害十分严重，因此在救援中应体现人文关怀，积极开展心理支持工作。

（2）身处危险环境中的自救。

- 设法避开身体上方不结实的倒塌物、悬挂物或其他危险物，用砖石、木棍等支撑残垣断壁，以防余震时再被埋压。
- 搬开身边可搬动的碎砖瓦等杂物，扩大活动空间。
- 不要随便动用室内设施，包括电源、水源等，不要使用明火。
- 不要大喊大叫，应保存体力，节约氧气，用敲击的方法求救。
- 闻到煤气和有毒异味时，要用湿衣物捂住口鼻。
- 保护和节约使用饮用水、食物。

2. 火灾

火灾现场如图 4-55 所示。

（1）救护原则。发生火灾后，要根据情况，因地制宜开展救援。

① 报警。不论何时何地，一旦发现火灾，立即向“119”报警。报警内容包括：起火单位、地址、燃烧部位、燃烧物质、起火原因、火势大小、进入火场路线以及联系人姓名、电话等，并派人到路口接应消防车进入火场。

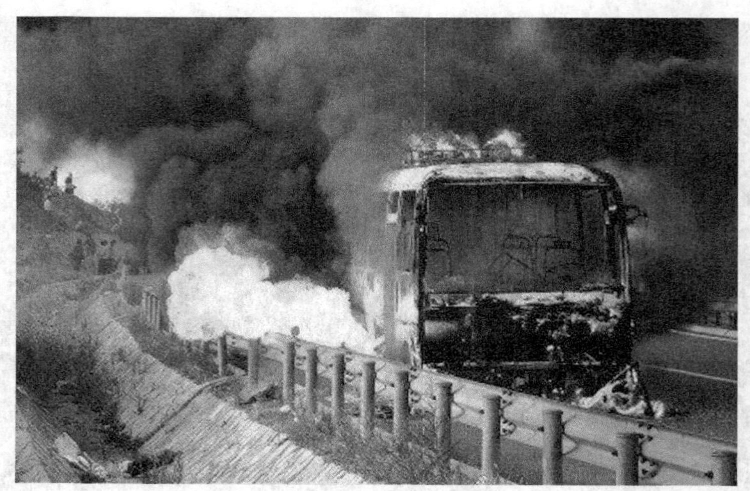

图 4-55　火灾现场

② 扑灭。火灾初起阶段火势较弱，范围较小，若及时采取有效措施，就能迅速将火扑灭。据统计，70%以上的火灾都是在场人员扑灭的。如果不“扑灭”火源，后果不堪设想。对于远离消防队的地区，首先应号召群众自救，力争将火势扑灭于初起阶段。通常可使用灭火器、自来水或盆缸的存水浇火，使燃烧物迅速冷却，达到熄灭的效果。也可使用隔断氧气、扑打等方法扑灭较小的火势。

③ 撤离。发生火灾时，若被大火困住，应想方设法尽早撤离。起火后的 10～15 分钟，一氧化碳已经超过人体接触的最大浓度，而空气中氧气含量又迅速下降，火场温度接近 400℃，此时人在火场是相当危险的，逃生的黄金时间应在 15 分钟以内。

a. 匍匐前进，逃出门外。火灾初起阶段，烟雾大，热气烟雾向上升，应弯腰低头或趴于地面匍匐前进，用湿口罩、毛巾捂住口鼻，逃出门外。若火势来自门外，开门前应先用手探查门的温度，如已发烫，不宜开门。

b. 浸湿外衣，冲下楼梯。楼梯已着火，火势尚不很猛烈时，披上浸湿的外衣、毛毯或棉被冲下楼梯。

c. 利用阳台或坚固的绳索下滑。若房间的门被烈火封住或楼梯已被烧断，无法通行时，可利用阳台或铁质落水管向下滑。也可将绳子或床单撕成条状连接起来，一端拴在门窗栏杆或暖气上，另一端甩向楼下，然后攀附向下滑。

d. 被迫跳楼时要缩小落差。若楼层不太高，被迫跳楼时，应先扔下棉被、海绵床垫等物，以便缓冲，然后爬出窗外，手扶窗台向下滑，尽量缩小落差。

（2）现场救护。

① 迅速转移伤病员。应立即离开烟雾环境，将伤病员置于安静通风凉爽处，解开其衣领、腰带，适当保温。对于高浓度的硫化氢或一氧化碳污染区和严重的缺氧环境，必须立即通风。救护人员需佩戴供氧式防毒面具，对其他毒物也应采取有效的防护措施。

② 立即抢救生命。保持呼吸道通畅，对呼吸、心跳骤停者实施心肺复苏。

从以下方面判断是否有吸入烧伤。

- 面部、颈部、胸部周围有烧伤。
- 鼻毛烧焦。

- 口鼻周围有烟尘痕迹。

③ 保护创面。迅速脱去或顺衣缝剪开伤病员的衣服，摘除饰物，暴露创面。创面要用清洁的被单或衣服简单包扎，尽量不要弄破水泡，保护表皮，防止创面污染。严重烧伤者不需要涂抹任何药粉、药水和药膏，以免给入院后的诊治造成困难。伤员口渴可饮淡盐水。

3. 其他重大灾害

（1）洪涝灾害。现场救护的原则为启动应急预案，在医疗救援队到来之前，对伤病员进行检伤分类，分级处理，对淹溺者实施心肺复苏，最大限度地减少人员伤亡。发现传染病人时，应及时报告、处理。

（2）台风灾害。台风伤害种类繁多复杂，如砸伤、压伤、摔伤、淹溺等，出现这些伤害后，应立即进行检伤分类，现场救护的原则包括先救命后治伤，分别处理，及时后送。对呼吸、心跳停止者实施心肺复苏。

（3）爆炸事件。爆炸对人的伤害可分为两类，具体如下。

① 爆炸力直接作用伤：爆炸产生的高温高压、气体产物和高速飞散的各种碎片引起的损伤，如炸碎伤、炸烧伤。

② 爆炸力间接作用伤：爆炸时产生的冲击波作用于建筑物，引起门窗玻璃和物件的破碎伤、压伤，或由于人群拥挤造成的踩踏伤等。

由于爆炸发生突然，破坏迅速，事故现场的人群没有时间疏散、逃生。所以发生爆炸事件后，应在消除危害因素的基础上，迅速将受伤害人员从危险区抢救到安全区，及时对伤病员进行检伤分类。对呼吸、心跳停止的伤病员实施心肺复苏，对各种创伤者，经初步处理后尽早后送。发生燃烧爆炸事故，首先看到的是火光闪光。此时，若有一定距离，应立即就地卧倒，卧倒时脚朝爆炸方向，尽量躲入较为坚固的防护屏障之后，脸朝下，双眼紧闭，双手交叉放在胸前，额头枕在臂肘处，不让皮肤裸露。在可能的情况下，应选择时机迅速离开现场，即使伤害较重，受伤人员也应全力挣扎，尽快离开危险区。

案例4-5

2000 年 11 月底，东都分店在装修时将地下一层大厅中间通往地下二层的楼梯通道用钢板焊封，但在楼梯两侧扶手穿过钢板处留有两个小方孔。2000 年 12 月 25 日 20 时许，为封闭两个小方孔，东都分店负责人王某指使该店员工王某、宋某和丁某将一小型电焊机从东都商厦四层抬到地下一层大厅，并安排王某某（无焊工资质证）进行电焊作业，未作任何安全防护方面的交代。王某施焊中也没有采取任何防护措施，电焊火花从方孔溅入地下二层可燃物上，引燃地下二层的绒布、海绵床垫、沙发和木制家具等可燃物品。王某等人发现后，用室内消火栓的水枪从方孔向地下二层射水灭火，在不能扑灭的情况下，既未报警也没有通知楼上人员便逃离了现场，并订立攻守同盟。正在商厦办公的东都商厦总经理李某某以及为开业准备商品的东都分店员工见势迅速撤离，也未及时报警和通知四层娱乐城人员逃生。随后，火势迅速蔓延，生成大量一氧化碳、二氧化碳、含氰化合物等有毒烟雾，顺着东北、西北角楼梯间向上蔓延（地下二层大厅东南角楼梯间的门关闭，西南、东北、西北角楼梯间为铁栅栏门，着火后，西南角的铁栅栏门进风，东北、西北角的铁栅栏门过烟不过人）。由于地下一层至三层东北、西北角楼梯与商场采用防火门、防火墙分隔，楼梯间形成烟囱效应，大量有毒高温烟雾通过楼梯间迅速扩散到四层娱乐城。着火后，东北角的楼被烟雾封堵，其余 3 部楼梯被上锁的铁栅栏堵住，人员无法通行，仅有少数人员逃到靠外墙的窗户处获救，其余 309 人中毒窒息死亡。

【案例分析】

这起火灾是因为负责人王某在明知员工没有电（气）焊工资质证的情况下，还强令其违章冒险进行电焊施工，导致焊接过程中炽热的熔珠引燃周围的布料，造成严重的后果。事发后既没有及时报警，又没有及时通知其余人员逃离，造成了严重惨剧。

任务训练

1. 发生地震时我们应该怎样自救

（1）发生大地震时不要惊慌。破坏性地震从人感觉到震动到建筑物被破坏平均只有 12 秒，在这短短的时间内你应根据所处环境迅速作出保障安全的抉择。如果住的是平房，那么你可以迅速跑到门外；如果住的是楼房，千万不要跳楼，应立即切断电闸，关掉煤气，暂避到洗手间等跨度小的地方，或是桌子、床铺等下面，震后迅速撤离，以防强余震。

（2）人多时，先找藏身处。学校、商店、影剧院等人群聚集的场所如果遇到地震，最忌慌乱，应立即躲在课桌、椅子或坚固物品下面，待地震过后再有序地撤离。

（3）远离危险区。如果在街道上遇到地震，应用手护住头部，迅速远离楼房，到街心一带。如果在郊外遇到地震，要注意远离山崖、陡坡、河岸及高压线等。正在行驶的汽车和火车要立即停车。

（4）被埋时要保存体力。如果震后不幸被废墟埋压，要尽量保持冷静，设法自救。无法脱险时，要保存体力，尽力寻找水和食物，创造生存条件，耐心等待救援。

（5）手机和充足电的电池放在身边备用。大多数破坏性地震使人感到的地面抖动只是一瞬间，只有强烈的地震才能有长达一分钟的感觉，而绝大多数破坏性地震只延续几秒钟。为此，只有保持镇定，采取果断措施来保护自已，才能够减少你所遭遇灾害的损失。

2. 日常生活中发生火灾后我们应该怎样处理

火灾袭来时要迅速逃生，不要贪恋财物。受到火势威胁时，要当机立断披上浸湿的衣物、被褥等向安全出口方向冲出去。穿过浓烟逃生时，要尽量使身体贴近地面，并用湿毛巾捂住口鼻。身上着火，千万不要奔跑，可就地打滚或用厚重衣物压灭火苗。遇到火灾不可乘坐电梯，要向安全出口方向逃生。室外着火，门已发烫时，千万不要开门，以防大火窜入室内。要用浸湿的被褥、衣物等堵塞门窗，并泼水降温。若所有逃生线路被大火封锁，要立即退回室内，用打手电筒、挥舞衣物、呼叫等方式向窗外发送求救信号，等待救援。千万不要盲目跳楼，可利用疏散楼梯、阳台、排水管等逃生，或把床单、被套撕成条状连成绳索，紧拴在窗框、铁栏杆等固定物上，顺绳滑下，或下到未着火的楼层脱离险境。

小　结

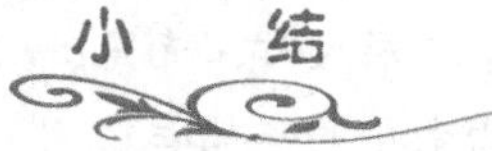

突发公共事件中对社会影响最大、危害最为严重的后果是人员伤亡。所以，尽管突发事件发生的原因各不相同，灾害严重程度也轻重不等，涉及范围大小不一，但如果能对突发事件进

行及时、正确、有效的应对处置，就能大大减轻突发事件造成的严重后果，保护公众的生命安全和身体健康。

名人名言

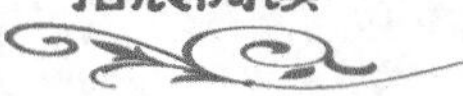

火灾是最大的浪费，人命关天安全为先。

时时消除身边火患，日日保您生命安全。

安全要讲，火灾要防，安要思危，乐不忘忧。

火灾事故不难防，重在守规章。

见火不救火烧身，有章不循祸缠身。

与其事后痛哭流涕，不如事前遵章守纪。

拓展阅读

[1] 马桂林. 突发事件的第一时间：现场自救与互救. 上海：第二军医大学出版社. 2010.

[2] 宋劲松. 突发事件应急指挥. 北京：中国经济出版社. 2011.

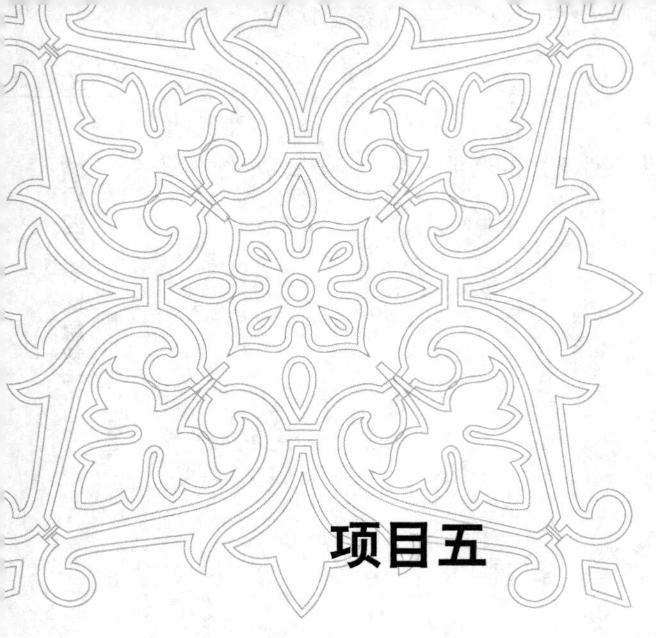

项目五

体质健康

Project 5

项目导读：终身健康，终身受益，终身幸福

广大青少年身心健康、体魄强健、意志坚强、充满活力，是一个民族旺盛生命力的体现，是社会文明进步的标志，是关系国家和民族未来的大事。为建立和健全国家学生体质健康监测评价机制，激励学生积极参加身体锻炼，引导学校深化体育教学改革，推动各地加强学校体育工作，促进青少年身心健康、体魄强健、全面发展，教育部于 2014 年 7 月 7 日颁发了《国家学生体质健康标准（2014 年修订）》（以下简称《标准》）。《标准》是在研究大学生体质与健康规律的基础上，构建大学生体质健康的静态监测——体质健康的动态监测——体质与健康的促进的完整研究体系。

本项目主要阐述大学生体质健康测试的理论基础，构建大学生体质健康的动态监测体系，大学生体质与健康的促进，并对大学生体质健康测试与训练的典型案例进行了分析。本项目旨在为大学生体质健康提供全面的、实用的指导，为促进大学生的体质与健康水平，培养建立大学生健康的生活方式提供指导。

春天
行动
Spring
相约春天
相约健康
还宅在家？
一起来户外健康运动吧！

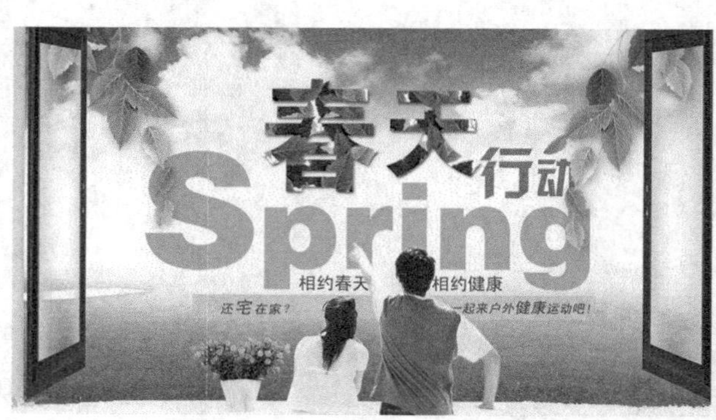

任务1 遵循体质健康新标准，促进学生健康成长

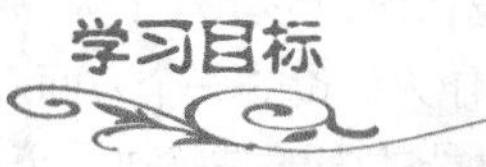

学习目标

1. 知识与技能目标

《标准》是促进学生体质健康发展、激励学生积极进行身体锻炼的教育手段。让学生积极参加体育锻炼，养成经常锻炼身体的习惯。

2. 过程与方法目标

通过有目的、有计划的教育活动，使学生掌握本课程传达的基本理念以及价值，认识到什么是健康，如何促进自己的身体健康，以及如何对自己的健康状况进行自测，并根据自己的实际情况制定适合自己的运动处方，进行科学的锻炼。

3. 情感态度价值观目标

确立健康新理念，提高学生健康知识，养成喜欢锻炼的好习惯、使学生在躯体健康、心理健康、社会适应良好和道德健康四方面都健全的完全健康的人。

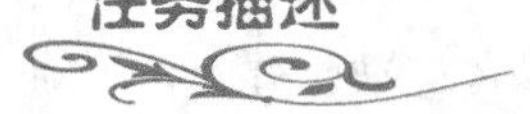

任务描述

"树立健康新理念，促进学生体质健康"等方面综合评定了学生的体质健康水平，是促进学生体质健康发展、激励学生积极进行身体锻炼的教育手段，是国家发展学生核心素养体系和学业质量标准的重要组成部分，是学生体质健康的个体评价标准。

任务分析

"树立健康新理念，促进学生体质健康"的外延涉及它的激励和教育功能、反馈功能以及指导锻炼功能。《标准》的实施将使学生和社会能够对影响身体健康的主要因素有一个更加明确的认识与理解，引导学生积极追求身体的健康状态，实现学校体育的目标。

《标准》是学生体质健康的个体评价标准，有对学生进行统计、分析、检索的功能，为学生及其学校提供了在线查询和在线评估服务，向学生提供了个性化的身体健康诊断，制订针对性较强的运动处方，用于自身因地制宜地进行科学的体育锻炼，提高身体健康水平。

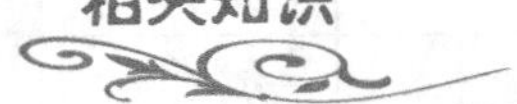

相关知识

1. 国家学生体质健康标准的概念

《标准》的内涵是测量学生体质健康状况和锻炼效果的评价标准，是国家对不同年龄段学生的体质健康方面的基本要求，是学生体质健康的个体评价标准。

健康的概念包括身体健康、心理健康和社会适应。

《标准》涵盖的是与学校体育密切相关的学生身体健康的范畴。为了界定它的内涵，又避免与三维的健康概念混淆，故将"体质"作为"健康"的定语以示其内涵。

2. 体质健康与体质评价

世界卫生组织对健康的定义为："健康不仅仅是指没有疾病或不虚弱，而是生理、心理的

健康和社会适应的完好状态。”对体质的定义在体育、教育和卫生系统也已基本形成共识，即“体质，是指人体的质量，它是在遗传性和获得性的基础上表现出来的、相对稳定的特征”。

从健康和体质两个定义中不难看出对身、心两方面提出的要求。以往我国评价学生的体质时，更多地使用了学生的运动成绩作为评价的标准。随着社会的发展，人们越来越认识到形态对于人体健康的重要性，因为一定的形态结构必然表现为一定的生理功能，因此形态将作为评价的一个方面。另外，现代医学和运动生理学的研究结果表明，人体心血管系统及呼吸系统功能的强弱是反映一个人健康的重要标志，也是左右人们寿命和工作时间的重要因素，应该把发展学生心血管系统及呼吸系统功能贯穿身体运动的始终。因此，机能的评价也应作为学生体质健康标准的重要内容。

3. 《国家学生体质健康标准（2014 年修订）》

本标准的修订坚持健康第一，落实《国家中长期教育改革和发展规划纲要（2010—2020 年）》、《国务院办公厅转发教育部等部门关于进一步加强学校体育工作若干意见的通知》（国办发〔2012〕53 号）和《教育部关于印发〈学生体质健康监测评价办法〉等三个文件的通知》（教体艺〔2014〕3 号）的有关要求，着重提高《标准》应用的信度、效度和区分度，着重强化其教育激励、反馈调整和引导锻炼的功能，着重提高其教育监测和绩效评价的支撑能力。

本《标准》从身体形态、身体机能和身体素质等方面综合评定学生的体质健康水平，是促进学生体质健康发展、激励学生积极进行身体锻炼的教育手段，是国家发展学生核心素养体系和学业质量标准的重要组成部分，是学生体质健康的个体评价标准。

本《标准》的学年总分由标准分与附加分之和构成，满分为 120 分。《标准》分由各单项指标得分与权重乘积之和组成，满分为 100 分。附加分根据实测成绩确定，即对成绩超过 100 分的加分指标进行加分，满分为 20 分；大学的加分指标为男生引体向上和 1 000 米跑，女生 1 分钟仰卧起坐和 800 米跑，各指标加分幅度均为 10 分。

根据学生学年总分评定等级：90.0 分及以上为优秀，80.0～89.9 分为良好，60.0～79.9 分为及格，59.9 分及以下为不及格，如表 5-1～表 5-5 所示。

表 5-1　单项指标与权重表

测试对象	单项指标	权重（%）
大学各年级	体重指数（BMI）	15
	肺活量	15
	50 米跑	20
	坐位体前屈	10
	立定跳远	10
	引体向上（男）/1 分钟仰卧起坐（女）	10
	1 000 米跑（男）/800 米跑（女）	20

注：体重指数（BMI）单项评分表（单位：千克/米 ^{2}）

表 5-2　体重单项评分表（单位：公斤）

性别	等级	单项得分	大学	性别	等级	单项得分	大学
男生	正常	100	17.9～23.9	女生	正常	100	17.2～23.9
	低体重	80	≤17.8		低体重	80	≤17.1
	超重		24.0～27.9		超重		24.0～27.9
	肥胖	60	≥28.0		肥胖	60	≥28.0

注：体重指数（BMI）=体重（千克）/身高 ^{2}（米 ^{2}）

表 5-3 肺活量单项评分表（单位：毫升）

性别	等级	单项得分	大一大二	大三大四	性别	等级	单项得分	大一大二	大三大四
男生	优秀	100	5 040	5 140	女生	优秀	100	3 400	3 450
		95	4 920	5 020			95	3 350	3 400
		90	4 800	4 900			90	3 300	3 350
	良好	85	4 550	4 650		良好	85	3 150	3 200
		80	4 300	4 400			80	3 000	3 050
	及格	78	4 180	4 280		及格	78	2 900	2 950
		76	4 060	4 160			76	2 800	2 850
		74	3 940	4 040			74	2 700	2 750
		72	3 820	3 920			72	2 600	2 650
		70	3 700	3 800			70	2 500	2 550
		68	3 580	3 680			68	2 400	2 450
		66	3 460	3 560			66	2 300	2 350
		64	3 340	3 440			64	2 200	2 250
		62	3 220	3 320			62	2 100	2 150
		60	3 100	3 200			60	2 000	2 050
	不及格	50	2 940	3 030		不及格	50	1 960	2 010
		40	2 780	2 860			40	1 920	1 970
		30	2 620	2 690			30	1 880	1 930
		20	2 460	2 520			20	1 840	1 890
		10	2 300	2 350			10	1 800	1 850

表 5-4 女生单项评分表

等级	单项得分	项目	大一大二	大三大四	项目	大一大二	大三大四	项目	大一大二	大三大四	项目	大一大二	大三大四	项目	大一大二	大三大四
优秀	100	50米跑 单位秒	7.5	7.4	坐位体前屈 单位厘米	25.8	26.3	立定跳远 单位厘米	207	208	一分钟仰卧起坐 单位次	56	57	耐力跑 单位分·秒	3'18"	3'16"
	95		7.6	7.5		24.0	24.4		201	202		54	55		3'24"	3'22"
	90		7.7	7.6		22.2	22.4		195	196		52	53		3'30"	3'28"
良好	85		8.0	7.9		20.6	21.0		188	189		49	50		3'37"	3'35"
	80		8.3	8.2		19.0	19.5		181	182		46	47		3'44"	3'42"
及格	78		8.5	8.4		17.7	18.2		178	179		44	45		3'49"	3'47"
	76		8.7	8.6		16.4	16.9		175	176		42	43		3'54"	3'52"
	74		8.9	8.8		15.1	15.6		172	173		40	41		3'59"	3'57"
	72		9.1	9.0		13.8	14.3		169	170		38	39		4'04"	4'02"
	70		9.3	9.2		12.5	13.0		166	167		36	37		4'09"	4'07"
	68		9.5	9.4		11.2	11.7		163	164		34	35		4'14"	4'12"
	66		9.7	9.6		9.9	10.4		160	161		32	33		4'19"	4'17"
	64		9.9	9.8		8.6	9.1		157	158		30	31		4'24"	4'22"
	62		10.1	10.0		7.3	7.8		154	155		28	29		4'29"	4'27"
	60		10.3	10.2		6.0	6.5		151	152		26	27		4'34"	4'32"
不及格	50		10.5	10.4		5.2	5.7		146	147		24	25		4'44"	4'42"
	40		10.7	10.6		4.4	4.9		141	142		22	23		4'54"	4'52"
	30		10.9	10.8		3.6	4.1		136	137		20	21		5'04"	5'02"
	20		11.1	11.0		2.8	3.3		131	132		18	19		5'14"	5'12"
	10		11.3	11.2		2.0	2.5		126	127		16	17		5'24"	5'22"

表 5-5 男生单项评分表

等级	单项得分	项目	大一大二	大三大四	项目	大一大二	大三大四	项目	大一大二	大三大四	项目	大一大二	大三大四	项目	大一大二	大三大四
优秀	100	50米跑 单位秒	6.7	6.6	坐位体前屈 单位厘米	24.9	25.1	立定跳远 单位厘米	273	275	引体向上 单位次	19	20	耐力跑 单位分·秒	3'17"	3'15"
	95		6.8	6.7		23.1	23.3		268	270		18	19		3'22"	3'20"
	90		6.9	6.8		21.3	21.5		263	265		17	18		3'27"	3'25"
良好	85		7.0	6.9		19.5	19.9		256	258		16	17		3'34"	3'32"
	80		7.1	7.0		17.7	18.2		248	250		15	16		3'42"	3'40"
及格	78		7.3	7.2		16.3	16.8		244	246					3'47"	3'45"
	76		7.5	7.4		14.9	15.4		240	242		14	15		3'52"	3'50"
	74		7.7	7.6		13.5	14.0		236	238					3'57"	3'55"
	72		7.9	7.8		12.1	12.6		232	234		13	14		4'02"	4'00"
	70		8.1	8.0		10.7	11.2		228	230					4'07"	4'05"
	68		8.3	8.2		9.3	9.8		224	226		12	13		4'12"	4'10"
	66		8.5	8.4		7.9	8.4		220	222					4'17"	4'15"
	64		8.7	8.6		6.5	7.0		216	218		11	12		4'22"	4'20"
	62		8.9	8.8		5.1	5.6		212	214					4'27"	4'25"
	60		9.1	9.0		3.7	4.2		208	210		10	11		4'32"	4'30"
不及格	50		9.3	9.2		2.7	3.2		203	205		9	10		4'52"	4'50"
	40		9.5	9.4		1.7	2.2		198	200		8	9		5'12"	5'10"
	30		9.7	9.6		0.7	1.2		193	195		7	8		5'32"	5'30"
	20		9.9	9.8		-0.3	0.2		188	190		6	7		5'52"	5'50"
	10		10.1	10.0		-1.3	-0.8		183	185		5	6		6'12"	6'10"

案例5-1

2013 年江苏省学生体质健康监测结果

一是学生形态发育水平继续提高。2013 年，江苏省学生形态发育指标总体上继续保持 1985 年以来持续上升的趋势，在小学、初中、高中、大学四个学业阶段中，多数年龄组学生的平均身高、体重与胸围值均高于 2010 年水平。与 2010 年比，中小学男女生平均身高分别增高了 1.2 厘米和 0.9 厘米，平均体重分别上升了 0.9 千克和 0.7 千克，平均胸围分别增加了 1.2 厘米和 1.4 厘米。

二是学生肺活量水平进一步提高。2013 年江苏省学生的肺活量水平较 2010 年进一步提高，多数年龄组男女学生平均肺活量、肺活量体重指数均高于 2010 年水平。中小学男女生平均肺活量分别增加了 157 毫升和 98 毫升。

三是学生身体素质继续增强。2013 年，江苏省学生身体素质总体上较 2010 年继续提高，多数学业阶段学生的速度、腹肌力量、耐力、柔韧性等素质指标的改善较为明显。如与 2010 年比，中小学男女生 50 米跑平均成绩均提高了 0.09 秒，13～14 岁年龄段男生 1 000 米跑、女生 800 米跑的平均成绩分别提高了 6.9 秒和 4.2 秒。

四是肥胖等部分常见病得到一定控制。与 2010 年相比，2013 年江苏省学生肥胖情况得到一定程度的控制；学生低体重率下降，尤其是大学女生的低体重情况改善明显，大学女生的低体重率较 2010 年下降了 5.4%。2013 年，江苏省学生龋患情况继续改善，龋患率比 2010 年降低了 4.8%，龋齿均降低了 0.8 颗。此外，城市中小学生的总体近视率得到初步遏制，较 2010 年没有再继续增加。

五是城乡学生体质健康水平的差距继续缩小。身体形态方面，2013 年，城市学生的形态发育水平继续高于乡村学生，但城乡差距逐步缩小，乡村女生身体形态各项指标已经达到 2010 年城市女生的水平；生理机能方面，2013 年，乡村女生的生理机能水平总体上要好于城市女生。城市男生与乡村男生相比，肺活量和握力无显著差别；身体素质方面，城市学生的身体素质指标总体上仍低于乡村学生，但城乡差距在缩小。

【案例分析】

1. 学生体质与健康存在的主要问题

（1）学生近视率仍维持在高位水平，乡村中小学生和大学生近视率增幅明显。2013 年，江苏省 7～22 岁年龄段学生的近视率为 75.5%，大学生较 2010 年上升了 26.4%。乡村男女生近视率较 2010 年分别增长了 7.5%和 7.4%。

（2）学生超重率增加，大学女生的低体重率仍居高不下。2013 年江苏省学生超重率为 15.7%，与 2010 年相比上升了 3.0%。虽然大学女生的低体重率比 2010 年下降了 5.4%，但大学女生的低体重率仍高达 15.9%，特别是 19～20 岁年龄组女生的低体重率仍然在 18.8%以上。

（3）身体素质部分指标出现波动。与 2010 年相比，虽然学生身体素质大部分指标呈上升趋势，但中小学男生引体向上/斜身引体、高中女生 800 米、部分年龄段学生立定跳远等成绩出现不同程度的下降。

2. 与全国学生体质健康监测数据的比较

与教育部公布的 2010 年全国学生体质健康监测统计数据相比，在可比较的综合反映学生体质健康水平的 22 项指标中，除肥胖率、超重率、近视率外，2013 年江苏省有 19 项指标总体情况都要明显优于全国平均水平。

（1）身体形态发育水平高于全国平均水平。比如，17 岁年龄组男生的平均身高、体重、胸围值分别比全国平均水平多 2.6 厘米、3.7 千克、2.3 厘米；女生的平均身高、体重、胸围值分别比全国平均水平多 2.3 厘米、2.6 千克、2.5 厘米。

（2）身体机能总体上优于全国平均水平。绝大多数年龄组男女学生的平均肺活量、肺活量体重指数、握力均高于 2010 年全国平均水平。比如，江苏省 17 岁年龄组男生平均握力分别比全国平均水平高出 2.0 kg。

（3）身体素质总体上好于全国平均水平。绝大多数年龄组男女学生的速度、上肢力量、耐力、下肢爆发力、柔韧性等素质指标均高于全国平均水平。比如，江苏省 17 岁年龄组男女生立定跳远成绩分别比全国平均成绩高出 6.9 厘米和 5.1 厘米。

（4）低体重率、龋患率等低于全国水平。7～18 岁各年龄组男生的低体重率全部低于全国水平，绝大多数年龄组女生的低体重率也低于全国水平。7 岁、9 岁、12 岁、14 岁、17 岁五个年龄组男女生的龋均、龋患率也均低于 2010 年全国平均水平。

（5）超重率、肥胖率、近视率等高于全国平均水平。在 7～18 岁年龄段，江苏省大多数年龄组城乡男女学生的超重率、肥胖率、近视率均高于全国平均水平。

任务训练

1. 进行体重测试

如图 5-1 所示，测试方法为测试时，杠杆秤应放在平坦的地面上，调整零点至刻度尺水平位。受试者赤足，男性受试者身着短裤；女性受试者身着短裤、短袖衫，站在秤台中央。测试人员放置适当砝码并移动游标至刻度尺平衡。读数以千克为单位，精确到小数点后一位。记录员复诵后将读数记录。测试误差不超过 0.1 千克。

注意

① 测量体重前，受试者不得进行剧烈体育活动或体力劳动。

② 受试者站在秤台中央，上下杠杆秤动作要轻。

③ 每次使用杠杆秤时均需校正。测试人员每次读数前都应校对砝码标重以避免差错。

2. 进行肺活量测试

如图 5-2 所示，确保房间通风良好，使用干燥的一次性口嘴（非一次性口嘴，则每换测试对象需消毒一次，每测一人需倒出口嘴里的唾液并注意消毒后必须使其干燥）。肺活量计的主机放置在平稳的桌面上，检查电源线及接口是否牢固，按工作键，液晶屏显示“0”即表示机器进入工作状态，预热 5 分钟后测试为佳。

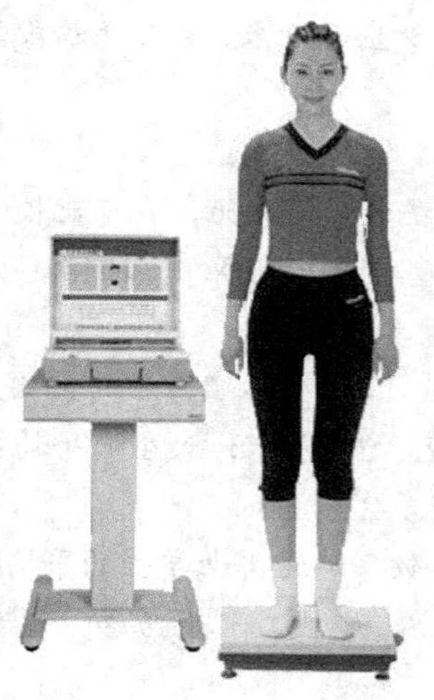

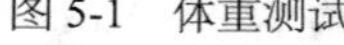

图 5-1　体重测试

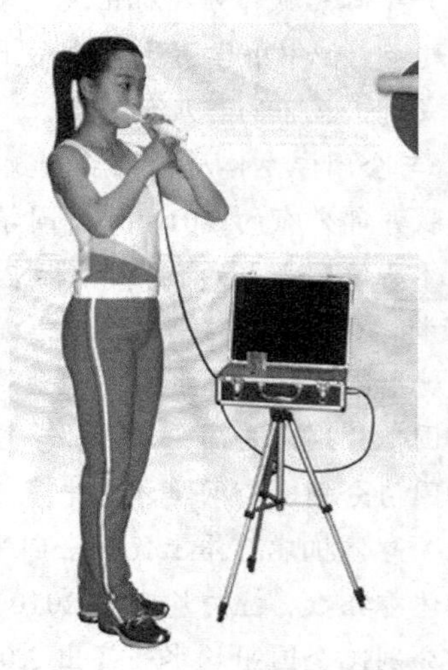

图 5-2　肺活量测试

首先告知受试者不必紧张，并且要尽全力，以中等速度和力度吹气效果为准。让受试者面对仪器站立、手持吹气口嘴，面对肺活量计站立试吹 1～2 次，首先看仪表有无反应，然后试口嘴或鼻处是否漏气，调整口嘴和鼻夹（或自己捏鼻孔）；学会深吸气（避免耸肩提气，应慢吸气）。受试者进行 1～2 次较平日深一些的呼吸动作，深吸一口气，屏住气向口嘴处慢慢呼出有至不能再呼为止，防止此时从口嘴处吸气，测试中不得中途二次吸气。吹气完毕后，液晶屏上最终显示的数字即为肺活量毫升值。每位受试者测三次，每次间隔 15 秒，记录 3 次数值，选取最大值作为测试结果，以毫升为单位，不保留小数。

注意

① 电子肺活量计的计量部位的通畅和干燥是仪器准确的关键，吹气筒的导管必须在上方，以免口水或杂物堵住气道。

② 每测试 10 人及测试完毕后用干棉球及时清理和擦干气筒内部。严禁用水、酒精等任何液体冲洗气筒内部。

③ 导气管存放时不能弯折。

④ 定期校对仪器。

3. 进行 50 米跑测试

测试方法为受试者至少两人一组进行测试，站立式起跑。受试者听到“跑”的口令后开始起跑。发令员在发出口令的同时要摆动发令旗。计时员视旗动开表计时，受试者躯干部到达终点线的垂直面时停表。以秒为单位记录测试成绩，精确到小数点后一位，小数点后第二位数按非零进一原则进位，如 10.11s 读成 10.2s 记录之。

注意

① 受试者测试应穿运动鞋或平底布鞋，赤足亦可。但不得穿钉鞋、皮鞋、塑料凉鞋。

② 发现有抢跑者，要当即召回重跑。

③ 如遇风时一律顺风跑。

4. 进行 800 米或 1 000 米跑测试

（1）场地器材。400 米、300 米、200 米田径场跑道，地质不限。也可使用其他不规则场地，但必须丈量准确，地面平坦。秒表若干块，使用前需要校正，要求同 50 米跑测试。

（2）测试方法。受试者至少两人一组进行测试，站立式起跑。当听到“跑”的口令后，受试者开始起跑。计时员看到旗动开表计时，当受试者的躯干部到达终点线的垂直面时停表。

小　结

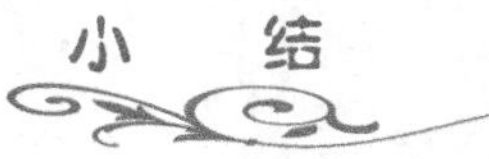

近期的体质健康监测表明，青少年耐力、力量、速度等体能指标持续下降，视力不良率居高不下，城市超重和肥胖青少年的比例明显增加，部分农村青少年营养状况亟待改善。这些问题如不切实加以解决，将严重影响青少年的健康成长，乃至影响国家和民族的未来。

各级学校建立健全学校体育工作机制，认真落实健康第一的指导思想，把增强学生体质作为学校教育的基本目标之一。充分保证学校体育课和学生体育活动，广泛开展青少年体育活动和竞赛，加强体育卫生设施和师资队伍建设，全面完善学校、社区、家庭相结合的青少年体育网络，培养青少年良好的体育锻炼习惯和健康的生活方式，形成青少年热爱体育、崇尚运动、健康向上的良好风气和全社会珍视健康、重视体育的浓厚氛围。

名人名言

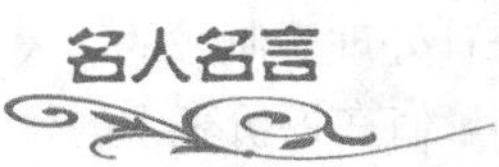

体育是社会发展和人类进步的重要标志，是综合国力和社会文明程度的重要体现。体育在提高人民身体素质和健康水平、促进人的全面发展，丰富人民精神文化生活、推动经济社会发展，激励全国各族人民弘扬追求卓越、突破自我的精神方面，都有着不可替代的重要作用。

——习近平

拓展阅读

穆亚宏，杨娥．大学生健康教育与健康促进．西安：西北工业大学出版社出版．2010.

任务2　学会健康自测是拥有健康体魄的前提

学习目标

1. 知识与技能目标

通过有目的、有计划的教育活动，使学生掌握本课程传达的基本理念和价值，以及如何对自己的健康状况进行自测，健康的标准是什么。

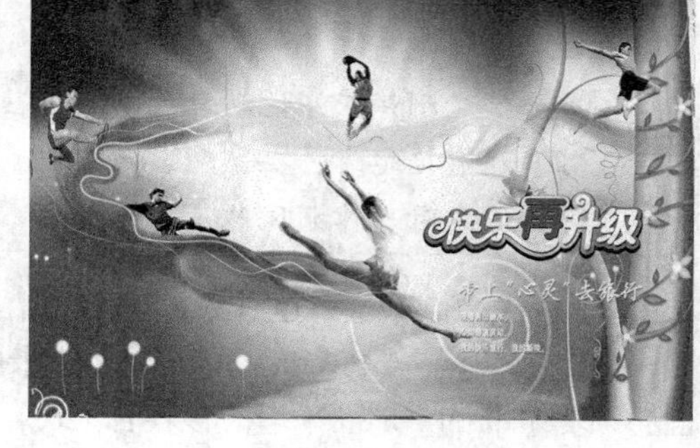

2. 过程与方法目标

通过形式灵活、方法多样的授课过程，帮助学生从理论知识以及大量的现实素材和生动的事例中掌握健康自测的方法和手段，养成良好的体育锻炼习惯。

3. 情感、态度与价值观发展目标

通过本课程的学习，培养学生良好的体育道德、团结协作的精神以及良好的体育锻炼习惯。

任务描述

社会发展和经济进步改变了人们的饮食、起居以及生活习惯，但也带来了新的健康问题——慢性疾病成为第一杀手，占死因的60%以上。这些慢性疾病大多与不良的生活习惯有关，如冠心病、高血压、糖尿病、癌症等。倡导和推广健康的生活方式，如合理膳食、适量运动、戒烟限酒、心理平衡等可明显降低这些慢性疾病的发生。因此，在拥有和维持健康的过程中，需要对健康状况进行评估。而对健康评估而言，健康自测非常重要。

任务分析

利用对体质的自我评价来促进健康体质评价，是利用某项体质指标的正常值来对某个人的某项指标进行评价的过程。这些正常值是对全国性的体质调研资料经过统计处理后制成的。最常用的方法是将每项指标分男女，并制成五个等级的评价表，根据个人测量值在评价表中的位置来确定他的体质水平。单个指标只反映体质的一个侧面，不能全面反映体质状况。需要通过科学合理的选择，将多项指标组合成一个指标体系，来综合反映自己的健康状况。由于反映体质状况的指标很多，所以有些人并不清楚如何通过体质自我评价来了解健康状况。其实，每个懂一些健康知识的人都能学会如何进行体质评价。选择正确的指标是获得准确评价结论的关键，应掌握以下几个原则来进行健康体质评价。

1. 要根据自己的实际情况，选择有针对性的指标

如在“健康和体质评价”中提到的老赵，其主要问题是呼吸机能和心血管都比较弱，所以他可选择肺活量和台阶指数两个指标。虽然老赵不是很胖，但他的体型已发生不利于健康的变化，因此可考虑从体重、体块指数、胸围、腰围、臀围、皮褶厚度等指标中选出一部分进行测量评价。将评价结果综合起来，老赵就能发现自身的体质弱点，以采取相应的改善措施。

2. 选择的指标代表性要强

通常在你选择的身体指标里要尽量包括体格、机能、素质三方面。最基本的体格指标包括身高、体重、皮褶厚度等；机能指标包括肺活量、心率、握力等；素质指标包括速度、耐力、爆发力、灵敏性和柔韧性等。这些素质指标通过你的活动反映体质和健康状况，比那些静态指标更敏感，更具客观性。

3. 指标要少而精，并能方便地进行测量和计算

反映身体同一方面的各指标彼此都是相关的，只是各自代表的侧重不同。在同样的条件下，要尽量选择方便易测的指标。它们通常不需要复杂的技术和昂贵的设备，测量稳定性高，可进行前后比较，真正达到自我评价、自我保健的目标。

4. 学会正确利用各种评价表，并真正理解其含义

要理解各种评价表反映体质的哪一侧面，准确的测定方法是什么。如果测定方法不对，评价就失去了真实性。此外，还要学会正确使用性别和年龄段，并在表中找到自己的相应位置。

5. 将对身体的评价和对心理的评价结合起来考量

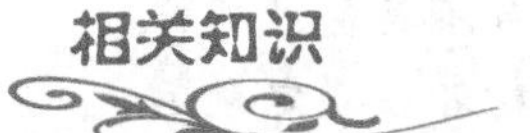

1. 身高的自我评价（见表 5-6 和表 5-7）

表 5-6　男子身高（厘米）评价表

年龄段（岁）	高	较高	中等	较矮	矮
18～25	179 以上	175.1～179.0	168.1～175.0	164.0～168.0	164 以下
26～30	178 以上	174.1～178.0	167.1～174.0	163.0～167.0	163 以下
31～40	177 以上	173.1～177.0	166.1～173.0	162.0～166.0	162 以下
41～50	176 以上	172.1～176.0	165.1～172.0	161.0～165.0	161 以下
51～60	175 以上	171.1～175.0	164.1～171.0	160.0～164.0	160 以下

表 5-7　女子身高（厘米）评价表

年龄段（岁）	高	较高	中等	较矮	矮
18～25	167 以上	164.1～167.0	157.1～164.0	153.0～157.0	153 以下
26～30	166 以上	163.1～166.0	156.1～164.0	152.0～156.0	152 以下
31～40	166 以上	163.1～166.0	156.1～163.0	152.0～156.0	152 以下
41～50	165 以上	162.1～165.0	155.1～162.0	151.0～155.0	151 以下
51～60	165 以上	162.1～165.0	155.1～162.0	151.0～155.0	151 以下

但是，对于那些正处于生长发育阶段（男20岁、女18岁前）的青少年的身高是需要密切测量的，因为如果是疾病（如垂体病变和甲状腺素缺乏等）因素引起的生长迟滞，进行对症治疗后身高将恢复正常；如果是长期营养不良导致的身高矮小，加强营养后就有可能利用青春期生长突增的机会使他的身高赶上其他青少年。明确病因越早，采取的措施越早、越得力，他们的身高赶上正常水平的可能性越大。对身高进行评价时需注意：第一，准确的评价来自准确的测量。测量应选用标准身高计，脱去鞋袜，躯干自然挺直，足跟、骶骨和两肩胛区间紧靠立柱。由专业人员来测试，否则可能因测试误差而使身高测量值与实际值相差几个厘米；第二，随着年龄的增大，尤其30岁后，身高值逐步降低，这是由于长期的重力压力导致成年后脊柱与四肢的软骨间隙缩窄，这是一种正常的生理现象。

案例5-2

小孙是篮球队中锋，23岁，身高182厘米，奔跑跳跃样样不错。周围人常用羡慕的眼光看她，认为凭身高这一项就足以证明她的身体十分健康。

根据表5-6和表5-7的评价参照值，可以看出小孙的身材的确高大。但是，对身材高大必须从两个方面辩证地看：像小孙这样的，可认为属于健康，青少年时期生长良好，没有疾病等不良因素的干扰。她在运动项目方面的出色表现也证明，她继承了良好的遗传素质，营养和体育锻炼基础都比较好。但应警惕的是，另有少数青少年的身材异常高大是因为下丘脑、垂体、松果体等病变引起的。换言之，不能简单地凭他们的身材高大就认为他们是健康的，相反，必须抓紧治疗。

现在，像小孙一样的高个子青少年越来越多，但其中的大多数不具备她那样的良好素质，原因是缺乏锻炼。与同年龄而身材较矮的人比，高身材者在立定跳远、短跑、跳高等方面成绩较好，但主要是受身高的天然优势的影响。换句话说，如果扣除身高作用，他们在速度、爆发力、跳跃方面不一定比身材相对矮的人更强。相反，高身材者在平衡性、协调性、敏捷性、柔韧性等方面比矮身材者相对处于不利地位，需要付出更多的努力来提高。此外，身材高大者体内营养物质和氧气通过血液从心脏传输到周边组织的距离比别人远，需要更强健的循环和呼吸系统。高身材者中那些肥胖而长期缺乏体育锻炼的人，比其他人患高血压和冠心病的几率更高，出现更早。因此，即使是正常的高身材青少年，为维持长远的健康，也需要努力提高心血管机能和耐力。

2. 体重的自我评价（见表5-8和表5-9）

表5-8　男子体重（千克）评价表

年龄段（岁）	重	偏重	正常	偏轻	轻
18～25	72以上	65.1～72.0	53.1～65.0	49.0～53.0	49以下
26～30	76以上	68.1～76.0	55.1～68.0	51.0～55.0	51以下
31～40	79以上	73.1～79.0	58.1～73.0	52.0～58.0	52以下
41～50	81以上	73.1～81.0	61.1～73.0	53.0～61.0	53以下
51～～60	81以上	73.1～81.0	61.1～73.0	53.0～61.0	53以下

表 5-9 女子体重（千克）评价表

年龄段（岁）	重	偏重	正常	偏轻	轻
18～25	61 以上	56.1～61.0	47.1～56.0	42.0～47.0	42 以下
26～30	64 以上	57.1～64.0	48.1～57.0	43.0～48.0	43 以下
31～40	68 以上	61.1～68.0	52.1～61.0	45.0～52.0	45 以下
41～50	72 以上	64.1～72.0	54.1～64.0	46.0～54.0	46 以下
51～60	72 以上	64.1～72.0	54.1～64.0	47.0～54.0	47 以下

体重应由专业人员按标准方法测试。统一使用杠杆秤，事先要对其灵敏度和准确度进行检验。测量前要排空大小便，不大量喝水和进行剧烈运动。称量时只穿短衣短裤，其余衣裤应脱去。如果条件不允许，也应在事后将衣服的重量除去，才能得到准确体重。如果在家里进行体重监测，可以使用小巧、灵便的电子秤。

体块指数是国际通用的筛查肥胖和营养不良的指标，基本算式是：体重（千克）/身高^2（厘米^2）。它利用身高的平方对体重进行校正，评价简便而且准确。体块指数还有两个突出优点。

① 在同一年龄段变化趋势稳定，便于设定相同的界值点。

② 在不同国家、不同群体间表现大致相同，适合进行跨国家、跨民族的比较。体块指数的不足之处在于它只能反映全身营养状况，不能像腰围、臀围、腰臀围比等那样反映人体局部的体型特点。

利用表 5-10 和表 5-11 自我筛查肥胖和消瘦时，应结合年龄和实际情况。男女在 30 岁前，精力充沛，活动量大，所以只要经常参加锻炼或体力劳动，就能使骨骼粗壮、肌肉发达，即便体块指数在超重范围也不必匆忙减肥，只要注意经常监测体重就行。30 岁后随着年龄增大，骨骼逐步出现脱矿现象（钙质丢失），肌肉开始萎缩。此时增加的体重很大部分是脂肪，尤其容易在内脏周围堆积。所以即使不在超重范围，也应注意合理饮食、积极锻炼，防止体重继续增长。此外，无论男女，无论处于哪个年龄段，体块指数处于“消瘦”的实际上就是营养不良，应该通过改善营养等方法积极加以纠正。

表 5-10 男子体块指数（BMI）评价表

年龄段（岁）	肥胖	超重	正常	体重偏轻	消瘦
18～25	23 以上	22.1～23.0	19.1～22.0	18.0～19.0	18 以下
26～30	24 以上	23.1～24.0	20.1～23.0	19.0～20.0	19 以下
31～40	25 以上	24.1～25.0	20.1～24.0	19.0～20.0	19 以下
41～50	26 以上	25.1～26.0	21.1～25.0	20.0～21.0	20 以下
51～60	26 以上	25.1～26.0	21.1～26.0	20.0～21.0	20 以下

表 5-11 女子体块指数（BMI）评价表

年龄段（岁）	肥胖	超重	正常	体重偏轻	消瘦
18～25	22 以上	21.1～22.0	18.1～21.0	17.0～18.0	17 以下
26～30	23 以上	22.1～23.0	19.1～22.0	18.0～19.0	18 以下
31～40	25 以上	24.1～25.0	20.1～24.0	19.0～20.0	19 以下
41～50	26 以上	25.1～26.0	21.1～25.0	20.0～21.0	20 以下
51～60	26 以上	25.1～26.0	21.1～26.0	20.0～21.0	20 以下

案例5-3

大郑和小郑都是 26 岁的小伙子，体重正好都是 77 千克。如果根据表 5-10 的评价参照值，则他们的体重都超标。但如果把他们都评价为胖子，则周围的人们无法信服，因为他俩的身高相差很大。小郑身高 183.5 厘米，根据表 5-10，其体块指数为 22.9 属正常体重；大郑身高 174.4 厘米，体块指数 25.3，是真正的胖子。这说明单凭体重不能准确反映个体的营养状况，因为人与人之间身高差异很大，而身高与体重之间有密切的相关。

3. 呼吸机能——肺活量的自我评价（见表 5-12 和表 5-13）

身体的组织细胞每时每刻都在新陈代谢，不断吸入氧气，呼出二氧化碳。该过程通过肺和气管、支气管组成的呼吸系统实现，其机能水平主要通过肺活量反映。所以衡量一个人的健康状况时，肺活量是最重要的标志之一。肺活量由三项气体容量组成：平静呼吸时每次吸入呼出的，称潮气量；平静吸气后再用力吸到最大限量，为补吸气量；平静呼吸后再用力呼到最大限量，为补呼气量。所以，肺活量代表呼吸系统的最大工作能力。人与人之间的肺活量差异很大，而且随年龄增长而变化。从儿童开始逐步上升，20 岁达到最高峰，男子平均 3 600 毫升，女子平均 2 700 毫升，其后逐步下降，60 岁左右时男、女分别只有 3 000 和 2 300 毫升左右。所以通过肺活量的追踪监测，能评价人的生理衰老进程。肺活量还与体重、身高、胸围有密切关系，所以表 5-12 和表 5-13 使用了男女相对肺活量的概念，即把不同的人放在同等体重条件下比较。肺活量越大，呼吸能力越强，有氧活动水平越高。如果只考虑肺活量，体重大的肥胖者可能会被误当成呼吸水平高，实际上他们的肺活量很大部分是为克服自身体重负荷而增加的，不代表实际呼吸水平。

表 5-12　男子相对肺活量【肺活量（毫升）/体重（千克）】评价表

年龄段（岁）	优秀	良好	中等	偏低	差
18～25	75 以上	68.1～75.0	55.1～68.0	48.0～55.0	48 以下
26～30	72 以上	66.1～72.0	52.1～66.0	45.0～52.0	45 以下
31～40	70 以上	62.1～70.0	47.1～62.0	40.0～48.0	40 以下
41～50	65 以上	57.1～65.0	42.1～57.0	35.0～42.0	35 以下
51～60	60 以上	53.1～60.0	39.1～53.0	32.0～39.0	32 以下

表 5-13　女子相对肺活量【肺活量（毫升）/体重（千克）】评价表

年龄段（岁）	优秀	良好	中等	偏低	差
18～25	62 以上	56.1～62.0	43.1～56.0	36.0～43.0	36 以下
26～30	60 以上	54.1～60.0	41.1～54.0	34.0～41.0	34 以下
31～40	57 以上	51.1～57.0	39.1～51.0	31.0～39.0	31 以下
41～50	55 以上	49.1～55.0	36.1～49.0	29.0～38.0	29 以下
51～60	51 以上	45.1～51.0	33.1～45.0	27.0～33.0	27 以下

影响肺活量的另一个重要因素是体育锻炼。优秀男、女田径运动员的肺活量分别可达 7 500 和 6 000 毫升，比那些处于中等水平的普通人高出一倍。造成该差异的原因是，尽管人的肺富

有弹性，但它是被动活动的，吸气时主要用膈肌和肋间内肌使胸廓和肺充分扩张，呼气时主要利用腹肌和肋间外肌使胸廓和肺使劲压缩，一缩一张，肺活量显著增加。体育锻炼，尤其是游泳、慢跑等有氧锻炼，是使肺活量提高的最有效的方法。肺活量属于生理指标，其测量受人为因素影响大，故测量应由专业人员使用规范肺活量计和标准方法进行。受试者应充分放松，一手握通气管，头部略向后仰并尽力深吸气直到不能再吸时，将嘴对准口嘴做一次性尽力深呼气，到不能呼时为止。测试中嘴不能离开口嘴，也不能倒吸气。对肺活量计要经常检查和校正，防止出现误差。

案例5-4

老朱 57 岁，自幼喜欢运动，身体很好。步入中年后，因工作负担重，很少锻炼，加上大量吸烟，体质急剧下降。近两年来，他经常咳嗽、咯痰，深夜常因阵阵剧咳而不能入睡。有时在咳嗽的同时还发生喘憋，不能平躺，必须端坐才能呼吸。令人奇怪的是，老朱体质测试时肺活量为 3 600 毫升，相对肺活量为 60 毫升/千克，属中等水平。是老朱没有病，还是他的病处在早期，不能依靠肺活量来反映？从老朱的症状已能初步判断出，他患有慢性支气管炎伴喘息性发作。他的病能否被确诊，严重程度如何，必须到医院做其他检查。医生除了要为他仔细听诊外，还将做一系列肺功能测试，如检查最大通气量，了解肺容量的动态状况和通气储备能力。最大通气量的大小能直接反映胸廓的完整性、肺脏的健全和弹性、气管和支气管的口径以及呼吸肌的力量和功效等。时间肺活量也很重要，它是在最大吸气后以最快速度将气体全部呼出的过程中测定的第 1、2、3 秒时间肺活量（分别占肺活量的 83%、96%和 99%），以了解肺通气的舒畅程度，其中第 1 秒时间肺活量最重要。值越大，说明气道越通畅，肺回缩力越大。相比之下，老朱的肺活量检查没有达到这一点，因为它没有时间概念。换言之，尽管老朱的通气功能已出现问题，只要他慢慢吹气，肺活量仍能大体达到正常，使他的呼吸问题被掩盖。

随着现代医学的发展，对呼吸疾病的诊断已相当完善。除了上面提到的方法外，还可通过残气量和肺泡通气量测定，以了解肺部疾患对呼吸功能的损害程度；通过测定最大呼气流量——容积曲线，了解小气道阻塞状况；通过气道反应性测定，确定或排除是否有哮喘等。

因此，像老朱这样已出现咳喘不止的呼吸系统疾患者，应及早前往医院检查和确诊，及早采取治疗措施（如戒烟），力争早日康复。

4. 心血管耐力——台阶测试的自我评价（见表 5-14 和表 5-15）

台阶试验是一种测量心血管机能的简易方法。它利用定量的运动负荷（一定高度的台阶，每分钟按规定节拍上下 30 次）、持续的运动时间（5 分钟）和心率恢复速度间的比例关系，换算成台阶指数，用来评价心血管系统对运动负荷的反应。

$$台阶指数 = 负荷持续时间（秒）\div [2\times(f_1+f_2+f_3)]\times 100$$

其中，f_1、f_2、f_3 分别代表运动停止后第 2、3、5 分钟的前 30 秒脉搏次数。台阶指数得分越高，说明人负荷运动后心率恢复正常的速度越快，心血管机能越好。

必须说明的是，国外著名的哈佛台阶试验用的台阶高度为男 50 厘米、女 42 厘米。这样的高度我国有很多中老年人都难以完成。因此，我国专家在大量研究的基础上将台阶高度降到男

30 厘米、女 25 厘米，以最大限度满足人群测试心血管机能的需要。本评价表中的具体数值未经换算，不能与国内外其他测试结果比较。而且这一较低负荷对中老年人的心率变化不够敏感，所以表 5-14 和表 5-15 中“优秀”和“良好”界值不能明确显示不同年龄间台阶指数的变化趋势。但从各年龄的“中等”以下范围可发现，随着年龄增长，尤其 40 岁后，心血管的机能水平明显下降。进行台阶试验时周围应有人保护，防止步履不稳造成跌落伤。有心血管病史者未经医生允许不要参加测试。如因疲劳而不能坚持到底的，不要勉强，可中途停止。

表 5-14 男子台阶指数评价表（单位：得分）

年龄段（岁）	优秀	良好	中等	偏低	差
18～25	79	71～79	50～70	41～49	41
26～30	78	70～78	50～69	40～49	40
31～40	78	69～78	50～68	39～49	39
41～50	79	69～79	50～68	38～49	38
51～60	79	69～79	48～68	36～47	36

表 5-15 女子台阶指数评价表（单位：得分）

年龄段（岁）	优秀	良好	中等	偏低	差
18～25	78	70～78	50～69	39～49	39
26～30	78	70～78	49～69	39～48	39
31～40	78	69～78	49～68	38～48	38
41～50	79	68～79	47～67	36～46	36
51～60	78	67～78	46～66	34～45	34

案例5-5

老陈 48 岁，任工会主席，体育活动积极分子。今天，当他按规定节拍完成台阶试验后，脸不红，心不跳，台阶指数换算器中打出得分 85，使他迎来了人们羡慕的目光。老陈的得分显著高出他所在年龄的“优秀”界值，说明老陈经年不息的锻炼没有白费，他的心血管耐力水平很高。

5. 握力的自我评价

如表 5-16 和表 5-17 所示，握力反映人前臂和手部肌肉的力量，是全身肌力的一个方面。握力大小受三个因素的影响。

① 屈指肌肉在等张收缩时产生的力量，叫动力性握力，是握力大小的决定因素。

② 屈指肌肉等长收缩时产生的力量，叫静力性肌力。它不对握力产生直接影响，但通过用力使手指维持一定姿势，各小肌肉群间保持合力，所以对握力的间接作用很大。

③ 正确的握姿不直接影响握力，但对那些在握持动作中起对抗、协同和固定作用的手部小肌群起协调作用。

握力大，说明人从事手腕精细工作的能力强，同时对全身活动也起重要作用。例如，人在抬、拿、拽、拉、扯、拧、搬等活动时，如果握力较强，完成这些活动比较顺利；相反，即使全身有足够力气，只是握力差，也常常不能完成这些工作。所以体质专家认为，握力是反映人的生存和活动能力的重要侧面。握力的发展规律与其他生理指标不同，通常男子要到 35 岁，女子到 30 岁时握力才达到高峰；40～45 岁以后开始下降。

握力测试通常使用机械式或电子式握力计。可以自己测试，但要注意使用规范握力计和操作方法。比如，两脚分开，手心向内持握力计，用力时身体可动，但不能背靠身体借力。每次测试时要注意将握力计调整到零点。测两次，取最大值。

表 5-16　男子握力指数评价表（单位：千克）

年龄段（岁）	优秀	良好	中等	中下	差
18～30	56 以上	53～56	44～52	39～43	39 以下
31～40	56 以上	53～56	44～52	39～43	39 以下
41～50	54 以上	51～54	42～50	37～41	37 以下
51～60	50 以上	47～50	38～46	33～37	33 以下

表 5-17　女子握力指数评价表（单位：千克）

年龄段（岁）	优秀	良好	中等	中下	差
18～30	36 以上	32～36	25～31	20～24	20 以下
31～40	36 以上	32～36	25～31	20～24	20 以下
41～50	35 以上	31～35	24～30	19～23	19 以下
51～60	35 以上	31～35	24～30	19～23	19 以下

案例5-6

小林是个年方 20 的漂亮姑娘，虽说年轻，可就手劲而言，可谓“手无缚鸡之力”。令人惊讶的是，她妈年近半百，手劲却很大，凡有抬、拿、拧、拽、抓等动作的劳动样样得心应手。体质测试结果是：小林的握力只有 22 千克，勉强进入她所在年龄段的中下列；她妈的握力达到 41 千克，比她所在的年龄段“优”列界值高出 6 千克。这个例子说明两个问题：首先，握力主要靠日常生活锻炼。像小林妈妈那样经常参加体力劳动的人，握力的生理性衰老进程很慢，对保持一个中老年人的生活质量很有利；其次，小林的握力不足应引起充分重视，如果从现在开始抓日常锻炼，其握力会有很大的改善潜力。

6. 爆发力素质——纵跳指数自我评价（见表 5-18 和表 5-19）

纵跳，通过原地向上纵跳的高度反映人体爆发力，是肌力的一种。纵跳间接反映肌肉的最大力量和快速收缩能力。爆发力强的人走路、奔跳时富有弹性，抬重物时感到轻松；有良好爆发力的成年人不但能获得高生存能力，而且能显著延缓衰老的过程。因此，爆发力被称为“人类活动之本”，是反映人体质状况的重要方面。

表 5-18　男子纵跳指数评价表（单位：厘米）

年龄段（岁）	优秀	良好	中等	中下	差
18～30	60 以上	54～60	43～53	36～42	36 以下
31～40	57 以上	51～57	40～50	33～39	33 以下
41～50	55 以上	49～55	38～48	31～37	31 以下
51～60	52 以上	46～52	35～45	29～34	29 以下

表 5-19　男子纵跳指数评价表（单位：厘米）

年龄段（岁）	优秀	良好	中等	中下	差
18～30	44 以上	39～44	28～38	22～27	22 以下
31～40	42 以上	37～42	26～36	20～25	20 以下
41～50	39 以上	34～39	24～33	18～23	18 以下

案例5-7

大明，男，32 岁，营养良好，身体强壮，但他有个突出的缺点，跳不高。纵跳测试时，他只跳出 31 厘米，被评为“爆发力差”，这是什么原因呢？

表面上看，纵跳似乎只与下肢有关，实际上它是一个全身协调用力的过程。一方面，下肢关节（髋关节、膝关节、足关节）借助臀部、腰部和大小腿部肌肉的强力收缩，产生快速伸展动作；另一方面，上肢和躯干的肌肉也积极参与，协助发力。因此，如果大明要通过锻炼提高爆发力，则不能光靠练下肢，必须使全身的肌肉、关节都得到充分锻炼。

7. 灵敏性素质——10 米 × 4 往返跑自我评价

如表 5-20 和表 5-21 所示，10 米 × 4 往返跑表面上是测个人的速度，但短短 10 米距离内要多次重复完成起动、加速、制动、转身等动作，实质上是在测试灵敏性素质。根据生理发展规律，12～15 岁的青少年神经系统灵活性最高，可塑性最强，是提升灵敏素质的最佳阶段。成年男子 18～25 岁、女子 18～22 岁仍保持较高灵敏性，其后随年龄增长逐步减退。

30 岁后的人仍应经常进行灵敏性和速度锻炼，以提高肌肉力量，掌握运动技巧，延缓灵敏性素质的生理性衰退，提高生活质量。锻炼要有科学指导，表 5-21 中没有列出 50 岁以上妇女的评价标准；50 岁后男子也应避免通过剧烈的竞争性活动评价自身的灵敏素质，以防出现意外事故和创伤。

表 5-20　男子 10 米 × 4 往返跑指数评价表（单位：秒）

年龄段（岁）	优秀	良好	中等	中下	差
18～25	11.2 以下	11.2～12.1	12.2～14.2	14.3～15.2	15.2 以上
26～30	11.5 以下	11.5～12.4	12.5～14.5	14.6～15.5	15.5 以上
31～40	11.7 以下	11.7～12.6	12.7～14.7	14.8～15.8	15.8 以上
41～50	11.9 以下	11.9～13.0	13.1～15.1	15.2～16.3	16.3 以上
51～60	12.2 以下	12.2～13.3	13.4～15.5	15.6～16.7	16.7 以上

表 5-21　女子 10 米 × 4 往返跑指数评价表（单位：秒）

年龄段（岁）	优秀	良好	中等	中下	差
18～25	13.0 以下	13.0～14.2	14.3～16.3	16.4～17.5	17.5 以上
26～30	13.3 以下	13.3～14.4	14.5～16.8	16.9～18.0	18.0 以上
31～40	13.6 以下	13.6～14.7	14.8～17.0	17.1～18.2	18.2 以上
41～50	14.0 以下	14.0～15.2	15.3～17.3	17.4～18.6	18.6 以上

案例5-8

小王是个18岁的小伙子，身材高大，身体健壮，美中不足的是做事有些笨手笨脚：走路时常撞到别人身上，碰倒暖瓶，或是在端菜时连盘带菜翻倒在地。小王的笨手笨脚，在10m×4往返跑测试中得到证实，他的成绩是15.1秒，勉强跻身在表5-20的“中下”列。他感到奇怪：赛跑（尤其中长跑）是自己的运动强项，为什么10米×4往返测试成绩却如此之差？

根据生理发展规律，12～15岁的青少年神经系统灵活性最高，可塑性最强，是提升灵敏素质的最佳阶段。成年男子18～25岁、女子18～22岁仍保持较高的灵敏性，其后随着年龄增长逐步减退。对小王来说改善灵敏性素质仍有潜力，如果错过了这段时间，以后不管再付出多大的努力，速度和灵敏性都将难有实质性的增长。

8. 身体柔韧性——坐位体前屈自我评价（见表5-22和表5-23）

身体的柔韧性是支撑运动器官的机能特性，它决定着各种动作的幅度和灵活程度。柔韧性主要通过立位体前屈和坐位体前屈两项指标的测试来表现，前者适用于青少年，兼能反映上身和下身（尤其大小腿关节）的柔韧性；后者侧重于反映上身、腰髋等躯干的关节、肌肉和韧带的柔韧程度。后面这些部位随着人步入中年，生理性衰退的幅度较大。因此，中老年人较适合通过坐位体前屈测试，了解自己的柔韧性素质。测定方法是：坐在平坦垫物上，两腿伸直，脚尖八字分开，踩在测量计平板上。两手并拢，伸直前臂，使身体前屈，用两手指尖推动游标向前至最大限度。前推的距离越远，说明柔韧性越好；前推距离不到零点为负值；负值越大，说明柔韧性越差。

表5-22 男子坐位体前屈指数评价表（单位：厘米）

年龄段（岁）	优秀	良好	中等	中下	差
18～30	22以上	19～22	8～18	3～7	3以下
31～40	19以上	14～19	5～14	-1～4	-1以下
41～50	16以上	11～16	1～11	-3～1	-3以下
51～60	14以上	9～14	-1～9	-6～-1	-6以下

表5-23 女子坐位体前屈指数评价表（单位：厘米）

年龄段（岁）	优秀	良好	中等	中下	差
18～30	21以上	18～21	9～17	3～8	3以下
31～40	19以上	15～19	8～14	1～7	1以下
41～50	18以上	14～18	6～13	0～5	0以下
51～60	16以上	12～16	5～11	-1～4	-1以下

案例5-9

刘大妈今年60岁，在居委会组织的体质测试中，她的坐位体前屈成绩是-7厘米，评价是“差”（见表5-23），说明她身体的柔韧性低于其他大婶大妈的水平。其实，刘大妈的柔韧性差在日常生活中早有表现，几年前她患过腰肌劳损，很少进行弯腰、屈伸、内收、外展等活动。有时为了拣拾掉落在地上的东西，由于不能弯腰，就不得不蹲下来在地上摸索。这种活动上的受限，加剧了她柔韧性素质的下降。

柔韧性低下不仅影响人体的伸展和灵活性，还会限制力量、速度和身体协调能力的发挥。所以刘大妈的问题不仅局限在弯不下腰来，她做其他事情也会比别人更劳累，还容易在活动时造成其他部位的肌肉和韧带损伤。

9. 身体平衡能力——闭眼单脚直立的自我评价（见表 5-24 和表 5-25）

测定闭眼单脚直立时，需双手叉腰，用习惯脚单脚站立；另一脚屈膝离地，贴靠在站立腿的膝部。从脚离地开始算起，到脚落地或站立腿发生移动时停止计时。它是评价人体平衡能力的重要指标。平衡能力建立在各肌群协调产生张力的基础上，但真正的决定因素是人的视觉、本体感觉和位觉。视觉的作用不仅仅是看东西，它对产生空间感觉、控制身体动作、维持身体平衡起重要作用。本项素质测试时需要闭眼，就是为了排除视觉的干扰，着重了解人的本体感觉和位觉。

表 5-24　男子闭眼单脚直立指数评价表（单位：秒）

年龄段（岁）	优秀	良好	中等	中下	差
18～30	80 以下	50～80	31～50	20～30	20 以上
31～40	72 以下	44～72	26～43	14～25	14 以上
41～50	60 以下	39～59	20～38	10～19	10 以上
51～55	50 以下	30～50	16～29	5～15	5 以上
56～60	45 以下	26～44	9～25	4～8	3 以上

表 5-25　女子闭眼单脚直立指数评价表（单位：秒）

年龄段（岁）	优秀	良好	中等	中下	差
18～30	65 以下	41～65	26～40	15～25	15 以上
31～40	55 以下	31～55	21～30	10～20	10 以上
41～50	50 以下	25～50	11～24	5～10	5 以上
51～55	47 以下	21～47	7～20	3～6	3 以上
56～60	40 以下	26～44	9～25	4～8	3 以上

案例5-10

老郭 54 岁，建筑工人，身高体壮。没想到这次的闭眼单脚直立项目却让他出了个不大不小的洋相。坚持不到 10 秒钟，他就开始摇晃，如果旁边没人保护，他很可能摔倒。评价结果是“差”。老郭心里不服：“我是因为太急了，没站稳。下次好好练，准拿个第一。”从老郭平时的活动表现来看，他的闭眼单脚直立成绩之所以差，绝不是没站稳，根本的问题出在身体平衡能力上。老郭作为一个建筑工人，在更换作业位置时适应比较慢，但他长期的工作经历使他有机会通过反复练习达到适应，说明他的本体感觉还是不错的。从表 5-24 和表 5-25 可以看出，随着年龄增长，尤其 40 岁以后，平衡能力明显下降。但与上面提到的柔韧性一样，只要经常进行有针对性的锻炼，平衡能力的生理性衰退趋势可以大大延缓。老郭的主要弱点是在位觉平衡上，其中枢位于大脑前庭器官。每当老郭快速转动身体或闭眼，特别是当头部位置变化时，心率增加、血压升高、胃肠道不适等症状比别人严重，有时甚至会出现呕吐、头晕、出冷汗、全身瘫软等症状。因此，这次从闭眼单脚站立测试中暴露出的弱点，对老郭是件好事，提示他今后应该多通过锻炼来改善自己的平衡能力。

10. 反应能力——反应时的自我评价（见表 5-26 和表 5-27）

反应时的测试方法是：受试者坐桌旁，将利手臂放桌上，手指伸出桌边 10 厘米。检测者拎住反应尺上端，将下端置于受试者拇、食指间（勿触及指），尺的零点线与拇指上缘呈同一水平。受试者拇、食指朝上，凝视尺下端，做好准备，听到口令后立即将落下的反应尺捏住，记录拇指上缘处反应尺的刻度。连测 5 次，去掉最高和最低分，取其中 3 次平均值。很明显，这里提到的反应时，是指从接受刺激到开始作出反应需要的时间。它体现人体反应速度的快慢，并取决于三个要素：反应潜伏时、反应速度和动作速度。反应潜伏时主要受遗传影响，但反应速度（中枢神经的灵敏度）和动作速度（肌肉收缩能力）是后天发展的。尤其反应速度主要与人是否经常锻炼以及动作的熟练程度有关。

上面介绍的测试方法主要适用于中老年人。如果是青壮年，可以使用更灵敏、更客观的视觉、听觉运动反应时测量仪。7～15 岁的青少年反应速度发展最快；16～25 岁平稳；中老年后反应速度逐步下降，但下降的幅度没有柔韧性、平衡性那么显著。因此，中老年人进行反应速度练习的主要目标是使自己的反应和动作速度尽量维持在较高水准，延缓反应时间的生理性衰退。

表 5-26 男子反应时指数评价表（单位：厘米）

年龄段（岁）	优秀	良好	中等	中下	差
41～45	0.15 以下	0.15～0.18	0.19～0.22	0.23～0.25	0.25 以上
46～50	0.16 以下	0.16～0.18	0.19～0.23	0.24～0.26	0.26 以上
51～55	0.16 以下	0.16～0.18	0.19～0.23	0.24～0.26	0.26 以上
56～60	0.17 以下	0.17～0.19	0.20～0.24	0.25～0.27	0.27 以上

表 5-27 女子反应时指数评价表（单位：厘米）

年龄段（岁）	优秀	良好	中等	中下	差
41～45	0.16 以下	0.16～0.18	0.19～0.23	0.24～0.27	0.27 以上
46～50	0.16 以下	0.16～0.19	0.20～0.24	0.25～0.28	0.28 以上
51～55	0.16 以下	0.16～0.19	0.20～0.24	0.25～0.28	0.28 以上
56～60	0.17 以下	0.17～0.20	0.21～0.25	0.26～0.29	0.29 以上

案例5-11

袁大姐 45 岁，喜欢锻炼尤其是打乒乓球。几次体质测试，她的反应时成绩都在 0.1 秒左右，比其他同伴快 1 倍，评价属于“优秀”（见表 5-27）。单位里的老同志都说，她的反应能力快是天生的，不仅处理应变事件的速度快，而且语言伶俐，思维敏捷。袁大姐超快的反应速度，主要还是受她的运动生涯（打乒乓球）和良好的锻炼习惯的作用。

任务训练

根据每一指标的评价表，自测各项指标结果，以达到健康自测的目的。

小　结

健康意味着有继续生存的期望。对于有情感的动物而言，例如人类，健康有更广的概念。健康与非健康不是绝对的对立面，而是相对的有过渡性阶段的状态。

不珍惜健康的人，是因为他们不明白健康的可贵；不珍惜健康的人，是因为他们不曾经失去过健康；不珍惜健康的人，是因为他们未曾重视过健康！

名人名言

在决定人的健康程度因素中，遗传因素和环境因素只占15%和17%，医疗条件占8%，而生活态度、生活方式占了60%。人体健康有五大基石，分别是合理膳食、适量运动、戒烟限酒、心理平衡、充足睡眠。心理平衡最为重要。养生第一要义就是心理平衡，这是最重要也是最难做到的一点。人们往往被忧虑、惧怕、贪求、怯懦、嫉妒和憎恨等不良情绪困扰。科学研究显示，情绪低落时人体的抗癌功能会衰退20%以上。

——钟南山

拓展阅读

[1] 吕探云．健康评估．北京：人民卫生出版社．2001.
[2] 秦入金．健康自测．北京：北京体育大学出版社．2002.

任务3　制定适合自己的健身运动处方

学习目标

1. 知识与技能目标

通过有目的、有计划的教育活动，使学生掌握本课程传达的基本理念以及价值，并根据自己的实际情况制订适合自己的运动处方，进行科学的锻炼。

2. 过程与方法目标

通过形式灵活、方法多样的授课过程，借助理论知识以及大量现实素材和生动事例，使学生掌握如何制订适合自己的健身运动处方及怎样进行科学体育锻炼。

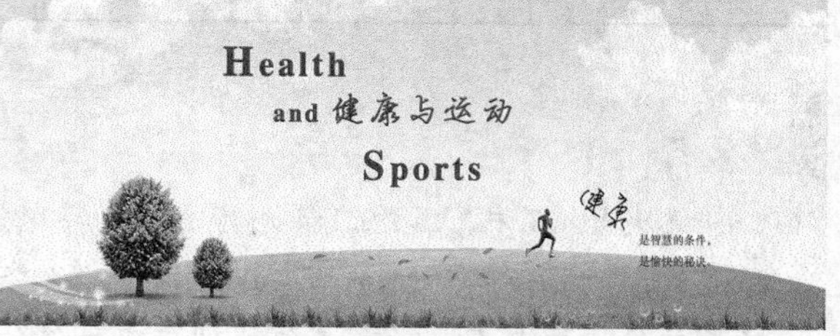

3. 情感、态度与价值观发展目标

通过本课程的学习，培养学生良好的体育锻炼习惯，树立“健康第一”的指导思想，形成终身体育的体育意识。

任务描述

运动处方是进行健身活动的指导性条款。它是根据活动者的体适能水平和健康状况以处方形式确定其活动强度、时间、频率和活动方式，这如同临床医生根据病人的病况开出不同的药物和不同用量的处方，故称运动处方。但有两点不同：一是目的不同，前者是用来提高体适能、促进健康或预防疾病，后者是用来治疗疾病；二是终点不同，临床药物处方在病人痊愈后即停止使用。而运动处方，为了获得健康及体适能的功效，在整个人生中都必须持续进行适当的运动。WHO（世界卫生组织）于 1969 年采用了运动处方这一名词，并使得它在国际上得到认可。

运动处方的特点是因人而异，对“症”下“药”，可以避免由于不合理的运动而损害身体，更好地达到健身和防治疾病的目的，可以吸引更多的人，促进体育的普及和科学化。

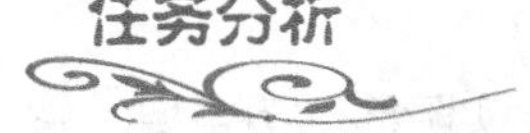

任务分析

运动处方一般包括五项内容：运动强度、运动频率、持续时间、运动方式、注意事项及微调整。任何一类运动处方都应包括这五项内容，特别是前四项。前四项内容又称为运动处方四要素。

1. 运动强度

运动强度是设计运动处方中最困难的部分，需要通过监测来确定运动强度是否适宜。运动强度是以功能的百分数来表示，运动处方需要个别化，不同个体的运动能力有差异。如马拉松运动员能坚持 80%功能运动超过 2 小时，一般人在 80%功能运动中只能维持几分钟。为此，运动强度不应超过 80%和低于 50%，健康成人以 60%～70%为宜。运动强度可根据最大吸氧量储备（VO2R）、心率、自感用力度（RPE）和梅脱强度（METS）来确定。

健康在于运动
生命在于运动的八大理由
JOGS
运动可以改善心肺功能。
运动可以增强肌肉和骨骼的功
运动可改善血压。
TAE AWUN TU
FOTTBALL
运动可提高机体免疫力。
运动可使你的体态更健美。
运动可健脑。
运动可消除疲劳。
运动可促进心理健康。

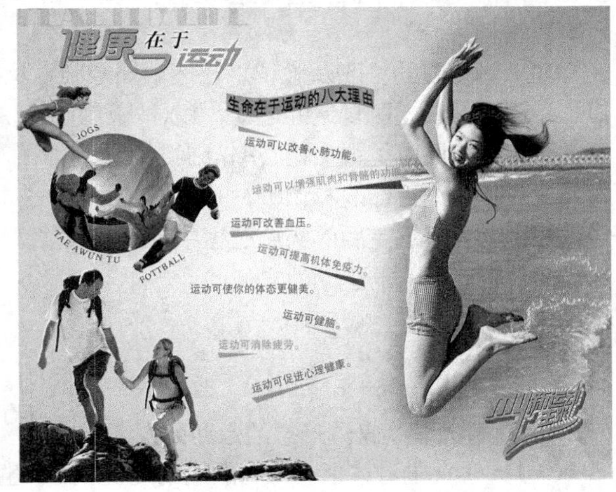

2. 运动持续时间

除准备活动和整理活动外，运动持续时间为 15～60 分钟，一般为 20～30 分钟。其中，达到适宜心率的时间应在 15 分钟以上，对惯坐者和有氧适能较低的人应进行低至中等强度长时间的运动，这不易引起骨关节损伤和高能量的消耗。

对惯坐者和有氧适能较低的人，在运动的第一周应进行中等强度运动 20～30 分钟，运动两周后若运动反应正常，且无疲劳现象，运动时间可从每次 20 分钟逐渐增加到 45 分钟。

3. 运动频率

对体适能低的人来说，每隔 1 天运动 1 次或 1 周 3 次就足以增进有氧适能，但随着运动强度和运动持续时间的渐增，若继续改善有氧适能，则运动频率也必须增加。对训练研究的广泛述评发现，当排除了强度、持续时间和原先的体适能水平的影响后，体适能的变化与运动频率有直接的联系，每周运动 6 天的效果不只是每周 3 次的两倍，所以，为了增进体适能或控制体重，要考虑适当地增加运动频率。田径运动员每周进行二三次、一天训练两次以上长时间的训练课，但他们也应遵守难易结合原则，即一次艰难或长时间的训练课后，进行一次容易或短时间的训练。训练后，若没有充足的恢复时间，则会使训练效果大打折扣、过度训练可能导致运动成绩下降、过度使用性损伤或通过免疫系统抑制而致病。

4. 运动方式

任何使用大肌肉群，并能持续较长时间的周期性有氧活动，如步行、慢跑、骑自行车、越野滑雪、有氧舞蹈、跳绳、赛艇、爬楼梯、游泳以及各种耐力性游戏活动和某些其他综合有氧活动如太极拳、舞剑等，都是很好的运动方式，每个人可根据自己的爱好和需要加以选择。

5. 注意事项及对处方的修改和微调

（1）注意事项。在实施运动处方中，必须注意以下两个问题。

① 循序渐进。在任何运动处方中，要强调开始时“宁做少不做多”。从最简单的运动着手，以渐进的方法逐渐增加运动难度，这样，就可减少引起肌肉酸痛和旧伤复发的可能，强调由慢到中速的步行是提高体能运动处方初期最主要的活动。进展到一定阶段后，如步行 4 千米而不觉得累，则可以进行慢跑。

② 要做好准备活动及整理活动在运动开始时，轻微的运动及伸展比实际活动更重要，它们可以用来改善从休息到运动状态的转变。在刚开始运动时，要逐渐增加活动强度，直到能达到适当强度为止。伸展运动能增加关节活动度和下背柔软度，这些都应包括在准备活动中。在活动进行到最后时，要有大约 5 分钟的整理活动，包括慢速步行及伸展运动。这样，可以使呼吸和心跳恢复到正常值，这在运动进行中是非常重要的，它可减少在运动结束后产生低血压的几率。

（2）对处方的修改及微调。在运动处方制订及实施过程中，首先需要有个“观察期”。使锻炼者逐渐习惯于所规定的运动，并对处方所引起的生理反应进行观察，了解其生理反应是否正常，如心率反应是否在靶心率范围、呼吸是否困难、出汗量如何、劳累程度如何等。根据观察结果对处方进行修改和调整，并将处方固定下来加以实施。

在运动处方固定后的实施过程中，仍需根据锻炼者的具体情况，进行微调，以使锻炼者找到最适合自己条件的运动处方。

相关知识

1. 改善大学生身体形态的运动处方

（1）大学女生身体形态练习的运动处方。由于生长发育的规律，这一时期的女生喜静厌动，她们的腰、腹、臀和腿等部位脂肪堆积相对较多。因而这一时期女生的练习还是应以腰、腹、背、臀和腿的针对性练习为主，宜进行一些强度一般、持续时间较长的有氧练习。

① 波浪练习。站立、跪立位的波浪练习是一种全身运动，它能使踝、膝、髋、腰、胸、颈等都充分屈伸。练习内容有向前全身波浪、向后全身波浪和向侧身体波浪。例如，向前全身波浪练习从两腿直立、两臂上举开始，然后体前屈，两臂前举，做一个手臂波浪，然后低头含胸，踝、膝、髋、腰、胸、颈依次向前挺出，手臂经前、下、后绕至上举，最后起踵立。要求各关节依次前挺充分，动作连贯，柔和。

② 腰、腹部练习。通过腰部侧屈、前后屈和收腹练习，改善腰、腹部线条，有效地预防脂肪的堆积，对形成扁平腹有很大的作用，同时对腹腔和盆腔内器官起到很好的按摩作用。腰腹肌练习要平衡发展，每次练习完成后要进行放松练习，可屈膝抱腿将膝拉至胸部或轻拍腹部。

③ 臀部和腿部练习。臀部练习能起到固定骨盆的作用，同时也是体现女性美感的主要部

位。以收缩臀部肌肉为主的练习，有助于提高臀部重心，使臀部肌肉富有弹性，改善下肢体形。下肢匀称是形体美的基础，通过对大小腿肌肉进行练习，能减少脂肪的堆积，使腿部肌肉结实而丰润，围度适中，并提高小腿围重心，使下肢显得修长。腿部练习对臀部、腹部等部位的肌肉能起到很好的作用，而臀肌的许多练习也能锻炼腿部肌肉。

④ 把杆练习。这是一种身体形态练习的辅助手段，对于建立准确的肌肉感觉、改善腿形、形成正确的腿部姿态有极大的作用。可将不同动作组合起来练习，如一位擦地结合移重心，一位、二位蹲交替进行；也可改变双手扶杆为单手扶杆、侧对把杆进行。

⑤ 体操和韵律操练习。通过各种步伐和身体姿态的组合，配合节奏欢快的音乐，以全面发展为原则，以有氧练习为基础进行练习。如球操等，可改善形体，使之更具女性柔美特征，同时也可增加女生协调、柔韧等综合素质，并培养审美意识；可进行全国健美操大众锻炼标准1～3级的练习，通过各种步法组合及手臂动作的训练，动作由简至繁，幅度由小至大，速度由快至慢，运动量和难度逐渐增大，因为这些操均以有氧练习为主，所以有助于全面消耗体内脂肪，使身体全面协调发展。

（2）大学男生身体形态练习的运动处方。男生在这一阶段主要进行一些肌肉力量的练习，包括静力性和动力性力量练习，以增加肌肉体积和围度，使肌肉更结实，更具男性的健美。

① 上肢练习。主要采用常见的发展力量的练习来锻炼三角肌、肱二头肌、肱三头肌、斜方肌、胸大肌；还可以采用徒手操练习，或可持小哑铃练习，如没有哑铃，可用矿泉水瓶装满水或沙子代替，适当调整练习的次数和速度。

② 腰、背、腹部练习。主要进行腹直肌、腹斜肌、肋间肌、背阔肌锻炼，可以多采用一些器械、负重物或使用体操器械进行练习。

③ 下肢锻炼。主要是臀肌、股四头肌的练习，使下肢肌肉结实而饱满。以跑、跳练习为基础，采用一些蹲跳起、各种踢腿动作和跳跃练习。

④ 器械体操练习。器械体操练习可以使全身肌肉得到全面的锻炼。如双杠的支撑摆动、拉臂撑前摆上、分腿坐前滚翻成分腿坐、分腿坐慢起成肩倒立，单杠的慢翻身上成支撑、骑撑前回环、支撑后回环以及跳马的分腿腾越。进行篮球、排球、足球等全身性运动也有助于改善身体形态。

⑤ 全身体形锻炼。爱美之心人皆有之；体育运动能够塑造健美的体形。学生进行体育锻炼收到的直观效果就是肌肉、体形的变化，这也是学生最感兴趣的。针对学生特点，介绍几种发展不同部位肌肉力量的具体方法。学生在选用时应根据自身实际状况及教师指导，理解每种方法的准备姿势、动作过程、呼吸方法、锻炼功效、注意要点，然后进行具体的锻炼实施。

a. 发展全身肌肉的练习方法，如表5-28所示。

表5-28 发展全身肌肉的练习方法

发展的肌肉	练习方法
颈部肌肉	头颈前后左右屈伸等
肩部肌肉	肩部提沉左右转、双臂前平举、两臂侧平举、提铃耸肩等
臂部肌肉	两臂弯举、头上臂屈伸、反握引体向上、腕屈伸、双杠屈伸、攀杠等
胸部肌肉	俯卧撑、仰卧飞鸟、双杠屈伸、倒立支撑等
背部肌肉	引体向上、负重躬身等
腰腹肌肉	仰卧举腿、两头起、悬垂举腿等
臂部和腿部肌肉	屈膝蹲伸、负重提踵、单腿蹲伸、俯卧后举腿等

b. 发展肩部肌肉的练习方法，如表5-29所示。

表5-29 发展肩部肌肉的练习方法

动作名称	主要作用	动作方法与要求
颈后推举（杠铃）	发展三角肌后部、上背肌群	背负杠铃，在颈后向上推举，重复进行
俯立侧平举（哑铃）	发展三角肌后部、上背肌群	身直臂持哑铃，侧平举后稍停片刻，与呼吸配合，重复进行
两手前平举（哑铃）	发展三角肌前部	站立直臂持铃，前平举后稍停片刻，与呼吸配合，重复进行
直臂侧平举（哑铃）	发展三角肌中部	站立直臂持铃，前平举后稍停片刻，与呼吸配合，重复进行
单手前平举（哑铃）	发展三角肌前部	站立直臂持铃，两手交替前平举，重复进行
两手交换前上举（哑铃）	发展三角肌前部以及胸大肌、胸小肌等	站立直臂持铃，两臂交替从体前至头上后振
侧平举至上举（哑铃）	发展三角肌、胸肌和背阔肌	站立直臂持铃，经侧平举，上举至头上
两手上提壶铃	发展三角肌、斜方肌、肩胛提肌	两臂在体侧提壶铃，上臂尽量向上抬起
举哑铃	发展三角肌	仰卧长凳上，两臂于体侧直握哑铃，往胸上举起
直臂前上举（杠铃）	发展三角肌和腰背肌肉	两手伸直体前握铃，举臂经体前至头上
俯立耸肩（哑铃）	发展三角肌、斜方肌和上背肌段	两脚开立，上体前俯，手握哑铃，两肩向上耸起
站立耸肩（杠铃）	发展斜方肌	两脚开立，两臂下垂握铃，两肩用力耸起同时提足跟
直立上拉（杠铃）	发展三角肌前部和斜方肌	两脚开立，两手臂提杠铃于体前下垂，两肘尽量上提，挺胸直腰

c. 发展臂部肌肉的练习方法，如表5-30所示。上臂的主要肌肉有肱二头肌、肱三头肌以及肱肌，前臂上的肌肉分前后两群，各种上肢练习有助于发展臂部肌群。

表5-30 发展臂部肌肉的练习举例

动作名称	主要作用	动作方法与要求
两臂交替弯举（哑铃）	发展肱二头肌和肱肌	两臂体侧下垂握哑铃，交替屈肘尽量使前臂向上臂靠拢
单手弯举（哑铃）	发展肱二头肌	单手握铃，前臂放于桌上，肘部固定，屈肘尽量使前臂靠近上臂，交替进行
下蹲单臂弯举（哑铃）	发展肱二头肌	屈膝下蹲，一手握哑铃，另一手扶大腿内侧，屈肘将哑铃向上弯举到肩平，交换进行
仰卧两臂屈伸（哑铃）	发展肱二头肌	仰卧长凳上，手握哑铃，屈肘，将哑铃置于颈下两侧，然后伸直两臂
向上直臂卷绳	发展手腕和前臂肌肉	两臂前伸，两手正握悬有重物的圆木，交替用力慢慢卷起
坐姿交替推举（哑铃）	发展肱三头肌和肩部肌肉	坐在长凳上，两臂屈肘握铃，交替将其上举，上体挺直
两手推举（哑铃）	发展肱三头肌和三角肌	两臂屈肘，手握哑铃靠近肩，然后交替向头上举起
腕屈伸杠铃	发展腕部和前臂肌肉	坐在长凳上，两手反握一杠铃，腕关节做屈伸运动
屈体弯举（杠铃）	发展肱二头肌	上体稍前倾，两手反握杠铃置于膝前，以肘关节为轴提铃至胸前
站立反握弯举	发展肱二头肌	两手反握杠铃，两臂屈肘，前臂举起使杠铃靠近身体

续表

动作名称	主要作用	动作方法与要求
两手推举（杠铃）	发展肱三头肌后部和前臂屈腕肌	两手窄握杠铃，置于锁骨前，用力将杠铃从胸前向头上举起
两臂屈肘上推（杠铃）	发展肱三头肌和背肌	正握杠铃屈肘置于头后，用力向头上举起
两臂后上举（哑铃）	发展肱三头肌和背肌	两手握哑铃于背后伸直，然后同时向后、向上将哑铃举起
反握引体向上（单杠）	发展肱三头肌和背肌	反握单杠直臂悬垂，然后屈肘向上拉起到下颌超过杠面
坐推举（杠铃）	发展肱三头肌和三角肌	坐在凳子上，正握杠铃屈肘于胸前，用力将杠铃向头上举起

d. 发展胸部肌肉的练习方法，如表5-31所示。胸大肌广阔而厚，覆盖胸前面大部分。锻炼胸大肌是人体健美的重要部分，同时对增强胸廓有一定作用。胸大肌的锻炼不仅关系到体型健美，还有利于心肺功能的提高，因而十分重要。

表5-31 发展胸部肌肉的练习方法

动作名称	主要作用	动作方法与要求
仰卧哑铃扩胸	发展胸大肌及背阔肌	仰卧长凳上，两手持哑铃在胸前伸直上举，扩胸下拉至与肩平
双杠支撑	发展胸大肌和肱三头肌	在双杠上支撑时双臂尽量弯曲，成屈臂支撑然后快速用力伸直
仰卧上推（杠铃）	发展胸大肌	仰卧垫上，两手在头上握杠铃，两臂伸直成撑举姿势，然后两臂作屈伸，加保护
仰卧直臂交替后举（哑铃）	发展胸大肌和肩、背部肌肉	仰卧于长凳上，两手持哑铃于体侧，一臂伸直经上方向头后举起，两臂交换做
俯卧撑双臂屈伸（倒立架）	发展胸大肌和肱三头肌	身体俯卧，两手分握倒立架扶手，成直臂俯卧撑后屈肘向下，两臂用力伸直成直臂支撑
仰卧直臂拉起（杠铃）	发展胸大肌和背阔肌、三角肌后部	仰卧长凳上，两手正握杠铃置于大腿上，两臂伸直将杠铃慢慢拉引过头后，重复做
卧推举（杠铃）	发展胸大肌	仰卧长凳上，双手正握杠铃，双臂屈肘放杠铃至胸上，稍停，用力向上猛推至两臂伸直
仰卧扩胸（哑铃）	发展胸大肌和背阔肌	仰卧长凳上，两臂屈肘提哑铃于身体两侧，然后两臂用力向上伸直，屈肘放下扩胸
斜板推蹬（杠铃）	发展胸大肌和三角肌前部	仰卧在斜板上，两臂伸直，向上推杠铃至眼上方，然后两臂屈肘将杠铃慢放下至胸上
两臂侧下压（拉力器）	发展胸大肌	两臂侧上举握拉力器手把，重力方向成45°角，两手一直向下拉至小腹前，胸大肌收紧

e. 发展背部肌肉的练习方法，如表5-32所示。背阔肌是全身最宽大的肌肉，是健美比赛评分的内容之一。健美的标准是上体很宽，肩部很厚，腰部较细，成倒三角形，其要点是发展背阔肌。

表5-32 发展背部肌肉的练习举例

动作名称	主要作用	动作方法与要求
体前屈双手划船（哑铃）	发展背阔肌，兼及肱三头肌	两脚分立，上体前倾，两臂伸直下垂握哑铃，两臂屈肘向上拉起哑铃，然后两臂放下伸直

续表

动作名称	主要作用	动作方法与要求
体前屈单臂划船（哑铃）	发展背阔肌，兼及肱三头肌	两脚分立，上体前屈，一手按在同侧大腿上，一臂伸直下垂握哑铃，屈肘拉起哑铃
体前屈两臂提杠铃	发展背阔肌、三角肌后部、斜方肌	两脚分立，上体前屈，手握杠铃，两臂屈肘提铃至胸腹部稍停，然后放至两臂伸直
单杠颈后引体向上	发展背阔肌	两手正握单杠，身体伸直下垂，两臂屈肘引体向上，然后慢放成悬垂姿势
直腿体前屈起立（杠铃）	发展腰背肌群	两脚分立，两手握铃与肩同宽，上体前屈，两臂伸直握杠，然后抬起上体成直立姿势
俯卧拉（杠铃）	发展背阔肌，三角肌后部、斜方肌、肱二头肌	俯卧长凳上，身体伸直，两臂伸直手握杠铃，两臂屈肘将杠铃拉起近长凳底面

f. 发展腹部肌肉的练习方法，如表 5-33 所示。腹部肌肉主要包括腹直肌、腹外斜肌、腹内斜肌、腹横肌等。经常进行腹肌锻炼，可以减少腹部过多的脂肪，增强腹部力量，使腹部放松时有肌肉隐现感。

表 5-33 发展腹部肌肉的练习举例

动作名称	主要作用	动作方法与要求
仰卧起坐	发展腹肌特别是上腹肌	仰卧在长凳上，两手举杠铃片于头后做仰卧起坐
卧折体（两头起）	发展上、下腹直肌	仰卧垫上，两臂向上伸直，然后直腿并拢收腹举腿，同时上体上抬，两手触脚尖
斜板上仰卧起坐	发展上腹直肌和腰部伸肌	仰卧斜板上，头朝下，两臂伸直向后，然后在斜板上仰卧起坐，上体尽量下压
仰卧在斜板上收腹举腿	发展下腹部肌肉	仰卧斜板上，头朝上，两手握肋木，然后两腿收腹举腿，尽量使大腿向胸部靠拢
悬垂收腹举腿（肋木）	发展下腹部肌肉	两手正握肋木，背对肋木悬垂，两脚并拢，收腹举腿，尽量上举
仰卧直腿上举	发展下腹部肌肉	仰卧，两腿并拢伸直，两臂伸直放体侧，两腿伸直上举
仰卧起坐压体	发展上腹肌和下腰肌群	仰卧，身体伸直，两臂在头后伸直，仰卧起坐，上体下压，两手尽量伸向脚尖
侧卧腿侧举	发展腹外斜肌	侧卧，两手按地面，一脚伸直向侧上举至最大高度，上体尽量抬起
仰卧直腿后举	发展腰腹肌	仰卧收腹举腿至臀、腰、背各部分依次离地，同时用两手托腰，使两脚在头后触地
负杠铃左右体侧屈	发展同侧腹内、外斜肌、腹直肌	两脚左右开立，肩负杠铃，两手扶杠铃处，然后向左或向右做体侧屈，交替重复做
负杠铃左右转体	发展腹外侧肌群和腰背肌群	两脚左右开立，肩负杠铃，两手扶杠铃片，然后身体向左或右慢慢转动

g. 发展腿部肌肉的练习方法，如表 5-34 所示。大腿肌分前外侧群、后群和内侧群。前外侧合股四头肌，后群有股二头肌、小肠肌分前群、后部两部分。主要有腓肠肌、比目鱼肌等。腿肌锻炼是健美锻炼的重要方面，腿部外形美是体形美的标志之一。

表 5-34　发展腿部肌肉的练习举例

动作名称	主要作用	动作方法与要求
深蹲膝（哑铃）	发展股四头肌	两腿左右开立，两臂屈肘，两手持哑铃于肩上，然后屈膝下深蹲，两腿用力伸直
两手提铃下蹲（哑铃）	发展股四头肌	两腿左右开立，两臂伸直下垂，两手握哑铃，两腿屈膝下蹲，接着站起，两腿伸直
俯卧屈膝（哑铃）	发展股二头肌	俯卧长凳上，两腿稍分开，脚上固定哑铃，然后屈膝，小腿举起尽量靠近臀部站立向后
屈膝（哑铃或沙袋）	发展股二头肌	两手扶肋木或墙，面对站立，一脚底固定哑铃或沙袋，尽量做后屈小腿的动作
负重深蹲（杠铃）	发展股四头肌	两脚左右开立，两手握杠铃于胸前，然后屈膝下蹲，两腿伸直站立
腿举（腿举架）	发展伸膝和伸髋肌群	上身仰卧在腿举架垫板上，两腿屈膝，两脚掌踏在架的横板上，两脚用力伸直蹬起
负重提踵（杠铃）	发展小腿腓肠肌和比目鱼肌	两脚并拢，前脚掌站立，两臂屈肘，两手握杠铃放于后肩上，两腿伸直提踵
深蹲跳起（壶铃）	发展伸大腿和屈足肌群	两腿屈膝深蹲，两臂伸直握住壶铃，然后两腿伸直，身体起立提壶铃跳起，再深蹲
坐姿提踵（杠铃）	发展腓肠肌和比目鱼肌	坐在小凳上，两手握杠铃置于膝上，两脚掌踏一木块，做提踵动作
仰卧向上蹬杠铃	发展股四头肌	仰卧在杠铃架的垫上，两腿屈膝，两脚掌蹬住杠铃，两腿用力伸直将杠铃蹬起
箭步蹲（杠铃）	发展伸足膝肌群和屈足肌群	两手胸前握杠铃，前后弓箭步分腿，做低蹲与升高动作，也可箭步行进
腿屈伸（壶铃）	发展股四头肌	坐在高凳上，脚勾住壶铃做屈伸小腿动作
单腿蹲（杠铃）	发展伸大腿和屈小腿肌群	肩后负杠铃，两脚升立，一脚屈膝，另一腿伸直蹲下，站起成两腿大开立姿势，交换做
肩负杠铃登台阶	发展伸大腿和屈小腿肌群	肩负杠铃站在台阶下，将一脚踏在台阶上，登上台阶站立，还原后换一腿登台阶

从以上发展身体各部位肌肉的典型动作可以看出，增加肌肉体积采用最多的是动力性力量练习。这是由于运动肌肉的血液循环和物质代谢得到改善，容易取得发达肌肉的效果。也可以采用静力性紧张练习，它是在肌肉收缩时其长度不发生变化，并维持某一特定姿势的肌肉力量练习。可用不同重量或自身负荷维持一种姿势，使肌肉紧张用力 6～8 秒钟，然后放松再做，如此反复练习。

用动力性力量练习发达肌肉时，采用的负荷不同，增加肌肉体积与肌力的效果也不同。一般来说，要增加肌肉体积必须增加负重练习的总量，它是由每次负重量与负重次数（组数）的乘积而得出的。每次负重量与负重次数（组数）之间存在着相互依存和互为反比的关系。当每次负重量增大时，则重复次数可能变少，而能够很多次完成的动作，其负重量必定小。以增加肌肉体积为主要目标并在此基础上增加肌力的负重量安排，要同时考虑这两个因素。一般来说，采用本人最大力量的 90%以上的负重量有助于发展肌肉力量，但由于重复次数和组数较少，对增加肌肉体积作用不明显。采用小负荷（最大负荷的 40%以下），尽管能改善肌肉的血液循环，增加骨骼肌中毛细血管的数量，对增加肌肉体积有所帮助，但需要重复很多的次数才能达到效果。从增加肌肉力量的角度来看，它有助于保持已经获得的肌肉力量，提高肌肉耐力，但对发展绝对力量作用不大。因此，用于增加肌肉体积的最为有效的负重量，应该是中等和中等偏大的负重量（60%～85%），并力争重复更多的次数（组数），从而使负重总量提得较高。这种负荷一方面能改善肌肉组织的物质供给和新陈代谢，使肌肉体积增大；另一方面，又能够改善神经系统对肌肉收缩的协调作用，改善肌肉间协调和肌肉内协调，使肌肉力量得以增加。这种负荷特别适合于健美爱好者和力量型运动员。

运动发达肌肉法，应特别注意以下几点：第一，要使身体各部位肌肉协调发展，如上肢肌与下肢肌的协调、左侧肌与右侧肌的协调、四肢肌与躯干肌的协调等；第二，要把发展力量素质与发展柔韧素质和放松练习结合起来，避免肌肉过于僵硬；第三，要把发展大肌肉群与发展小肌肉群结合起来，使肌肉既有力又灵活；第四，发达肌肉的锻炼要坚持，肌肉增长快，但消退也快，只有经常反复练习，才会使发达的肌肉巩固、持久，并逐渐形成相应的形态学特征；第五，要注意加强营养和休息。体形锻炼往往体力消耗较大，要特别注意补充蛋白质和糖，这是实现超量恢复的重要条件。锻炼后的休息也要安排充分。

2. 矫正大学生身体形态的运动处方

（1）肥胖。单纯性肥胖是由于体内脂肪沉积过多而引起的。人吃进食物所含的热量，若长期超过机体的需要，那么多余的热量就会转为脂肪储存起来。若体重超过标准体重的25%，则称为肥胖症。

标准体重可由下列公式估算出：

标准体重（公斤）=身高（厘米）−105

男子标准体重（公斤）=身高−100−（身高−150）/4

女子标准体重（公斤）=身高−100−（身高−150）/2

肥胖度分为三度，体重超过标准体重的25%～30%为轻度，超过标准体重的30%～50%为小度，超过标准体重50%以上为重度。肥胖度计算公式如下；

肥胖度（%）=［（实际体重/标准体重）−1］×100

① 肥胖症的类别如下。

a. 单纯性肥胖。绝大多数机能正常的肥胖者都属于此类，此类肥胖的原因，一是每日的或每周的能量物质（脂肪、糖、蛋白质）摄入量高于机体需求量，收入多于支出，能量物质的节余，转变为体脂藏于皮下，特别是腰腹部，积存越多就越胖。

b. 继发性肥胖。这是由于各种内分泌腺器质性病变引起的，包括头部损伤、脑炎或其他疾病引起；胰岛素分泌过多，脂肪合成旺盛，也可能引起肥胖。

② 减肥的主要方法是在食不过量的正常饮食条件下，通过机体的积极运动使之消耗高于摄入，以达到减肥的目的。这一方法不仅能促进心肺功能的提高，加强神经肌肉的灵活性，而且对于美化形体、培养良好的心理品质也有重要作用。

a. 运动项目。长跑、步行、游泳、划船、爬山等，也可练习有氧体操，如健美操、舞蹈以及球类运动等。

b. 运动强度。一般的运动强度可达本人最大吸氧量的60%～70%，或最高心率的70%～80%。

c. 运动频率。由于青年肥胖者多有减肥的主观愿望，自觉性较强，为提高减肥效果，运动频率可适当增加，一般每周锻炼 4～5 次为宜。

d. 运动时间。每次运动时间不少于 1 小时，持续时间可视减肥要求而定。晚饭前 2 小时运动效果最佳。

减肥者应结合自己的情况在实践中不断自我观察、总结，坚持长期锻炼，可取得良好的效果。只要减肥者有机体正常无病，按照循序渐进的原则进行锻炼是有百利而无一弊的。

（2）瘦长或弱（小）型。肌肉不发达、身体瘦长、体重指标低于正常范围者，身体瘦弱（小）或多病及发育不良者，主要选择体操、负重练习来使身体壮实、肌肉丰满，促使身高与体重的比例协调。

运动处方：适当选择慢跑、散步、太极拳等锻炼内容，通过锻炼增强体质，战胜疾病，增进健康。

（3）两肩高低不一。两肩用力长期不均（如一侧肩背书包等），会使一侧肩关节周围的软组织长时间处于紧张状态而引起两肩高低不一，可采用以下运动方法进行矫正练习。

① 两脚开立，两臂侧下举，低肩的一侧做提肩 20 次，然后双肩一起做提沉肩 20 次。早晚各做两组。

② 双手正握高杠悬垂，两腿向下垂直，绷脚尖，保持 30 秒，练习 3 组。

③ 同上练习，男生可双腿向上直腿举至水平，女生屈膝收腹，大腿抬至水平，保持 15 秒，练习 3 组。

④ 两脚开立，上体直立，低肩侧手持哑铃或重物成侧平举，另一手叉腰，每组 15～20 次，练习 3 组。

（4）驼背。驼背是一种较为常见的脊柱变形，是胸椎后突所引起的形态改变。它主要是由于背部肌肉薄弱、松弛无力所致。矫正练习的目的是加强背部伸肌的力量，并牵拉胸部前面的韧带。可采用以下运动方法进行矫正练习。

① 手扶墙压胸腰练习：距墙一步距离站立，两臂上举，扶墙，上体尽量向前压，挺胸、凹腰，腹部不能前移，胸贴住墙，保持 4 拍再还原。这个练习应经常进行，以便少年儿童逐渐形成挺胸拔背的姿势。

② 两臂翻握挺胸腰练习：背对杠一步距离站立，两臂内旋后举翻握杠，然后抬头，挺胸至最高，两臂尽量内收夹拢，两腿直立。保持 4 拍再还原，做 6～8 次，注意呼吸自然。

③ 背手挺胸练习：两腿开立，两手体后十指交叉握紧，然后两肩胛骨后锁，两臂后上举至最高，挺胸立腰，再还原。2 拍 1 动，做 16 次。

④ 坐位挺腰背：椅背上绑一物（不要太硬），如小皮球等，人正坐椅子上，臀部尽量靠里边，后背顶住物体，两手向后扶住椅子后背，然后尽量内夹两臂，抬头挺胸。4 拍完成 1 次，做 6～8 次。

⑤ 扩胸运动：两腿开立，两臂前平举，然后两臂向侧打开扩胸，再还原，如此反复练习 16～20 次。要求向后扩胸速度要快，有一定力度，扩胸时抬头、挺胸、收腹。

⑥ 俯卧两头起：俯卧地上，膝关节伸直，绷脚尖，两臂前举，两臂与两腿同时从两头抬起，腰背肌肉紧缩，然后还原，做 8～12 次。要求起时两腿夹紧，抬头挺胸。

⑦ 仰卧拱背：仰卧，两臂于体侧伸直拉地，背部离地，用力向上挺胸，保持 2 秒钟再还原，做 8～10 次。要求挺胸时，背部离地面至最高点，脖子不能放松。

⑧ 持棍绕肩：两腿开立，两手握棍比肩略宽，举棍过头，双臂后绕，木棍落至后背，然后双臂再从后背绕至前边，练习 12～15 次。要求前后绕肩时手臂要伸直，挺胸收腹。

（5）脊柱侧弯。脊柱侧弯是青少年发育期比较常见的一种脊柱畸形，它是指脊柱向左或向右发生弯曲，超过正常的弯曲。初期表现为两肩不等高，腰凹不对称，此时进行矫正效果较好。其目的是通过矫正练习，加强肌力，恢复脊柱周围肌力的平衡。矫正练习中脊柱左侧弯便向左侧屈练习，右侧弯便向右侧屈练习。

① 手拉肋木体侧屈一侧对肋木站立，一手拉住肋木，另一手上举，做体侧屈，练习 3 组，每组 30～50 次。要求抬头、挺胸、收腹，上体不能前倾。

② 俯卧，两臂弯曲体前撑地，将脊柱侧弯一侧的腿用力向上抬起，同时异侧手臂伸直前举，保持 3～4 秒，再还原。练习 3 组，每组 10～15 次。

③ 两腿开立，侧弯一侧的手臂自然下垂，另一侧手臂肩侧屈抱头，上体向侧弯一侧弯曲，手自然伸至最低，保持 3 秒，还原。练习 3 组，每组 10～15 次。或侧弯一侧手臂提一重物（如哑铃、书包等）进行练习。

④ 向脊柱侧弯方向侧卧，两臂屈臂撑地，外侧腿用力向肩侧方踢腿至最大限度，再还原，练习 25～30 次。要求踢腿时身体要正，踢腿幅度要大。

（6）溜肩。指肩部与颈部的角度较大，主要原因是肩部的锁骨和肩胛骨周围附着的各种肌肉群不发达、无力，使锁骨和肩胛骨远端下垂。这是青少年中较常见的一种现象，只要加强锻炼，采用适当的方法就可以矫正。

① 侧平举。两脚开立，同臂下垂，双手握拳，拳眼向前，或手持重物，然后同臂侧平举，保持手臂与肩平位置下 3～4 秒，再还原。每组 12～15 次，练习 3 组。

② 俯卧撑。练习 3 组，每组 8～15 次。要求俯卧撑时肘外展，并保持两肘与肩在一水平线上。每组 10～12 次，练习 3 组。

③ 屈臂提肘。两腿开立，两手于体侧持一哑铃或其他重物，然后上体前屈，两臂屈臂提肘上拉至上臂与地面水平，肘外展，保持 3 秒再还原。

④ 坐推。双手持重物或哑铃垂直向上推起至两臂完全伸直，保持 3 秒再还原，每组 10～12 次，练习 3 组。要求保持挺胸、收腹、立腰。

⑤ 推小车练习。练习者两手支撑向前爬行，帮助者双手抱练习者两腿于体侧，爬行时手臂伸直，不塌腿，臀不能左右摇摆，至爬不动停止，练习 3 组。

（7）“O”形腿。“O”形腿是指双脚踝部并拢，双膝不能靠拢，呈“O”字形。大多是由站立过早，行走时间过长，缺乏营养和锻炼等原因引起的，造成大、小腿内外两侧肌肉群及韧带的收缩力量与伸展力量不平衡。年纪越小，程度越轻，进行矫正的效果越好，可采用以下方法进行矫正练习。

① 两脚开立，双手扶膝关节外侧，体前屈，屈膝半蹲，双手用力向内侧推压膝部，两膝尽量内扣，然后慢慢还原，10～15 次。

② 坐立，两腿屈膝左右分开，然后两腿用力向内夹，两个膝关节尽量靠近，两手按住膝部轻轻下压至最大限度，停止 2～3 秒再还原。要求膝关节用力，动作缓慢进行。

③ 用绳子将膝部绑紧（松紧度要适当），两脚并拢，两手扶膝关节处，上体前屈，连续做屈膝下蹲 25～30 次。

④ 用绳子将膝部绑紧（松紧度要适当），两脚并拢，连续向上纵跳，两臂屈臂摆动，做 20～25 次。

⑤ 直立，向左侧横移时，左脚脚跟向左侧移动，同时右脚脚尖向左侧移动，成内八字，然后左脚脚尖向左侧移动，同时右脚脚跟向左侧成外八字，如此连续移动，10～15 次，再相反

移动，共 3 组。

⑥ 左侧卧，左手撑地，右腿后屈，右手握右踝，往臀部拉回，然后右翻身成仰卧，右膝弯曲压在体侧，并靠近左腿，两臂侧举。换左腿做。

⑦ 小腿外侧翻平踢毽子或小沙袋。

⑧ 两膝间夹-物体，向前走路，物体可由厚向薄逐渐改变。

（8）“X”形腿。与“O”形腿相反，“X”形腿是指站立时，两膝并拢时两脚不能并拢，间隔距离为 1.5cm 以上。它同样是由先天遗传，后天营养不良，幼儿时期坐、走姿势不正确所引起的，造成股骨内收、内旋和股骨外展、外旋所形成的一种骨关节异常现象。它的矫正困难更大，但只要坚持，也会收到一定的效果。矫正操的目的是加强腿部练习，使大腿内侧群肌肉的力量得到加强，小腿三头肌得到经常锻炼，可采用以下方法进行矫正练习。

① 坐在椅子上，两手后撑，足踝处置一物体，两膝并拢，然后直腿上举至水平，再下落，15～20 次，共 3 组。

② 两腿屈膝坐地，膝外开，脚掌相对，两臂弯曲，两手扶在膝关节内侧，用力下压膝关节至最大限度，保持 2 秒，再还原。

③ 直腿坐，两手体后撑地，两腿间夹一软物（如小皮球），用橡皮筋将踝关节捆住，练习 5 分钟。要求小腿用力夹物体。

④ 两腿开立成二位，两膝尽量向两边分开，挺胸立背，屈膝半蹲，慢慢抬起脚跟，然后下落，反复提起并下落脚跟，直至小腿有酸胀感。腿向内侧踢毽子，两腿交替进行。

3. 有氧锻炼增进大学生身体机能的运动处方

有氧锻炼法是锻炼者通过呼吸能够满足运动对氧气的需要，并在不负氧债的情况下进行健身锻炼的方法。这种锻炼的运动负荷强度适中，运动时间较长，以增强心血管系统和呼吸系统功能为主要目标，是近年来国外和国内较流行的一种锻炼方法。

（1）有氧锻炼法的发明者美国学者库珀认为，有氧锻炼有如下好处。

① 能提高肺脏的功能。

② 能提高心脏的功能。

③ 能增加开放性血管的数量并增大其口径，从而充分地把氧送到每个组织。

④ 能使肌肉和血管的张力改善，使软弱无力的肌肉和血管变得坚韧，以有助于降低血压。

⑤ 能增加血流量，使运氧更为顺利。

⑥ 能减肥，使胖人变得结实。

⑦ 能提高最大耗氧量，增强整个身体特别是心肺、血管等功能，提高抗病力。

有氧锻炼最常用的运动项目为三大运动——长跑、游泳、骑自行车。此外，还有步行、原地跑、耐力体操和球类运动等，这些运动项目的特点是运动持续时间相对较长、运动负荷强度相对较小、运动中负荷变化相对不大。

如何确定每周有氧锻炼的量度，这是一个运动适度的问题，同时也是一个十分棘手的问题。库珀提出以标准分作为每周有氧锻炼量的标准。他曾对数千人进行测试和训练，有 80% 的人达到了理想的体力水平。他结合本人的实践经验和瑞典的体力标准，提出每周锻炼量应达到 30 分。

制订标准分的要领是运动的强度（即每分、每公斤体重的耗氧量），其基本数据如表 5-35

所示。

表 5-35　有氧锻炼计分标准

1 600 米跑或走的时间（分・秒）	分数	耗氧量（毫升/公斤・分）
20～14.30	1	7
14～12	2	14
12～10	3	21
10～8	4	28
8～6.30	5	35
6.30↓	6	42

其他运动项目，只要达到相应的时间和强度，也可得到相应的评分。甚于劳动和日常生活的体力投入，都可加入相应评分。

譬如，每周锻炼要取得 30 分，其典型方案是：长跑 2 400 米，用时 12 分钟，每周一、二、四、五锻炼 4 次，每次取得 7.5 分，总计 30 分。这是取得 30 分的最快的方法。此外还可以采用跑步、游泳、骑自行车、球类运动等相结合的办法，以获得相应的分数。

（2）进行有氧锻炼时必须注意以下要点。

① 在从事有氧锻炼之前要进行医学检查，以确定身体是否能够从事有氧运动。这种检查的目的是了解其心脏、血管、肺脏等器官的功能是否正常，是否存在运动中可能发生意外的隐患。患有严重的心脏病、高血压、糖尿病和过分肥胖者，除步行外，绝不可以从事长跑等激烈运动；上述疾病症状较轻者，以及肾脏病、贫血症、肺病、下肢血管病、关节炎病患者，也应“相对地禁止运动”。相对禁止运动并非完全不可运动，而是要在医学监督下因人而异地进行。

② 要根据有氧锻炼的特点选择锻炼项目。有氧锻炼以提高心血管系统和呼吸系统功能为目的，以有氧耐力水平的提高为标志，其项目特点是长时间小强度的匀速运动。因此，在项目选择上，不宜采用肌肉等长运动方式，一般不采用举重、力量、体操等一类的等长运动，也不主张运用短跑等无氧运动手段。因为这些项目或手段是与有氧锻炼的目标不相吻合的。当然，也不是说这些项目或手段对身体无锻炼价值，对从身体全面发展的角度来说也是必要的。

③ 锻炼要因人而异。每个个体及其在不同的年龄阶段，其心血管系统和呼吸系统的功能是有差异的，有氧锻炼的强度也应有所不同。为此，首先要通过耐力测验的结果来衡量锻炼者的体力情况，并据此制订出个人的有氧锻炼方案。库珀根据自已研究的测验方法所得出的结果，把锻炼者的体力分成 5 级，各自提出了不同的负荷标准，这种方法值得我们借鉴。此外，在锻炼的时间安排上，也应因人而异。

④ 要做好准备活动和整理活动。心血管系统和呼吸系统从相对安静的状态转入功能较多的运动状态，要有一个准备过程。否则，关节、肌肉就容易受伤，对于 40 岁以上的人来说更是如此。跑的准备活动应使全脚掌着地，以利于伸展下肢和关节；准备活动的节奏也要由慢到快，逐步达到基本练习的要求。

许多人往往不太注意整理活动，运动结束后马上坐下休息，这就难免发生眩晕或昏厥。因此，在有氧锻炼后进行 5 分钟左右的走步或慢跑是合适的。

（3）有氧锻炼的运动方法。

① 健身跑。指长跑及慢跑速度的持续跑锻炼。这种方法是用一种舒服的慢速度跑-段较长的距离，但要比快走快些。这是有氧代谢的锻炼，各锻炼水平者都能参加，运动时间比较随意，早晚均可，持续时间一般为20～60分钟，心率一般应控制在130～150次/分。运动过程中，呼吸应该是轻松的，以没有透不过气来的感觉为好。

中等速度的持续跑。该练习方法对体质较好者更为适用，练习时间不宜太早、太晚；持续运动20～40分钟即可，心率应控制在140～160次/分之间。尽管这种练习要比慢速长距离跑要快些，呼吸次数多，但在跑的过程中还是要调整好呼吸方式，以有氧代谢供能为主。

② 健身步行。步行是一项简便易行，受场地、服装等条件限制较少的重要健身锻炼方法，每日万步走的社会性健身锻炼，在发达国家已经十分广泛。我国大学生的生活走步每天为6 000～8 000步，教职工日常生活走步仅在5 000～8 000步，都低于10 000步。所以，我们应积极行动起来，首先在意识上重视健身步行，并贯彻实施；其次是科学规划，形成好习惯。

③ 游泳。游泳的锻炼价值与跑步有很大的相似之处，两者的主要区别是游泳以手臂和腿的运动推动人体在水中前进的同时，还必须花费一定的能量使身体免于下沉。因此，在水中游与跑步同样的距离，其消耗的能量是跑步的4倍之多。人体通过克服来自前进中的阻力获得对肌肉力量和耐力的锻炼。由于水的浮力减轻了人体承受关节的负荷，水的良好导热性又帮助锻炼者散发运动时产生的热量。因此，虽然游泳锻炼消耗的能量较多，但心率却相对处于较低的水平，是一种有效提高心肺功能的健身方法。

④ 跳绳。跳绳是一项全身运动，跳前要做准备活动，跳完后也要做整理活动。跳绳时用前脚掌着地，不宜穿硬底鞋和皮鞋，并要根据个人的体质状况来确定速度，并且速度应由慢到快。跳绳是一种锻炼心血管耐力的好方法。据测定，以120次/分的速度连续跳5分钟，其运动量不亚于中等速度跑步750米，可消耗179.75千焦耳的热量。如果感到运动负荷大了，可采用间歇式的跳法，每次跳30秒，共跳10次，这样累计也就达到5分钟了。每天练习两次为佳，如隔天练习一次，其效果只能达到预期的90%。这种器具简单、运动方便的跳绳运动除了能增强人体内脏器官的功能外，对发展弹跳、灵敏、力量、耐力等素质也有很好的作用。

⑤ 登楼梯。登楼梯是一项理想的室内健身锻炼方法，对促进身体健康大有好处。

a. 跑楼梯法。用30秒到1分钟的时间原地跑作为准备活动，然后用正常跑步的动作跑楼梯。脚步用力均匀，前脚掌着地，先跑上2～3层楼，往返80～90级台阶，逐渐跑上4～5层。每趟3～4分钟，每次锻炼不超过5趟，时间为15～18分钟。每趟间歇时间不超过2分钟。

b. 跳台阶法。屈膝、下蹲、弯腰、背手，在楼梯上按台阶逐级“兔跳”。可逐级跳跃，每跳10～14级台阶便步步走下楼。也可连续跳跃，即跳上一阶段（如5层）再走下楼。跳跃进度为每级1秒左右，锻炼时间不超过10分钟。

c. 持重登楼梯法。手提重物登楼梯也是一种加大运动量的锻炼方式。一般手持总重量大致在5千克。为了保持平衡，应双手同时提取等重量的重物，并注意重物的体积不宜过大。

⑥ 登山。登山是一种价值极高的全身心的运动方式，是有氧运动，运动强度较大，可以明显提高心肺功能，还可使全身的关节和肌肉得到有效锻炼，尤其是下肢肌群能得到充分的锻炼。登山还能治疗哮喘、偏头痛等疾病，是健身防病的最佳锻炼方式之一。

⑦ 足球。足球运动是世界第一运动，深受大家的喜爱，其影响力是所有体育运动中最大

的。足球运动是大学生最喜爱的体育运动项目之一，它对锻炼学生的身体、增强他们的体质、培养顽强拼搏等意志品质都起着重要的作用。

⑧ 篮球。篮球运动是由跑、跳、投多种动作组成的在激烈对抗的情况下进行的一项综合性运动。它对发展学生的跑、跳、投等基本运动能力，提高身体素质，增强内脏器官的功能，培养顽强的意志品质和参与意识、团队精神有很好的作用。

⑨ 健美操。健美操以肢体动作为基本手段，根据练习者的特点，按照全面、协调发展身体的原则，在音乐的伴奏下进行锻炼。健美操可以起到增进健康，培养正确的体态，塑造健美的形体，培养学生感受美、鉴赏美和创造美的能力的作用。健美操在现代生活中的多元化功能，已得到了越来越多人的青睐。

健身性健美操根据不同的对象进行有针对性的练习。一般每套动作的节数和每节动作的重复次数应根据练习者的特点和身体需要而定，通常为10节左右，每节操可反复做2～3遍，时间为20分钟，也可做40分钟左右。总之，健美操节奏感强、运动负荷适中，并伴有简单的舞蹈动作，练习时有音乐伴奏，可激发练习者的情绪，提高练习效果，对人的身心健康非常有益，已逐渐成为人们健身运动的一种重要形式，深受大学生，尤其是女生的喜爱。

⑩ 骑自行车。自行车既是一种常用的交通工具，又是一件极好的健身器械。但要选择一条合适的骑车路线（最好是有上下坡度的道路），掌握好一定的骑车速度，使身体承受一定的负荷（心率一般在120～140次/分），可以充分利用上学、放学或休息日的时间，进行身体锻炼。骑自行车时，主要通过双腿持续的周期运动，使身体的血液循环加快，以利于心脏功能的提高。骑自行车需要注意的是，改正不正确的骑车姿势，如双膝内转或外撇，或是车座过低，使膝关节过度弯曲，均会使髌骨劳损。人在骑车时，颈部、腰部相对静止，但上肢，甚至是下肢的局部肌肉需要起支撑作用，静止用力时间长了也会产生酸痛，应经常活动一下头颈部和腰部肌肉。

4. 改善大学生常见疾病的运动处方

（1）腰肌劳损。腰肌劳损就是骶棘肌疲劳损伤。此病多数是由于长期强迫体位做固定工作而造成的腰部劳损。

体育疗法如下。

① 取仰卧位，两膝屈起收腹，两手抱膝，使腰背贴床，臀部高抬。

② 左右脚轮流举起，动作稍快而轻松，以不引起疼痛为适度。

③ 叉腰立位，轮流向左右侧转体。

④ 分腿立位，体前屈，动作幅度尽量要大。

⑤ 并腿立位，两手扶腰部做旋转运动。

（2）心脏病。心脏病的种类很多，在儿童和青少年中，常见的是风湿性心脏病和先天性心脏病；在青年人中，由于心脏神经官能症所引起的心动过速也较多见；在中、老年人中，则以冠状动脉硬化性心脏病为多见。心脏病患者除了有心脏杂音外，还常有心脏机能不全的现象，其症状有心慌、气急、活动能力下降、下肢浮肿等。冠心病还常有心绞痛症状以及心电图的异常改变。

体育疗法：心脏病患者如无心脏机能不全现象，心脏血管系统机能正常，则平时进行体育活动时可参加运动量和强度小等的体育锻炼；冠心病患者的体疗活动可从步行开始，每天下地步行300～1 000米，速度为50米/分左右，然后逐渐提高步行速度或走跑交替；有时还可采用骑自行车，游泳或爬山，打乒乓球、羽毛球等活动，以及选择针对性强的气功和太极拳等作为练习手段。

（3）高血压。凡血压持续地等于或高于 140/90 毫米汞柱时则为高血压。约 90%～95% 为“原发性高血压”，即没有明显病因的高血压。其余 5%～10%的病例由影响肾脏、血管、心脏或内分泌系统的其他病症引发，即“继发性高血压”。高血压的发生是反复的精神过度紧张或强烈的精神情绪激动所导致大脑皮层和神经血管的调节失调，使小动脉痉挛而引起的。

体育疗法：气功、太极拳是治疗高血压的重要手段，每次练功 20～30 分钟。太极拳练习可根据情况打完一整套或选其中若干动作。高血压患者的步行、慢跑应先从轻松地散步开始，速度掌握在每分钟 120 步左右。随着血压的下降和心脏功能的改善，逐渐增加步速，每天一次，每次 30 分钟左右，慢跑时注意控制速度。此外，还可进行按摩和不费力的爬山游戏等。

（4）慢性气管炎。此病多由经常伤风感冒，或长期吸入有刺激性的灰尘和气体，或大量吸烟等原因引起。其主要症状是长期反复咳嗽，痰多，在冬季加剧。久病严重者可能发展为肺气肿。

体育疗法：症状轻者可进行一般性的体育运动，如慢跑，打羽毛球、太极拳和做健身操等；症状严重者以做呼吸体操为主，并多在户外散步。活动时的呼吸动作应为鼻吸气，口呼气，多练腹式呼吸。为加强呼气，可按节拍专门延长呼气时间，吸气与呼气的比例一般为 1∶3、1∶4，并逐渐延长呼气时间，呼气时主动收缩腹壁，可做弯腰或压腹呼吸。专门性呼吸体操每天做一至两次，每次 5～10 分钟，与一般健身活动配合进行效果佳。

（5）慢性胃病。慢性胃病是对慢性胃炎、胃或十二指肠溃疡病、胃神经官能症等病的统称。发病原因常为饮食习惯不良，如饮食不定时、不定量，暴饮暴食，常吃生冷和刺激性食物等。另外，长期精神、情绪不佳，如过于疲劳、忧伤等，也可能致病。

此病的临床表现为胃部不适，闷胀或疼痛，食欲不佳，消化不良，嗳气，翻酸，恶心呕吐等。多数人往往还伴有神经衰弱的症状。

体育疗法：对于慢性胃病患者，除有出血现象的应暂停体育活动外，一般的都可参加体育锻炼。病重者，可做些轻微和缓的活动。特别注意饭后不要过早地进行体育活动，以一小时以后为宜。剧烈运动后应休息一段时间，待心率跳动恢复正常半小时后方能进餐。此外，还应适当做腹肌锻炼和腹式呼吸，对治疗慢性胃病有好处。参加气功锻炼，将有助于胃病患者的恢复。

（6）近视眼。在正常情况下，眼球前后径变长，使得角膜（黑眼珠）后面的晶状体和视网膜的距离（即视轴）也相应变长。如果晶状体不能起到正常的调节作用，看到的物像就不能准确地落到视网膜上，便产生了近视。通常 300 度以下为轻度近视，300～600 度为中度近视，600 度以上则为高度近视。

形成近视的原因除了遗传因素、营养不良以及某些眼病引起的以外，主要还是由于平时工作、学习时不注意用眼卫生的关系。

体育疗法：每天坚持做眼保健操，常参加体育锻炼，同时，气功也能治疗近视眼。

5. 改善大学女生身体机能的运动处方

（1）女生生理机能特点。在生理机能方面女生与男生有许多差异。一般来说，女生心脏体积小于男生 10%～15%，脉搏频率比男生快 2～3 次/分，血压比男生低 0.67～1.33 千帕（5～10 毫米汞柱），每搏输出量比男生少 10～15 毫升，每分输出量少 0.3～0.5 升，所以女生可靠增加心跳次数来弥补小于男生的每分输出量。此外，女生的红细胞数量与血红蛋白含量均低于男生。这些都是限制女生耐力能力提高的因素。女生的胸廓、胸围、呼吸差均小于男生，呼吸肌弱，以胸式呼吸为主；呼吸频率快，肺活量为男生的 70%，脑通气量和最大吸氧量均小于男生。因此体育锻炼时，在选择运动项目和器械大小、重量上都要与男生有所区别。

（2）运动处方。

① 多采用柔韧性、动作协调优美、韵律节奏感强的运动项目进行练习，如体操、艺术体操、舞蹈等。

② 由于女生体内脂肪储存较多，浮力大、耐寒能力强、热能供给较充足，适宜采用长距离游泳等项目来发展心肺功能，因此，应在有条件的地区和季节，学校可选择游泳课以促进女生心肺功能的提高。

③ 女生月经属正常的生理现象，应鼓励她们在月经期间参加一些力所能及的体育活动，如散步、打排球、早操等，可调节大脑皮层的兴奋与抑制功能，改善盆腔的血液循环，并可使腹肌和盆底肌轻度收缩与放松，有利于经血排出，减轻腹部不适感。

（3）经期注意事项。由于月经期子宫内膜脱落导致出血，加之此期间生殖器官抗菌力弱，易导致感染。全身神经、体液方面也有较大的变化，所以，月经期应注意以下几方面。

① 适当减少运动量和运动时间，特别是月经初潮的女生，由于她们的月经周期尚不稳定，要循序渐进，逐步养成经期锻炼的习惯。

② 月经期要避免过冷、过热的刺激，特别是下腹部不要着凉，以免引起卵巢功能紊乱而导致月经失调和痛经的发生。

③ 月经期不宜游泳，以免病菌侵入内生殖器引起炎症。

④ 月经期不宜从事剧烈运动，尤其是震动强烈、腹压过大的运动，如后蹬跑、高抬腿跑、跳跃、投篮动作和力量性练习等，以免造成子宫移位和经血量过多。痛经和月经紊乱的女生，月经期不宜进行体育活动，并应积极治疗。

6. 提高大学生身体素质的运动处方

（1）发展力量素质的方法。力量素质是指人们在日常生活、生产劳动和体育锻炼中所必需的素质。力量素质是速度、灵敏等素质的基础。

① 静力性力量锻炼方法。这种练习的主要特点是肢体不产生明显的位移，肌肉产生张力但不发生长度变化。方法如下。

- 身体处于特定位置（站立或仰卧），推或蹬住固定重物，以肌肉最大收缩力坚持几秒钟，或负一定重量使身体固定不变（如肩负杠铃半蹲），重复一定次数。
- 静力性力量练习还可以用很慢的速度，不借助反弹力和惯性力，单纯依靠肌肉的紧张收缩来完成，如肩负 80%～85%强度的重量深蹲慢慢起立。

② 动力性力量锻炼方法。动力性力量练习是肢体或身体某部分产生明显的位移，或推掷别的物体进行运动，如投掷各种器械、踢球等。具体方法如下。

- 对力量锻炼。绝对力量是指用最大力量克服阻力的能力。
- 速度力量锻炼。速度力量是指人体快速克服小阻力的能力，其最典型的表现形式是爆发力。爆发力是在最短的时间内发挥最大力量的能力。从事跑、跳、投掷等运动项目，对这种力量有特殊要求。
- 力量耐力锻炼。力量耐力是指人们长时间克服小阻力的能力。经常做俯卧撑、仰卧起坐等是发展上肢和腰腹力量耐力的有效练习方法。

注意

① 进行力量锻炼前，要充分做好准备活动，练习时注意力要集中；

② 进行动力力量锻炼时，应结合其他性质的练习（如速度练习）或放松动作交替进行，以提高肌肉的弹性；

③ 发展力量素质应注意身体各部分或各种动作的交替进行。

（2）发展耐力素质的方法。耐力是指人体长时间进行肌肉活动的能力，也可看作抗疲劳的能力。耐力素质是健康人体能的最重要素质之一，也是一般竞技能力的基础素质之一。

① 有氧耐力的锻炼。有氧耐力是耐力素质的主要方面，发展有氧耐力主要是提高心肺功能水平。

- 有氧耐力的负荷强度，心率一般控制在 140～170 次/分，大约为锻炼者所能承受最大强度的 75%～85%。如果负荷强度太低，心率在 140 次/分以下，心输出量达不到较大值，同时吸进的氧气也较少。如果负荷强度高于 170 次/分，机体就会产生氧债，不利于有氧耐力。有氧耐力锻炼持续时间最少 5 分钟，一般多在 15 分钟以上。
- 发展有氧耐力经常采用持续负荷的方法进行。具体方法有两种：一种是连续负荷法，在较长时间内速度保持不变；另一种是交换负荷法，是在连续负荷的基础上，短时间加大负荷强度，使机体的呼吸能力和血液循环能力产生良性刺激。选用的锻炼手段多采用跑步、跳绳、原地跑、球类、自行车、溜冰、划船等。有氧耐力锻炼时，应注意速度由慢到快，距离由短到长，逐步增加运动强度和密度。

② 无氧耐力的锻炼。为了保持快速跑的能力，多进行无氧耐力锻炼。它对提高短距离跑（后程）的能力有显著效果，如 100 米跑、200 米跑、400 米跑等。在进行无氧耐力锻炼时，由于强度大，心率一般控制在 160 次/分以上，应十分重视医务监督。

（3）发展速度素质的方法。速度素质通常分为反应速度、动作速度和移动速度三种速度素质。

① 反应速度素质的锻炼方法。反应速度是机体对各种信号刺激的快速应答能力。利用一定信号（哨声、击掌等）让练习者作出相应的反应动作是最常见的方法。

② 动作速度的锻炼方法。动作速度是机体快速完成某一动作的能力。提高动作速度的锻炼方法如下。

- 减小练习难度，加助力法，如顺风跑、下坡跑等。
- 加大练习难度，发挥后效作用法，如跳高前的负重跳、推标准铅球前的加重铅球练习，紧接着做跳高或推标准铅球的练习。
- 时限法。如按一定的音响节拍或跟随在动作节奏快的人后面跑步，以改变自己的动作节奏和速度。

③ 位移速度的锻炼方法。位移速度是周期运动中单位时间内人体快速移动的能力。提高位移速度的方法如下。

- 最大速度跑，如短距离重复跑、接力赛跑、追逐跑游戏等。进行这类练习时，每次练习一般控制在 30 秒以内，每次间隙时间可稍长。
- 加快动作频率练习，如快频率的小步跑、计时计数的高抬腿跑、快速摆臂练习等。
- 发展下肢爆发力量，如负重跳、单脚跳、跨跳等。

各种速度素质练习，应在体力充沛、精力饱满的情况下进行。身体疲劳时进行速度素质锻炼，不能收到良好的效果，易发生伤害事故。

（4）发展柔韧素质的方法。柔韧素质是指人体各个关节的活动幅度、肌肉和韧带的伸展能力。柔韧素质是掌握运动技术的重要条件。发展柔韧素质的常用方法如下。

① 采用静力性练习来拉长肌肉、肌腱、韧带和皮肤。拉伸力量的大小，应以感到酸、胀、痛为限，并保持 8～10 分钟，重复 8～10 次即可。

② 动力拉伸法。每次动力拉伸练习（如踢腿、摆腿等），一般控制在 5～30 次，不宜用力过猛，以防伤害事故发生。

③ 实践中经常把动力性练习和静力性练习结合起来，并把主动练习和被动练习结合起来，可以收到更好效果。如发展肩部、腿部、臂部的柔韧性，可采用压、搬、摆、踢、蹦、绕环等练习；发展腰部柔韧性，可采用站立体前屈、俯卧背伸、转体、甩腰、涮腰（绕环）等练习。

发展关节柔韧性的具体方法，如表 5-36 所示。

表 5-36　发展身体关节柔韧性的练习方法

发展的关节	练习方法
肩关节	正压肩、反压肩、吊肩、转肩
腰腹部	体前屈、体侧屈、转体
下肢	弓步压腿、正压腿、侧压腿
踝关节	跪压、侧压

7. 心理障碍的健康运动处方

（1）神经衰弱症的健康运动处方。

① 特征。神经衰弱是神经器官病症的一种，是由于长期的精神压力和情绪紧张所导致的心理活动混乱。主要症状可归纳为易疲劳、易激怒、易失眠、紧张性头疼等，许多患者还同时兼有植物神经功能症状，加厌食、便秘、阳痿、月经紊乱等。据调查，长期超负荷的脑力劳动、体育锻炼缺乏、精神生活单调的人群发病率较高，我国脑力劳动者（尤其是中高级知识分子）中，神经衰弱的患病率达 45%以上。该病症不仅妨碍了他们工作效率的提高，而且给他们的身心健康也带来了严重的危害。

② 运动处方。运动类型包括竞技运动和娱乐运动，有氧、无氧运动或两类结合的运动，集体运动或个人运动等。

运动强度一般常用心率指标和最大吸氧量来衡量。运动生理学和运动医学一般规定：运动的大强度相当于最大吸氧量的 70%～80%，即相当于最高心率的 80%～90%；中等强度相当于最大吸氧量的 50%～60%，即相当于最高心率的 65%～75%；小强度相当于最大吸氧量的 40%左右，即相当于最高心率的 60%左右。目前，心理学的研究表明，锻炼的强度明显影响着锻炼的心理效应。大多数研究者认为，中等强度的体育运动能对神经衰弱症有较大的心理效应。但不同年龄人的中等强度体育运动不同，因而不同年龄神经衰弱症的运动强度也不同，如表 5-37 所示。

③ 运动的持续时间。每次运动的持续时间和强度有关，并且两者之间成反比。研究认为，每次运动的时间一般在 20～30 分钟，长期运动会产生理想的心理状态，但如果一次运动的持续时间过长，则不会产生良好的心理效果。身体运动的总时间无限度，一般要持续 3 个月才算第一个周期，所以，应坚持长期运动练习，才能获得良好的心理效应。在制定运动处方时也应考虑到一点。

表 5-37　不同年龄神经衰弱症的运动强度指标

强度	最大吸氧量	心率				
		20～29 岁	30～39 岁	40～49 岁	50～59 岁	60 岁以上
较大	80	165	160	150	145	135
	70	150	145	140	135	125
中等	60	135	135	130	125	120
	50	125	120	115	110	110
较小	40	110	110	105	100	100

④运动频率。每天运动的效果当然不错，但如果时间比较匆忙每周 3～5 次为宜，每周至少不得少于两次。

注意

神经衰弱起病缓慢。由于患者把全部时间投入工作，刚开始出现的症状多不引起重视，一旦发现往往已发展到慢性，因此，本处方的重点是通过合理安排生活以实现劳逸结合，建立良好的身心健康机制。换言之，神经衰弱病症处方要特别注意以下几点。

（1）接受心理支持疗法。要认识本症的长期危害，坚信通过努力可以使神经衰弱症状逐步消除，恢复健康。还应消除实行劳逸结合等方式会耽误工作的疑虑，如果放任神经衰弱发展，无异于慢性自杀，将对工作产生更严重的影响。

（2）通过心理治疗，重塑个性。克服主观、任性、固执、敏感、过于要强、对自己的能力过于自信等弱点，培养开朗、活跃、有朝气等良好的个性品质。

（3）合理安排生活作息制度，实现劳逸结合。每天保证 8 小时的睡眠、1 小时的锻炼，工作（包括上班）时间不要超过 10 小时。其余时间尽量安排活动性内容，如做家务、购买生活用品、和朋友、家人娱乐或聊天。余暇时间尽量做些轻松、活泼、内容丰富多彩的活动，以消除神经紧张刺激。

（4）不通过延长时间而应通过提高效率来完成工作目标。工作时高度集中注意力，每次工作 1 小时休息 10 分钟。休息主要指积极性休息，使大脑皮层各部分实现兴奋和抑制的合理转换，避免一部分脑细胞持续处于紧张状态。

（5）进行多种形式的体育锻炼。有氧锻炼可提高机体对疲劳和心理压力的耐受力，球类活动有助于实现体力和脑力的兴奋交替，舞蹈等集体活动可愉悦身心和舒展筋骨，这些都是治疗神经衰弱的主动积极的方式。

（6）注意睡眠环境，睡前 1～2 小时应停止工作，最好不要再全神贯注地读书看报。可先做好睡眠的环境准备，然后洗个热水澡，喝杯牛奶，做一些轻松的活动，听听节奏舒缓的音乐，使身体自然地从活动进入抑制状态，然后入睡。

（7）药物对神经衰弱无特效，持续且症状严重的失眠者可口服安定、利眠宁等药物，但药物只是临时性的。应抓紧时机调整好日常生活节奏，使之符合体内的“生物钟”规律。

（8）注意营养。多吃水果和蔬菜，因为大多数水果和蔬菜中含有 B 族维生素，能帮助促进脑神经细胞的代谢。适量吃些核桃仁、葵花子等坚果类食品，这些食物中含有卵磷脂、多不饱和脂肪酸、钙、铁、磷等，可以帮助消除神经紧张，促进思维和记忆。

（2）疑病症的健康运动处方。

① 特征。患者出于对自身健康的过度关注，总担心自己患有某种病，甚至怀疑自己是否患有“癌症”或“艾滋病”等疾病。这些患者有一定知识，但对医学一知半解，喜欢将自己的感觉与疾病“对号入座”，容易将轻度不适、正常生理现象和疾病混为一谈。他们的疾病表现在即使经过多次检查和医生的反复解释也无法解脱。

对疑病症，可以根据以下症状初步判断。如果问题严重，应到医院做进一步检查。

- 突然出现的疑病症通常有一定的诱因，如近来有亲人或好友患病死亡，误信一些道听途说的事情，对某些医学知识和科普宣传产生误解。
- 具有敏感、多疑、善思的性格特征。
- 因对生活环境的不适，或因生活环境发生变化，出现注意力从原有的工作和环境向身体转移。
- 一旦对某事表现关注，常会过分相信自己的判断力。
- 疑神疑鬼，这也不舒服那也不舒服。越注意，精神越敏感，也就越坚信身体有病。
- 按自己有限的医学知识对身体情况“对号入座”。譬如，将局部的淋巴结肿大、血管的搏动、正常的骨骼隆起等也当成患病的证据。
- 因心理负担加重而引起食欲差、失眠、头晕、乏力等病状，使疑病症加重。
- 如果某段时间因其他事情干扰而使注意力转移，原有疑病症状将明显减轻。
- 已经因为疑病症影响到工作，失去与人交往的兴趣，忽视体育锻炼，生活规律被打乱，体质逐渐下降。
- 缺乏和医生间的交流和互信，对医生的话将信将疑。

② 疑病症的运动处方的核心是通过心理诱导，实现情景转移，加强人际交流和体育锻炼，解除不必要的精神负担。具体措施如下。

a. 接受心理咨询，与心理医生实事求是地讨论自己最担心的症状，配合医生寻找疑病症的原因。

b. 与医生建立互信关系，接受医生的忠告。如果确实与医生交流有困难，可换医生或医疗机构。

c. 在信赖的医生的指导下做全面的病史询问和体格检查。但不要强求医生做重复的、不必要的检查。

d. 改变一下生活环境，消除原有环境中的不良刺激因素，这是实现情景转移的重要一环。

e. 强化原有的生活兴趣或培养新的兴趣爱好，如养花种草、养小动物、听音乐、下棋、读书、打扑克等。将注意力从身体转移到兴趣活动方面，这是实现情境转移的另一重要环节。

f. 每天早晚各锻炼一次，主要以集体活动，中等运动强度运动方式为主。时间不宜过长或过短。一般来说，每次 20～30 分钟效果较好。通过活动以愉悦身心、舒展筋骨，可有效消除身体上的不适感。

g. 早睡早起，定时作息；增加营养，促进食欲。俗话说好“吃得好，睡得香，百病皆消”，这对减轻疑病心理有很大帮助。

h. 结交一些知心朋友，互相交流信息，开拓视野，使精神生活充实升华，注意力就不会集中在几个小小的身体部位上。

（3）焦虑症的健康运动处方。

① 特征。患者持续性紧张、担心、恐惧或发作性惊恐的情绪障碍，同时伴有植物神经系

统症状和运动不安等表现，具有不宁、不适、不安的“三不”特征。患者表现出对一些无实际危险的因素存在一种非理性思维的负性自我评价，即对无实际危险因素反射性地过高估计，结果使患者主观上肯定了负面的自我评价和恐惧情绪，因而经常性地处于一种不安的状态，影响患者的学习和生活。近年来的研究表明，大学生中焦虑症的发生率逐年上升。一次对 2 462 名青少年用焦虑自评量表测查的结果显示焦虑症的发生率为 11.97%，男生和女生之间的发生率没有明显差别。黄娟等对某医科大学不同年级的 934 名学生进行测评，焦虑症状检出率为 12.6%，其中轻度为 9.7%，中重度为 2.9%。

焦虑症的主要表现有以下 3 种。

a. 终日忧心忡忡，紧张担心。有引起担心的理由，但这种理由要么不出现，要么没那么严重。

b. 出现各种植物神经系统症状。

c. 运动性不安，自己无法控制。在此基础上如果急性发作，会出现惊恐万分之感，仿佛死亡已经临近，再加上剧烈的心慌、心跳、胸闷、心口疼等植物神经系统症状，容易让人误以为心脏病发作。

② 焦虑症的运动处方具体如下。

a. 运动项目。体育锻炼的方式多种多样，当决定采用体育锻炼的方式来调治焦虑症的时候，要优先选择以下几种运动项目：一是自己特别喜爱的运动项目，因为兴趣是导师，易使自己坚持下去，同时也能产生更好的心理效应；二是自己比较熟悉的、感觉有趣的且有足够的能力去完成的运动项目，因为它能有效地增强自信心，减少焦虑，使心情愉快，形成良性循环；三是能改善人际关系的运动项目，便于与他人形成亲密的关系，选择项目还应考虑自身的生理、职业等特点。如老年人和体弱久病的患者因生理机能减退、抵抗力下降而应选择步行、慢跑、气功、太极拳、交谊舞等。女性要考虑妊娠、分娩、经期等特征，这期间不宜选择强度较大的项目，如骑自行车、跳绳、划船、篮球运动等。脑力劳动者因用脑频繁，可选择那些使人体的需氧量与吸氧量之间能达到动态平衡的有氧运动，这既可以消耗体内多余的脂肪，又可以明显改善人体的循环、呼吸系统功能，促进脑细胞发育，提高心功能，如爬山、长跑、打拳、游泳、滑雪等。总之，选择运动项目应结合自己的身体条件，有针对性地选择，以便能自觉锻炼，循序渐进，持之以恒。

b. 运动强度。焦虑症患者应依据自身的身体和年龄情况，选择适合自己的运动强度。大多数研究表明，中等强度的身体运动才能改善患者的焦虑、紧张和疲劳状态。中老年人、体弱者心率可控制在 100～120 次/分钟，超过或不足都不会取得较好的锻炼效果。这是因为运动时的心率比安静状况下要快得多，当男性心率达到 110/次分钟、女性达到 120 次/分钟时，心输出量最大。为保证每个锻炼者都能安全有效地锻炼，心率还应根据个体情况进行调整。

c. 运动时间。运动时间的长短会直接影响治疗的效果。也就是说，如果选择大强度的体育锻炼，如快速 100 米跑（典型的大强度无氧状态下的运动），那么锻炼的时间要相应短些。而中等强度的体育锻炼时间要相应长些，即每次运动的时间至少要 20～30 分钟。小强度的体育锻炼则至少要 60～90 分钟。有研究表明，运动持续的时间过长则不会产生良好的心理效应。为了获得良好的心理效应，在制订运动处方时应考虑到这一点。

d. 运动频率。合理的运动频率是指每周锻炼的次数。如果焦虑症患者初期的练习安排了足够的时间，那么每天练习则效果较好，并易养成良好的锻炼习惯，在心理上形成对运动的良好依赖，对心境的改变至关重要。当病情稳定之后，每周可安排 3～5 次锻炼，间歇进行，即可取得较好的心理效应。然而，个体的情况有别，每次安排应多考虑运动者的年龄和身体状况，循序渐进地进行。只有在保持一定的运动量、强度、运动时间的条件下，才能形成良好的心理效应。

（4）抑郁症的健康运动处方。

①特征。抑郁症是常见的情绪障碍，以心情显著而持久的低落为主要症状，且伴有相应的思维、行为改变。典型的病症为食欲不振、懒散、情感淡漠、丧失兴趣、经常自责，严重者反复出现轻生念头甚至自杀行为等。由于社会生活的节奏加快、竞争激烈，人们的心理压力较大，所以近年来抑郁症出现率上升特别快。临床上的抑郁症，除了情绪上的问题，同时会影响身体的功能和思考的方式，睡眠、食欲、活动能力的改变很常见。在身体方面：抑郁症的病患可能会失眠，也可能会睡得太多；食欲可能会低落（不想吃），也有可能会暴食（吃太多）；脾气可能会变得暴躁或是不想动，身体没力气，表情冷漠、疲倦，性欲降低甚至完全没有性欲。在心理方面：注意力会不集中，觉得自己没有价值，会产生无助感、无望感、对周围的事物漠不关心，觉得自己是别人的负担，常常以泪洗面。思考速度可能减慢，迷惑。病患常觉得自己记忆力减退，但通常这些病患接受检查后并没有记忆力衰退的情况。病患可能会常想到死亡，失去自我控制能力，也有一些病患出现自杀的行为。自杀意念特别是在生病早期是抑郁症常出现的症状。然而，如果病患有机会去适应疾病，自杀的风险会降低。不过，自杀仍有可能，特别是一些恢复期的个案。大部分自杀个案的患者都有抑郁症，而15%左右未治疗的严重抑郁症病人会自杀，某些严重的抑郁症患者可能会出现幻听和妄想。另外，抑郁症的病患常出现身体酸痛的症状。

② 抑郁症的运动处方具体如下。

科学研究证明，运动能加强新陈代谢，疏泄负性心理能量，能防止抑郁症的发作；运动有助于增强体质，产生积极的心理感受，能较快地提高情绪、消除抑郁症等一系列症状。

a. 跑步。科学实践研究证明，跑步时大脑分泌的内啡肽是一种类吗啡生物化学合成物。它能与吗啡受体结合，产生跟吗啡一样的止痛和欣快感，等同天然的镇痛剂，对减轻心理压力具有独特的作用。选择跑步时间以傍晚为宜，速度120步/分钟，每周至少3次，每次持续15分钟。

b. 跳绳。跳绳能增强身体的协调性，在跳绳过程中由于头部上下快速移动，有效加强了前庭系统功能，能产生良好的心理感受，提高自信心，对减轻抑郁症有一定的治疗效果。跳绳速度为30～60次/分钟，隔天一次，每次持续10分钟。

c. 健身舞。在动感的音乐声中，躯体得到尽情的舒展，注意力得到加强。健身舞每周三次，每次持续20分钟。

d. 散步。宜在优美安静的环境中进行，能改善心肺功能，提高摄氧效果。建议每天步行1 500米，并力争在15分钟内走完。以后逐渐加大距离，直到45分钟走完4 500米。

e. 集体运动。如传球运动、排球运动或体育游戏等。集体运动要求团体合作，对提高抑郁症患者的人际关系具有特别的意义。另外，由于体育游戏带有一定的竞争性、情节性、趣味性，能提高游戏者的情绪，培养他们活泼愉快、开朗合群的性格和团结互助、勇敢顽强、机智果断的心理品质，使身心得到健康发展。建议每周至少参加一次集体运动，每次持续时间30分钟。

任务实施

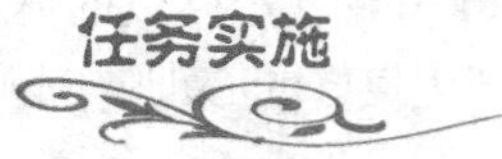

针对上一任务对自己的健康自测，并根据自己的健康状况，制订一个适合自己、改善自身健康的运动处方。

制订大学生健身运动处方时，应遵循针对性、实效性、可行性及专业性原则。以运动生理和运动医学为依据，以大学生的生理、心理特点和未来的专业取向为宗旨，因人而异、区别对待，充分考虑大学生的自然属性和社会属性等因素，并且要使其内容学以致用，达到有效增强大学生的体质，防病强身、提高本领的目的。

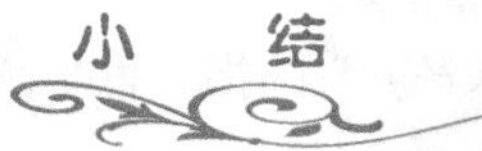

运动处方是指导人们有目的、有计划和科学地锻炼的一种方法。运动处方与普通的体育锻炼和一般的治疗方法有所不同，运动处方是有很强的针对性、有明确的目的、有选择、有控制的运动方法。通过学习按照自己健康、体力以及心血管功能状况，用处方的形式规定运动种类、运动强度、运动时间及运动频率，提出运动中的注意事项，使学生懂得体育锻炼开始向科学、安全有效方向发展。

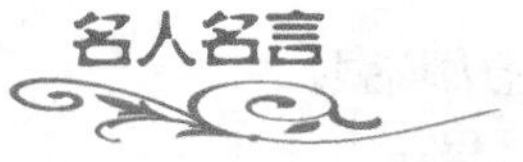

活动有方，五脏自和。

——范仲淹

凡事有其自然，遇事处之泰然，得意之时淡然，失意之时坦然。越忙越要抽空练，练好身体常保健；决心信心加恒心，修炼身心意志坚。

——庄炎林

拓展阅读

[1] 王竹影. 健身运动处方. 南京：南京师范大学出版社.2003.

[2] 王正珍. ACSM运动测试与运动处方指南. 北京：人民卫生出版社.2010.

[3] 凌月红. 体育健康教育与运动处方. 北京：北京体育大学出版社.2005.

任务4 塑良好体魄，做健康运动，进行科学健身

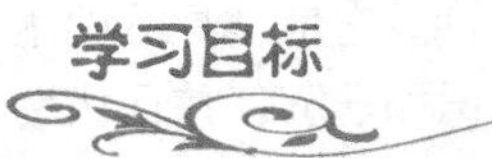

1. 知识与技能目标

通过有目的、有计划的教育活动，使学生掌握本课程传达的基本理念以及价值，使学生认识到如何进行科学健身，深刻理解“1141运动要领”，使学生认识到要想拥有良好的体魄，必须进行健康的运动。

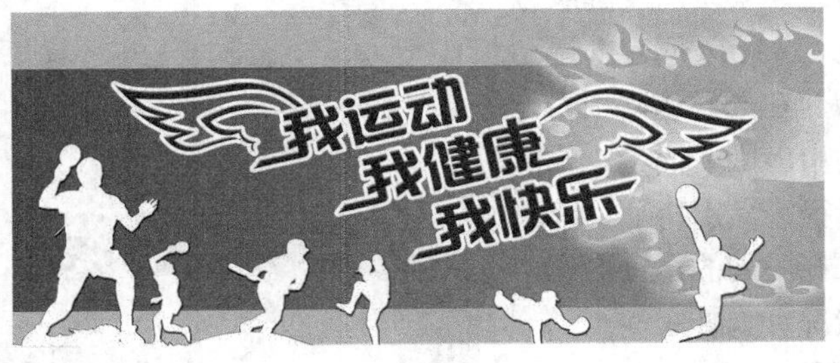

2. 过程与方法目标

通过形式灵活、方法多样的授课过程，帮助学生从理论知识以及现实的大量素材和生动事

例中，使学生掌握科学锻炼的方法和手段，养成良好的体育锻炼习惯。

3. 情感、态度与价值观发展目标

通过本课程的学习，培养学生良好的体育道德和合作精神，树立“健康第一”的指导思想，形成终身体育的体育意识。

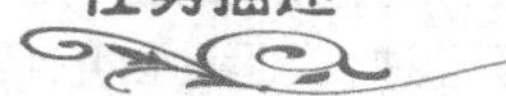

任务描述

生命在于运动，科学运动可以提高生命质量及延长生命时间，这已经被科学和运动实践所证明。运动对延长寿命的影响是多方面的，主要由以下几方面起作用。

（1）健身运动全面提高身体的内分泌活动，其中抗衰老激素的分泌能力增强。

（2）运动能逐渐提高内脏功能，提高新陈代谢水平，减缓身体衰老过程。

（3）健身运动能有效减少疾病的发生，进而延长生命。

（4）有关研究报道：健身运动有助于基因修复，使利于长寿的基因发挥功效。

现今科学健身运动能延长生命的理念已被人们认识和接受，掌握科学运动健身的方法是实现健康长寿的关键。

人的寿命非注定，生命质量可变动；
寿命延长生活好，体育锻炼立大功；
只要坚持长运动，定能成为老寿星。

任务分析

随着人们生活水平的提高，人们越来越重视身体健康、延年益寿。体育健身运动是实现这个目标的重要方式之一。

健身运动对人体是一种生理刺激，使人体各组织器官发生适应性变化，逐渐增强其功能，这个过程就是身体健康的提高过程。

健身运动原则是指导人们在健身运动中的行为和处理问题所依据的标准，它是健身运动达到安全、有效和科学标准的保证。所以，必须对健身运动原则有正确的认识和理解，并且认真地去执行和运用到健身运动的实践中。健身运动的基本原则有针对性原则、适宜量度原则、及时恢复原则、持久性原则和全面发展性原则。依据这些原则来科学地安排运动锻炼内容，运动健身能达到事半功倍的效果。

1. 针对性原则

人与人在身体机能、素质以及健康方面存在着必然的差异，加上人们追求运动健身的目标不同，因此在选择运动项目、运动方式和运动负荷上应因人而异，要依据年龄特征、职业特征、性别特征、健康状况及锻炼目标来选择不同的运动内容，使运动锻炼与身体状况互为针对性。

2. 适宜量度原则

适宜量度是指运动量与运动强度在一个运动锻炼时期所投入的适合身体状况的数量，在一次运动锻炼中身体所承担运动负荷的适宜数量。健身运动成败的关键是把握好运动量与运动强度的投入尺度。如果运动负荷过小，则不能有效提高健身效果；而如果运动负荷过大，则会造成过度运动、发生疲劳等问题。

3. 及时恢复原则

恢复是从运动锻炼中获得健身效果的根本保障，没有恢复就没有健身。恢复过程是人体机能提高的过程，也是保持运动锻炼能够连续持久的前提。没有运动恢复就没有运动健身效果。

4. 持久性原则

运动锻炼的目标是提高身体健康水平、发展身体机能和素质，通过运动刺激使身体发生应答过程来实现健身的目的。人体健康水平受两方面影响：一方面是运动锻炼、营养膳食等双重作用使健康水平得到提高；另一方面是疾病、有害物质的侵蚀、衰老过程等副作用使健康水平下降。在生命过程中，健康状况会在这两方面的作用下发生变化，并向作用大的方向倾斜。

5. 全面发展原则

健身运动的目的是：通过运动锻炼使身体的各个器官的生理功能和运动能力得到提高，使身体的形态得到理想变化，让身体得到全面协调发展，而每个运动项目的锻炼作用又有其侧重性和局限性。所以，在运动锻炼中要注意运动内容的多样性和全面性，做到合理运用，避免运动项目的长期单一化，以防造成身体各个器官的生理功能和形态素质发展不均衡。应进行全面多样化的运动锻炼，使身体的大多数器官和系统得到充分的运动锻炼，让身体机能和健康水平全面提高。

相关知识

无论何种健身运动，都应该遵循科学健身的基本原则，关键是运动要适宜，方法要得当。这虽然因人而异，千变万化，但是我们从其中的一些共同规律中总结出了“1141 运动要领”，即“一个基础，一个靶心，四个适合，一个根本”。这就是适宜运动的核心或科学健身的基本原则。它可以为健身运动增强安全性，提高有效性，有力地逐渐摆脱健身的盲目性、随意性，从而回归理性。

1. 一个基础

“1141 运动要领”的第一个“1”指“一个基础”，即有氧运动是科学健身的基础。其实，我们每个人都是天生的有氧运动大师。每一个新生儿都是通过哭向世界宣告他的到来！哭是婴儿离开母体后，天生就会的有氧运动。在母亲的子宫里，胎儿完全靠母亲提供养分和氧气，维持生长发育，但出生后，婴儿就必须靠自主呼吸了。通过啼哭的运动方式，张大嘴，胸廓充分扩张，上呼吸道增宽，深深呼吸，让肺通气量增加极致，加上身体和四肢乱动所形成的全身肌肉运动的配合，促使血液尽可能多地回流心脏，这还保证了经过肺循环时得到充分的气体交换，并迅速地将富含氧气的血液运至全身，因而全身气血通达，吐故纳新，新陈代谢便以最快的速度开始进行良性循环，一个崭新的生命便以这样一种天生的有氧运动方式，开始步入了他新的人生之旅！从此，有氧运动也就将伴随我们每个人的一生，它是生命的基础，当然也是健康的基础。

（1）无氧运动的定义。体育运动大致划分为有氧运动和无氧运动两大类。就像汽车开动需要汽油一样，人体也需要糖来提供能量，而“燃烧”过程也都一样需要氧。当氧充分时，燃烧就彻底，而氧不足时，就会形成一些中间产物，这对正常生理过程不利。剧烈的运动、长时间的运动，氧的吸入或利用率降低，机体处于相对缺氧状态，这就是无氧运动。

（2）有氧运动的定义。一句话，活动量小的运动、适当的运动都是有氧运动。但有氧运动又可以分为广义的有氧运动和有氧健身运动两类。广义的有氧运动，即有氧活动。日常生活中的走路、吃饭、读书、看报、娱乐、聊天、做家务、睡觉等都是广义的有氧运动，它并不需要人们特别去参与，每天都在自然地进行，虽然它的能量消耗和代谢方式完全具备了有氧运动的特点，可是由于它们的节奏比较缓和，所以健身效果有限。

（3）有氧健身运动的定义。有氧健身运动，即有氧训练。它要求达到一定的运动强度、频率和持续时间，通俗点说，它比有氧活动更加剧烈一些，存在运动量的不同，这种量变可以通过心率的变化来体现，即运动中需要达到所规定的心率目标，如心率 120～140 次/分钟等，它带有训练的目的。有氧训练是使心血管及肺功能得到锻炼和提高的主要途径，它是健康的基础，也是提高自身恢复能力的基础。因此，无论个人兴趣如何，都应该选择 1～2 项有氧训练作为健身运动的基础，再选择一些其他的感兴趣的运动，相互结合或交替进行，让兴趣和理性有机地结合起来，才会收获更明显的健身效果。

2. 一个靶心

（1）“靶心率”是判断有氧运动的重要指标。“1141 运动要领”上的第二个“1”指的是靶心率，也就是运动时需要达到的目标心率，它是判断有氧运动的重要指标。如果严格界定有氧运动，则需要通过血液生化检测的指标，如血乳酸的水平来判断。但在实践中，最简单的界定方法就是通过了解运动中的心率来判断。研究表明，有氧训练中的心率有一个特定的范围，在运动中使心率维持在这个特定的范围内并延续一段时间较好。这是因为如果心率过慢，机体所产生的种种应激反应就不明显，健身效果就差；但如果心率过快，又存在对健康的威胁。只有在运动维持适宜的心率范围，才能取得较好的健身效果。

（2）确定靶心率的范围。具体确定靶心率的范围，可以借鉴（170－年龄）～（180－年龄）。例如年龄 35 岁，他的有氧运动靶心率一般宜控制在（170－35）～（180－35）=135～145 次/分钟。但由于每个人的健康和体质状态不同，健身运动的靶心率范围也就因人而异、因事而异。一般而论，越接近靶心率范围的高限，训练效果越好，但需要循序渐进和量力而行，不以单纯追求靶心率指标。

3. 四个适合

“1141 运动要领”的“4”指的是“四个适合”，即适合的运动方式、适合的运动量、适合的运动时间和适合的运动环境。

（1）适合的运动方式。

① 结合自己的喜好选择运动方式。各种健身方式都可以通过不同运动量和运动强度的组合，变化出许多不同的方法来。所以，只要不是被特别禁止参加运动的病人，无论选择哪一种运动方式，总体上都是可以的。举例说，身体较差的人能不能打篮球？如果像正常人那样又跑又跳，还要拼抢，当然不能，但可以选择拍球、慢速运球、传球和投篮，去掉它的对抗性，那就可以参加；踢足球行不行？仅仅练习盘带球、短距离传球和射门总可以吧。跑步行不行？不能快跑，那就慢跑吧。

② 运动的前提是要遵循科学健身的基本原则。运动的前提是要遵循科学健身的基本原则，尤其要学会通过自己心率的变化来调整运动量，即调整运动过程的快慢、时间和难度，灵活掌控运动的节奏，通过摸索逐渐形成适合自己的健身方法。如果只选用一种方式健身，很难解决健康的全面需要，因此不要拘泥于某种运动方式，可以交替采用不同的运动方法，了解被你选中的健身方式所需要注意的环节，并一直坚持下去，就必定能够获得成功。但是有些运动的不

规律性，决定了机体在运动中的心率难以相对稳定在靶心率的范围，这会使健身效果受到影响。因此，有氧运动项目的选择还是以周期性运动项目为主比较好，即整个运动中总是重复某个或某些动作的运动，常见的有走步、跑步、跳绳、骑车、划船、登山、游泳、爬楼梯、舞蹈、健身操、扭秧歌、抖空竹、踢毽子、柔力球、太极拳（剑）及部分全民健身路径器械（健骑机、椭圆机）等，小运动量的球类运动也可以列入有氧运动范畴。

（2）适合的运动量。上面已经说过，“靶心率”是判断运动量的重要指标，但那是客观指标，需要去测量，这里主要强调主观感觉，其方法可以用“异样感觉，切莫放过”来概括，即靠自我感觉来把握运动量的尺度。进行健身运动时，一定要量力而行，以自身不出现痛苦的感觉为界限，这一点对患有糖尿病、高血压、冠心病等慢性疾病的人群尤为重要。在运动中，只要出现了不舒服的异样感觉，如憋气、胸闷、胸痛、头晕、头疼、眼花等，就要减少运动量或者马上停下来，及时就诊。弄清原因后，再确定是否继续运动，千万不能掉以轻心，盲目坚持，以免发生不测。

（3）适合的时间。每个人外出运动的具体时间，可以根据季节、气候、身体反应以及作息习惯而灵活安排，并不强求一致，无论清晨、上午、下午、黄昏或者晚上均可。如果选择晨练，只要时间允许，等天亮了或者太阳出来了，气温升高后，云雾散开，污染物也飘散了再开始运动更好一些。另外，每次健身运动的时间，可以从 10 分钟开始，以后按照 5～10 分钟的递增量进行。对有减肥需要的人，更需要循序渐进地达到一个小时左右为佳。隔天或每天运动一次，每周至少 3 次，只要没有身体不适，尽量坚持，才会产生良好的积累效应，健身运动的效果才能得到较好的巩固和提高。

（4）适合的环境。只要气候条件允许，走出家门，走进大自然到绿树丛中、江河湖海之滨或楼宇间的空地等自然环境中运动较好，既可充分享受大自然，又更加有利于身心健康。当然，如果遇到恶劣天气，或者在时间安排上过于紧张，以户内运动代替户外运动也是一种很好的选择，但要注意加强室内通风。

4. 一个根本

“1141 动作要领”的最后一个“1”是指“一个根本”，即以健康水平和生活质量是否提高来衡量健身运动的成效，才是最根本的目的。除了采用本人的自我感觉外，再收集一些客观的指标来进行验证较好，所以有必要建立自己的健康管理档案，详细记录有关科学健身的资料。这样既有利于健身计划的实施，又有利于追踪观察、对比和对健身运动的安排进行必要的调整。有的人参加运动，往往把荣誉看得很重，因而常常互相攀比、争强好胜，但是千万别忘记以提高健康水平为前提为根本，否则就会忽略运动的安全性，给自己带来不必要的损伤。因此，参加运动时一定要注意：健康第一，健康为本。

案例5-12

第一个例子：有位老年人，每天早上 5 点就去登白云山，快速上山后，就收集一大桶山泉水带下山来。

第二个例子：40 岁的莉萨女士，上午 8 点去跳韵律操或练瑜伽，之后才进办公室，她说：“没办法，只能排这个时段，一进公司事情就一拥而上，一点也走不开。”

第三个例子：30 岁的小洪每天傍晚 6 点就从办公桌旁消失了，他进健身房进行有氧运动或举重，大汗淋漓换得一身结实，练完后回办公室加班，似乎精力用不完。

究竟谁的运动时间最能达成效果？科学家已发现，人一般下午14～16点体温最高，那之后就开始下跌，下午15～18点是人体生理周期最适宜运动的黄金时间，这是因为埋在下丘脑的生理周期节律指挥的作用，那时的体温处于最高点，肌肉最暖和且最有弹性，反应最快，力气最大，人最清醒，不易受伤，而脉搏跳动与血压则最低。反之，体温在早上起床前3小时之内是最低的，运动达不到最高效果。气象学界也发现，天气好的日子，早上9～10点和下午15～17点的大气污染最低。早上9点以前和下午18点以后交通空气污浊；而太阳未出来前，植物未进行光合作用，呼出的是二氧化碳，也不是很好。由此，科学健身的最佳时间是下午的15～18点。当然，我们也用不着斤斤计较于1℃～2℃体温的差别，更重要的是抓紧你能调配的时间去运动才更重要。为此，针对不同时间参加锻炼的人，提出以下建议。

（1）早晨锻炼一族，我们称为“晨族”。如果你喜欢早上运动，最好继续坚持下去，而不是改成下班后，因为很显然你是会被工作拖磨得无法找到时间运动的人。你需要注意运动前做好足够的伸展与暖身运动，因为早上体温比较低，易受伤或不利于心脏血管。

（2）下班后锻炼一族，我们称为“下班族”。从生理科学而言，下午的身体反应最好，因为那时体温最高，肌肉最柔软。这类人就更应该坚持下去，但要注意锻炼与晚餐的安排。锻炼结束后，不应马上进餐，而要在锻炼结束至少半小时后才能进餐。如果在晚餐后锻炼，则应在餐后一小时再进行低强度运动，否则容易造成胃下垂等不良后果。

（3）以放松或娱乐为目的的一族，我们称为“放松族”。如果你运动是为了舒压放松，则任何时间的舒缓运动都适宜。不过要注意运动强度和运动场地的选择，运动强度不宜太大，运动场地不宜太硬，阳光不要暴晒。

（4）在睡前进行锻炼的一族，我们称为“夜猫族”。这类人群应尽量安排在睡前三小时之前运动。如果锻炼时间太靠近睡觉，则可能会激发起心脏的兴奋性，心跳加快，很久不能平静，从而不易入睡。

任务实施

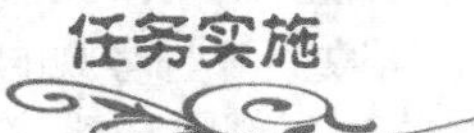

根据科学健身的所学知识，制订适合你的运动处方，并坚持锻炼一段时间，看你的健康有什么变化，写下你的体会。

小　　结

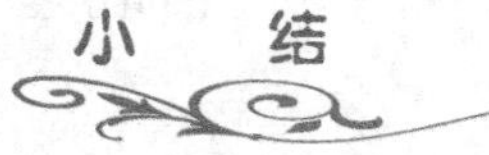

运动医学的规律告诉我们，运动要讲科学，科学的健身运动有益于健康，不科学的运动反而对身体造成伤害，不利于健康。因此，人们在进行健身锻炼时，必须遵循科学的方法，因地、因时、因人而异，这样，才能获得最佳而持久的锻炼效果，促进身体健康。

名人名言

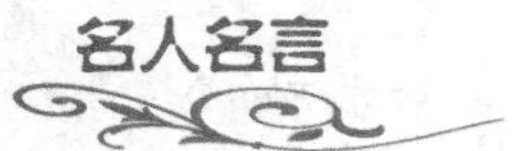

运动是健康的源泉，也是长寿的秘诀。

——马约翰

运动得太多和太少，同样损伤体力；饮食得过多与过少，同样损伤健康；唯有适度可以产生、增进、保持体力和健康。

——亚里士多德

拓展阅读

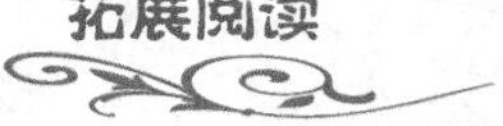

[1] 刘琦. 科学健身. 北京：人民体育出版社. 2008.

[2] 宋为民. 动出健康动掉疾病. 北京：人民军医出版社. 2004.

[3] 王安利. 运动忠告. 广州：广东人民出版社.2005.

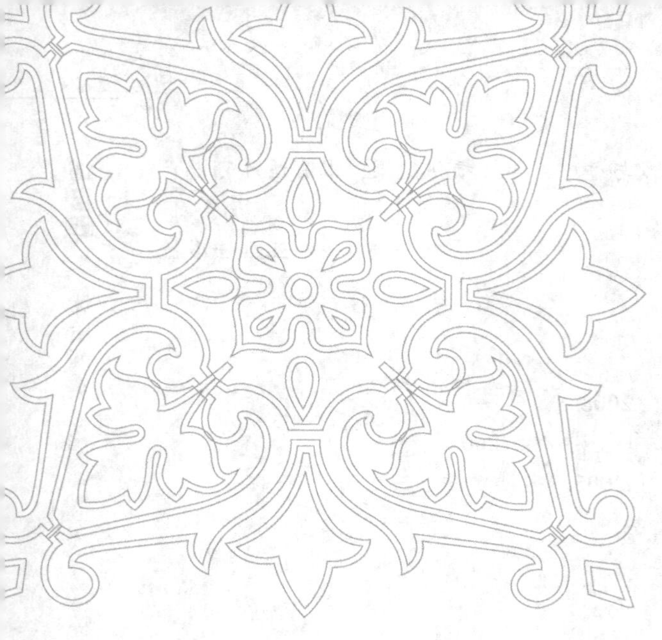

附录

Appendix

附件 1　关于进一步加强学校体育工作的若干意见

（2012 年 10 月 22 日）

为深入贯彻落实《中共中央　国务院关于加强青少年体育增强青少年体质的意见》（中发〔2007〕7 号）和《国家中长期教育改革和发展规划纲要（2010—2020 年）》，推动学校体育科学发展，促进学生健康成长，现提出如下意见。

一、充分认识加强学校体育的重要性

1. 广大青少年身心健康、体魄强健、意志坚强、充满活力，是一个民族生命力旺盛的体现，是社会文明进步的标志，是国家综合实力的重要方面。体育锻炼是提高学生健康素质的有效途径，对青少年思想品德、智力发育、审美素养和健康生活方式的形成具有不可替代的作用。加强学校体育，增强学生体质，对于提高学生综合素质，实现教育现代化，建设人力资源强国，培养德智体美全面发展的社会主义建设者和接班人，具有重要战略意义。

2. 党中央、国务院历来高度重视青少年的健康成长，把加强青少年体育锻炼作为提高全民健康素质的基础工程，把加强学校体育作为贯彻党的教育方针、实施素质教育和提高教育质量的重要举措。多年来，各地不断完善和落实各项政策措施，广泛开展阳光体育运动，有力推进学校体育改革发展。但总体上看，学校体育仍是教育工作中的薄弱环节，学校体育未能得到足够重视，评价机制不够完善，体育教师短缺，场地设施缺乏，影响和制约了学生体质健康水平的提升。各地各部门要充分认识加强学校体育的重要性和紧迫性，把提高学生体质健康水平作为落实教育规划纲要和办好人民满意教育的重要任务，摆在更加突出位置，纳入重要议事日程，切实抓紧抓好。

二、明确加强学校体育的总体思路和主要目标

3. 加强学校体育要以科学发展观为指导，全面贯彻党的教育方针，全面实施素质教育，把增强学生体质作为学校教育的基本目标之一，加强政府统筹，加强条件保障，加强监督检查，确保学生体育课程和课余活动时间，切实提高学校体育质量，完善学校、家庭与社会密切结合的学校体育网络，促进体育与德育、智育、美育有机融合，不断提高学生体质健康水平和综合素质。

4. 当前和今后一个时期，要以中小学为重点全面加强学校体育，深入推进学校体育改革发展，力争到“十二五”期末，学校体育场地设施总体达到国家标准，初步配齐体育教师，基本形成学校体育持续健康发展的保障机制；学生体质健康监测制度更加完善，基本建成科学规范的学校体育评价机制；各方责任更加明确，基本形成政府主导、部门协调、社会参与的学校体育推进机制。

三、落实加强学校体育的重点任务

5. 实施好体育课程和课外体育活动。各地要规范办学行为，减轻学生课业负担，切实保证中小学生每天一小时校园体育活动，严禁挤占体育课和学生校园体育活动时间。要因地制宜制订并落实体育与健康课程的实施方案，在地方课程和校本课程中科学安排体育课时。建立健全学生体育竞赛体制，引导学校合理开展课余体育训练和竞赛活动。积极鼓励创建青少年体育俱乐部，组织开展丰富多彩的学生群众性体育活动。各级各类学校要制订和实施体育课程、大课间（课间操）和课外体育活动一体化的阳光体育运动方案。要创新体育活动内容、方式和载体，增强体育活动的趣味性和吸引力，着力培养学生的体育爱好、运动兴趣和技能特长，大力培养学生的意志品质、合作精神和交往能力，使学生掌握科学锻炼的基础知识、基本技能和有效方法，每个学生学会至少两项终身受益的体育锻炼项目，养成良好体育锻炼习惯和健康生活方式。

6. 加强学校体育教师队伍建设。要加快教师结构调整，制订并落实配齐专职体育教师计划，多渠道配备好中小学和职业学校体育教师。建立健全体育教师培养体系，办好高等学校体育教育专业，逐步扩大免费师范生和贫困地区定向招生专项计划中体育教育专业招生规模，完善农村学校教师特岗计划补充体育教师的机制。鼓励退役优秀运动员按照有关规定从事学校体育工作。加大国培计划培训体育教师的力度，拓宽体育教师培训渠道，到 2015 年各地要对中小学和职业学校体育教师进行一轮培训。要保障体育教师在职务评聘、福利待遇、评优表彰等方面与其他学科教师同等待遇。对体育教师组织学生开展课外体育活动以及组织学生体质健康测试等，要纳入教学工作量。

7. 加快学校体育设施建设。各地要按照《国家学校体育卫生条件试行基本标准》《中小学校体育设施技术规程》及相关学校建设标准和技术规范要求，加大学校体育设施建设力度，在基层公共体育设施建设中统筹规划学校体育设施，在义务教育经费保障机制和农村义务教育薄弱学校改造计划等项目中加大对体育设施建设和器材配备的支持力度，推动全国学校体育设施和器材逐步达到国家标准。大力推动公共体育场馆和运动设施向青少年学生免费或优惠开放，学校体育场馆设施在课余和节假日应向学生开放。

8. 健全学校体育风险管理体系。研究制订学校安全条例，组织修订《学校体育工作条例》和《学校卫生工作条例》。各地各有关部门要加强对学校体育安全的指导和监督，建立健全政府主导、社会参与的学校体育风险管理机制，形成包括安全教育培训、活动过程管理、保险赔付的学校体育风险管理制度，依法妥善处理学校体育意外伤害事故。各学校要制定和实施体育安全管理工作方案，明

确管理责任人，落实安全责任制。加强对体育设施的维护和使用管理，切实保证使用安全。

四、建立健全学校体育的监测评价机制

9. 完善学生体质健康测试和评价制度。教育部会同有关部门修订并全面实施《国家学生体质健康标准》，做好学生健康检查制度、学生体质健康监测制度与国家学生体质健康标准测试制度的配套衔接。各学校每年对所有学生进行体质健康测试，并将测试结果经教育部门审核后上报纳入国家学生体质健康标准数据管理系统；同时，要按学生年级、班级、性别等不同类别在学校内公布学生体质健康测试总体结果，并将有关情况向学生家长通报。各地要加强管理，创造条件，保证学生体质健康测试工作的顺利开展。要把学生体质健康水平作为学生综合素质评价的重要指标，将学生日常参加体育活动情况、体育运动能力以及体质健康状况等作为重要评价内容。因地制宜组织实施好初中毕业升学体育考试。积极探索在高中学业水平考试中增加体育科目的做法，推进高考综合评价体系建设，有效发挥其对增强学生体质的引导作用。

10. 实施学校体育工作评估制度。教育部研究制订以评价学生体质健康水平和基本运动技能为主要内容的学校体育工作评估标准和实施办法。从 2013 年起组织开展中小学体育工作评估，县级教育部门要组织学校按照要求进行自我评估，地市级教育部门要对本地学校体育工作评估结果进行复核检查，省级教育部门要进行抽查和认定，并将经认定的评估结果汇总后报送教育部备案。教育部将组织制订高等学校体育工作基本标准和高等职业学校体育课程教学指导纲要，并适时组织开展高等学校体育工作评估。各级教育部门和学校要深入分析学生体质健康测试结果，动态把握学生体质健康发展变化趋势，有效指导学校体育工作。

11. 实行学校体育报告公示制度。各地教育部门要逐级上报本行政区域学校体育工作情况，上级教育部门对所报情况进行公示，重点报告和公示学校体育开课率、阳光体育运动情况、学校体育经费投入、教学条件改善、教师队伍建设和学生体质健康状况等。各地教育部门和学校要向社会公布学生阳光体育运动工作方案、基本要求和监督电话。学校要利用公告栏、家长会和校园网等定期通报学生体育活动情况。从 2013 年起，教育部组织编制和发布《全国学校体育工作年度报告》，按生源所在地分省（区、市）公布高等学校新生入学体质健康测试结果。

五、加强对学校体育的组织领导

12. 加强学校体育工作领导和管理。各地人民政府要认真履行发展学校体育的职责，将学校体育发展纳入本级政府年度工作报告，建立健全教育部门牵头、有关部门分工负责和社会参与的学校体育工作机制。教育部门要完善政策，制定标准，加强监督管理和科学指导，将学校体育纳入义务教育、普通高中、职业教育、高等教育等各类教育规划。发展改革部门要把提高青少年身心健康水平纳入当地经济社会发展规划，支持学校体育发展。财政部门要完善支持学校体育的投入政策。体育部门要把学校体育作为全民健身计划的重点，在技术、人才、场地和体育组织建设等方面加大对学校体育工作的支持。校长是所在学校体育工作的第一责任人，要确保学校体育各项工作任务的具体落实。

13. 加大学校体育投入力度。要统筹教育经费投入，切实保障学校体育经费。合理保证中小学校公用经费中用于体育的支出，并随公用经费标准提高而逐步增加。利用现有渠道，将学校体育场地设施建设、体育活动经费纳入本级财政预算和基本建设投资计划，并加大投入力度。优先支持农村和民族地区学校体育工作。

14. 实施学校体育三年行动计划。各地要结合本区域经济社会发展状况，找准学校体育的突出问题、重点领域和薄弱环节，特别是要在确保学生锻炼时间、提高学生体质健康水平、落实政府工作责任、完善学校体育政策体系、实施学校体育评价制度、改善学校体育办学条件等方面确定发展目标，逐年分解落实任务，以县为单位编制加强学校体育三年行动计划。2013年3月底前，各省（区、市）行动计划报国家教育体制改革领导小组办公室备案。

15. 强化学校体育工作督导检查。国务院教育督导机构组织修订《中小学体育工作督导评估办法（试行）》。各级教育督导机构要研究制定和实施学校体育工作督导检查办法，坚持督政与督学相结合，健全目标考核机制，建立学校体育工作专项督导制度，定期联合有关部门开展学校体育工作专项督导，并将督导评估结果及时向社会公告。

16. 健全学校体育工作奖惩机制。各地要把学校体育和学生体质健康水平纳入工作考核指标体系，作为教育等有关部门和学校领导干部业绩考核的重要内容，加强学校体育工作绩效评估和行政问责。对学校体育工作成绩突出的地方、部门、学校和个人进行表彰奖励。对学生体质健康水平持续三年下降的地区和学校，在教育工作评估和评优评先中实行“一票否决”。

17. 营造学校体育发展良好环境。各地各有关部门要认真宣传学校体育工作的政策要求、典型经验和有效做法，采取多种方式加强校园体育文化建设，加大对群众性学生体育活动的宣传报道，广泛传播健康理念，引导广大青少年、各级各类学校和全社会树立科学的教育观、人才观和健康观，形成珍视健康、热爱体育、崇尚运动、积极向上的良好氛围。

附件2　江苏省学生体质健康促进行动计划实施方案

（2012—2015年）

为实现《江苏省学生体质健康促进行动计划（2012—2015年）》提出的总体目标，顺利完成该计划提出的四项重点任务，结合我省学生体质健康状况和学校体育卫生工作实际，特制定本实施方案。

一、具体目标

（一）健康素养提升行动

1. 中小学健康教育课每学期不少于7课时。高校普遍开设健康教育选修课，专题讲座每学期不少于2次。

2. 到2015年，全省50%左右的中小学开展并达到健康促进学校创建工作标准。到2012年底，中小学全面禁烟，无烟学校达标率为100%，2014年年底，全省高校达到无烟学校标准。

3. 到2015年，学生的健康知识知晓率和行为形成率分别达到95%和85%。

4. 到2015年，100%的普通中学、中等职业学校、高等学校按照规定要求开展艾滋病、结核病综合防治专题教育或宣传活动，90%以上的学生掌握艾滋病、结核病综合防治基本知识。

5. 到2015年，学生健康素养显著提升，初步建立学校、家庭和社会三位一体的学生健康素养评价体系。

（二）体育活动推进行动

1. 到2015年，全省各级各类学校全面施行国家《体育与健康课程标准》（以下简称《标准》）《全国普通高等学校体育课程教学指导纲要》（以下简称《纲要》），施行《国家学生体质健康标准》的比例达到 100%，90%以上的学生达到合格标准，85%以上的学生能比较熟练掌握与运用两项运动技能。

2. 到 2015 年，全省学生身体素质和身体机能指标比 2010 年有明显改善。

3. 到 2015 年，全省中小学建成标准化体育运动场，高校全面建立学生体育俱乐部和体育社团。

4. 到 2015 年，学校、家庭、社区重视体育的意识明显增强，学生养成自觉参加体育锻炼的良好习惯。

（三）卫生服务改善行动

1. 到 2015 年，初步建立当地教育部门组织协调、卫生部门监督指导、学校具体落实的学校公共卫生管理与服务模式。

2. 到 2015 年，学校配备专（兼）职营养师，指导学生合理膳食，学生集体食堂的配餐符合营养和食品安全要求。各级各类学校食堂食品安全监督量化分级管理率达 100%，学生食堂达到“B”级及以上标准，逐步提高“A”级食堂比例。

3. 到 2015 年，中小学生健康体检率达到 100%；预防接种建卡率、接种率均达到 95%以上；肥胖、近视、龋齿、伤害等学生常见病的防控指标比 2010 年明显下降。中小学生肥胖率控制在 8%以下，适龄学生窝沟封闭覆盖率超过 20%，12 岁龄学生患龋率控制在 25%以内。群体性食物中毒、传染病暴发疫情得到有效遏制。

4. 到 2015 年，寄宿制学校均应设立符合标准的卫生室，非寄宿制学校根据学校规模设立卫生室或保健室。

5. 到 2015 年，接受急救基本技能培训的高校一年级新生占新生总数的 90%以上。

（四）心理健康促进行动

1. 到 2015 年，建立健全我省不同年龄段的学生心理健康和社会适应测评体系。

2. 到 2015 年，学校配备专（兼）职心理健康教育的教师或心理咨询师。

3. 到 2015 年，每年至少组织 1 次学生心理健康状况测评，并建立心理健康档案。

4. 到 2015 年，学生心理健康水平和社会适应能力明显提升。

二、主要措施

（一）健康素养提升行动

1. 中小学按照《江苏省中小学校健康促进学校评价标准》，积极开展健康促进学校创建工作。以创建工作为抓手，以建促改，以建促管，整体推进学校健康促进工作，提高广大学生的健康素养。学校按照《无烟学校参考标准》，做好学校控烟工作。

2. 按照《中小学健康教育指导纲要》的要求，中小学校把健康教育课纳入教学计划，列入课表，并组织教学。每学期通过考试或问卷调查等形式考核学生掌握相关知识情况。健康教育课由健康教育教师或者经培训合格的保健教师、体育教师承担。高等学校除开设健康教育选修课或者讲座外，通过网络教学等手段扩大健康教育受益面。初中及以上学校加强青春期教育以及预防艾滋病、结核病的专题宣传教育。保证预防艾滋病、结核病专题教育初中学段 6 课时、高中学段 4 课时、高校每学年不少于 1 课时。

3. 学校要结合“3 月 24 日世界防治结核病日”“4 月 7 日世界卫生日”“4 月 25 日预防接

种宣传日”“5 月 8 日世界红十字日”“5 月 20 日中国学生营养日”“5 月 31 日世界无烟日”“6 月 6 日全国爱眼日”“6 月 14 日世界献血者日”“6 月 26 日国际禁毒日”“9 月 20 日全国爱牙日”“10 月 10 日世界精神卫生日”“12 月 1 日世界艾滋病日”等卫生日，开展课堂教学、专题讲座、广播电视、橱窗展板、宣传海报、健康处方等多种专题健康教育活动。

4. 学校要加强与卫生、体育等部门联系，邀请相关专家到学校开展讲座、现场咨询指导。学校应在校园内设立健康教育宣传栏，在学校网上开设健康教育宣传栏目。引导学生通过大众传媒、网络信息等学习形式，不断丰富卫生和健康知识。

5. 学校与家长建立学生健康信息沟通和信息反馈的联系机制。学校要有组织、有计划对学生家长开设“健康讲堂”，普及健康、健身、营养、防病和青春期教育等知识。

（二）体育活动推进行动

1. 严格执行《标准》和《纲要》，开足上好体育课，体育课堂教学保证适宜的运动负荷，练习密度达到 30%以上。学校每学期及时将体育与健康课程安排总表在学校网上公布，杜绝体育课时被挤占和无故减停体育课等现象，遇雨雪天气，应安排体育理论课、健康教育课、室内体育锻炼和游戏课。高校和有条件的高中应开设体育选修课程。

2. 保证中小学生每天在校锻炼时间不少于 1 小时。其中，每天上午组织不少于 25 分钟的广播操、武术操、健身操、跑操等多样化的大课间体育活动，并保证活动质量。高校和有条件的高中积极推广以学生体育俱乐部、体育运动协会为主要平台的课外体育活动，高校学生课外体育活动每周不少于 3 次。

3. 学校要切实加强对体育器材、运动场地的使用与管理，提高体育设施的利用率，确保学生体育运动安全，严防体育运动伤害事件发生。

4. 中小学体育传统项目等特色学校、招收高水平运动员高校积极开展课余体育训练，提高训练水平，丰富学校课余文化生活，激发广大学生参与体育活动的积极性，为竞技体育培养后备人才。

5. 学校开展形式多样的、以年级（班级）为单位的娱乐健身性的单项比赛；中小学积极实施“体育艺术 2 + 1”工程，推广跳绳、武术等民族民间传统体育项目。学校每年至少举办一次全员参与的全校性运动会，每一位学生每年至少参加一次校园体育竞赛活动。

6. 各地各校应加强学校体育与健康教育改革与实践，注重学生参与率和学生体能改善，逐步形成特色。高校试行毕业前体能测试制度。坚持与完善初中升学体育考试制度。

（三）卫生服务改善行动

1. 在学校卫生工作领导小组领导下，构建学校三级卫生网络，并明确各级具体工作职责；建立学校、社区、家庭和地方卫生机构联动机制；地方卫生机构定期对学校卫生工作进行指导和督促检查。各地建立医疗卫生机构，选派卫生专业技术人员挂钩中小学的工作机制，每月到校指导不少于 1 次，特殊时期加大到校指导频次。学校专（兼）职校医、保健教师和班主任积极配合做好各项公共卫生工作。

2. 学校在当地餐饮服务食品安全监管部门的指导下，推行食堂食品安全监督量化分级管理制度；明确营养配餐人员参与学校饮食、饮水卫生的日常管理，并接受当地卫生部门的指导与管理；结合不同年龄段的特点和膳食要求，开展形式多样的食品安全、营养与健康等宣传教育活动；引导学生选用低盐、低脂、低糖等健康食品；根据学生的膳食和健康状况，开展针对性营养干预。

3. 中小学要认真落实《中小学近视眼防控工作方案》和《国家学校体育卫生条件试行基

本标准》。课桌椅、教室采光、通风、照明等要符合国家的有关规定；组织学生每天做两次眼保健操；鼓励学生在课间远眺，缓解用眼疲劳；每班配发眼保健操图和近视力表；坚持每学期开展两次学生视力检查，了解学生课余时间用眼情况，建立视力档案，进行动态分析，并及时反馈学生家长，采取分类管理和针对性干预措施。

4. 中小学加强对学生口腔卫生保健教育，指导学生掌握正确的刷牙和选用牙刷牙膏的方法；配合当地卫生部门，加强对龋齿及其危险因素的监测；根据学生家长"知情、同意"的原则，每年开展口腔健康检查、窝沟封闭和含氟防龋等防治工作。

5. 学校要在当地卫生部门的指导和支持下，每年组织一次学生健康体检，建立学生健康档案，及时向家长反馈健康信息，对有疾患的学生，要向家长提出防治建议；学校要选择具有健康体检资质的单位开展学生体检，强化学生健康体检的组织管理工作，保证体检质量和服务水平。

6. 学校要为学生提供充足、安全、卫生的饮水以及洗手等相关卫生设施，学生食堂要达到B级及以上标准；制定突发事件应急预案，定期组织食物中毒、传染病暴发、意外伤害、地震、火灾等突发事件应急的专项演练。学校要积极配合做好学生的医疗保险工作；高校和高级中学应开展急救培训工作，提高学生的自救、互救等急救技能；高校要将急救技能纳入体育课程中组织实施，配合做好学生无偿献血宣传和组织工作；中小学要在当地卫生部门的指导下，做好学生晨检、缺课监测、伤害监测与网络直报工作；小学要负责预防接种证查验，配合做好免疫预防工作。

（四）心理健康促进行动

1. 学校按照学生年龄特点，开展心理健康教育，做到有计划、有内容、有教案。以学生为主体，开展形式多样的心理健康促进活动。中学每学期开展不少于2课时的心理健康教育（含青春期心理健康教育）教学活动。

2. 学校要开展班主任老师心理健康知识培训，每年至少组织1次学生的心理健康测评，建立心理健康档案。对有心理问题的学生，进行心理咨询等干预措施。

3. 学校要按照不同年龄段学生心理发育特点，每年组织学生家长参加学生心理健康教育与促进的专题讲座。

4. 学校要充分利用当地的心理健康教育与促进的资源，开展促进心理健康教育和活动，探索家庭、学校、社会三方合作的心理健康教育模式。

三、工作保障

1. 教育、体育、卫生等部门和学校要认真落实《江苏省学生体质健康促进行动计划（2012—2015年）》规定的工作职责，确保各项保障措施落到实处。各市、县（市、区）要成立教育、体育、卫生等部门参加的学生体质健康促进工作协调小组，建立定期会商制度，研究指导辖区内学生体质健康促进工作。各校要成立由校长负总责的学生体质健康促进工作机构，负责制定工作制度、工作计划、组织实施和考核等工作。

2. 学校与家庭要保证学生充足睡眠。小学生、初中生、高中生及以上每天睡眠时间分别达到10小时、9小时、8小时。小学生、初中生、高中生每天在校集中学习时间分别不得超过6小时、7小时、8小时，家庭作业量分别不超过1小时、1.5小时、2小时，小学一～二年级不得布置家庭作业。

3. 到2015年前，各地中小学体育卫生设施条件达到或超过《国家学校体育卫生条件试行基本标准》要求。按照省教育厅制定的《江苏省高级中学体育装备目录》《江苏省初级中学体育装备目录》《江苏省小学体育装备目录》，配备适合学生特点、便于开展活动的体育器材；各校应根据生均4平方米要求，建设标准化运动场和体育活动场地。体育部门和社会的体育场地应向学生开放。寄宿制学校设立取得《医疗机构执业许可证》的卫生室。卫生室的器械配备达到省标。非寄宿制学校根据学校规模设立卫生室或保健室。各校均应建立面向学生的心理咨询辅导室。

4. 学校要在2015年前配齐体育教师和至少1名专（兼）职心理咨询人员。寄宿制学校根据学校规模至少配备1名专职校医，其他学校至少配备1名保健教师。各级教育、体育、卫生行政部门根据工作职责，指导开展不同层次的学校体育、卫生专业技术人员的培训工作。各地各校应根据同工同酬原则，计算体育教师、健康教育教师、校医的组织课外体育活动、指导课余训练与竞赛、开展卫生服务等工作量，并纳入绩效考核范围，保证学校体育、卫生人员应享受其职业特点的津贴和待遇。

5. 省、市教育、卫生、体育等部门要建立学生体质健康以及学生健康知识知晓率监测与公告制度，及时向社会通报当地学生体质健康状况与健康知识知晓率情况。中小学校要建立健全学生健康体检信息反馈制度，及时告知家长学生的健康状况和相关干预建议。高校应建立完善学生体质健康档案，配合当地卫生部门建立并落实传染病疫情登记报告制度和突发公共卫生事件预警预报制度，配合做好应急处置工作。

6. 各级政府设立学生体质健康促进工作专项费用，确保学生体质健康促进工作专款专用。卫生部门要将学校卫生工作经费纳入公共卫生经费预算，教育部门和学校要将学校卫生工作经费纳入学校公共经费预算，并足额用于学生卫生防病、健康促进等工作。各校要在共用经费中列支相应的学生体质健康促进工作经费，并把专项经费的使用情况体现到年度工作计划和总结中。

7. 省教育厅会同相关部门研究制定学生体质健康促进工作评价标准，开展学生体质健康促进工作先进单位和先进个人评选工作。各地应把学生体质健康改善状况作为衡量学校工作业绩和评先评优的重要指标之一，对开展学生体质健康促进工作成效显著的单位和个人，予以表彰；对学生体质健康促进工作重视不够、推进不力、疏于管理的单位和个人，予以批评，并责令限期改进；对未按规定实行体育教师、卫生保健人员同工同酬以及未按规定配备校医和保健教师、未按规定建立卫生室或保健室的中小学取消其评先评优资格；对违反《江苏省学生体质健康促进条例》有关条款且未能及时改正的学校，按规定追究其相关法律责任。

附件3 高等学校体育工作基本标准

（2014年6月11日）

为落实立德树人根本任务，加强高等学校体育工作，切实提高高校学生体质健康水平，促进学生全面发展，根据国家有关规定，制定本标准。本标准适用于普通本科学校和高等职业学校的体育工作。

一、体育工作规划与发展

1. 全面贯彻党的教育方针，服务立德树人根本任务，将学校体育纳入学校全面实施素质教育的各项工作，认真执行国家教育发展规划、规章制度及各项要求。创新人才培养模式，使学生掌握科学锻炼的基础知识、基本技能和有效方法，学会至少两项终身受益的体育锻炼项目，养成良好锻炼习惯。挖掘学校体育在学生道德教育、智力发展、身心健康、审美素养和健康生活方式形成中的多元育人功能，有计划、有制度、有保障地促进学校体育与德育、智育、美育有机融合，提高学生综合素质。

2. 统筹规划学校体育发展，把增强学生体质和促进学生健康作为学校教育的基本目标之一和重要工作内容，纳入学校总体发展规划，全面发挥体育在学校人才培养、科学研究、社会服务和文化传承中不可替代的作用。制订阳光体育运动工作方案，明确工作目标、具体任务、保障措施和责任分工，并落实各项工作。

3. 设置体育工作机构，配备专职干部、教师和工作人员，并赋予其统筹开展学校体育工作的各项管理职能。实行学校领导分管负责制（或体育工作委员会制），每年至少召开一次体育工作专题会议，有针对性地解决实际问题。学校各有关部门积极协同配合，合理分工，明确人员，落实责任。

4. 加强学校体育工作管理，在学校体育改革发展、教育教学、教研科研、竞赛活动、社会服务等各项工作领域制订规范文件、健全管理制度、加强过程监测。建立科学规范的学校体育工作评价机制，并纳入综合办学水平和教育教学质量评价体系。

二、体育课程设置与实施

5. 严格执行《全国普通高等学校体育课程教学指导纲要》，必须为一、二年级本科学生开设不少于 144 学时（专科生不少于 108 学时）的体育必修课，每周安排体育课不少于 2 学时，每学时不少于 45 分钟。为其他年级学生和研究生开设体育选修课，选修课成绩计入学生学分。每节体育课学生人数原则上不超过 30 人。

6. 深入推进课程改革，合理安排教学内容，开设不少于 15 门的体育项目。每节体育课须保证一定的运动强度，其中提高学生心肺功能的锻炼内容不得少于 30%；要将反映学生心肺功能的素质锻炼项目作为考试内容，考试分数的权重不得少于 30%。

7.创新教育教学方式，指导学生科学锻炼，增强体育教学的吸引力、特色性和实效性。建立体育教研、科研制度，形成高水平研究团队，多渠道开展以提高学生体质健康、教学质量、课余训练、体育文化水平等为目标的战略性、前瞻性、应用性项目研究，带动学校体育工作整体水平提高。

三、课外体育活动与竞赛

8. 将课外体育活动纳入学校教学计划，健全制度、完善机制、加强保障。面向全体学生设置多样化、可选择、有实效的锻炼项目，组织学生每周至少参加三次课外体育锻炼，切实保证学生每天一小时体育活动时间。

9. 学校每年组织春、秋季综合性学生运动会（或体育文化节），设置学生喜闻乐见、易于参与的竞技性、健身性和民族性体育项目，参与运动会的学生达到 50%以上。经常组织校内体育比赛，支持院系、专业或班级学生开展体育竞赛和交流等活动。

10. 注重培养学生体育特长，有效发挥体育特长生和学生体育骨干的示范作用，组建学生体育运动队，科学开展课余训练，组织学生参加教育和体育部门举办的体育竞赛。

11. 加强校园体育文化建设，促进中华优秀体育文化传承创新。学校成立不少于 20 个学生体育社团，采取鼓励和支持措施定期开展活动，形成良好的校园体育传统和特色。开展对外体育交流与合作。通过校报、公告栏和校园网等形式，定期通报学生体育活动情况，传播健康理念。

12. 因地制宜开展社会服务。支持体育教师适度参与国内外重大体育比赛的组织、裁判等社会实践工作。鼓励体育教师指导中小学体育教学、训练和参与社区健身辅导等公益活动。支持学校师生为政府及社会举办的体育活动提供志愿服务。

四、学生体质监测与评价

13. 全面实施《国家学生体质健康标准》，建立学生体质健康测试中心，安排专门人员负责，完善工作条件，每年对所有学生进行体质健康测试，测试成绩向学生反馈，并将测试结果经教育部门审核后上报国家学生体质健康标准数据管理系统，形成本校学生体质健康年度报告。及时在校内公布学生体质健康测试总体结果。

14. 建立健全《国家学生体质健康标准》管理制度，学生测试成绩列入学生档案，作为对学生评优、评先的重要依据。毕业时，学生测试成绩达不到 50 分者按结业处理（因病或残疾学生，凭医院证明向学校提出申请并经审核通过后可准予毕业）。毕业年级学生测试成绩及格率须达 95%以上。

15. 将学生体质健康状况作为衡量学校办学水平的重要指标。将体质健康状况、体育课成绩、参与体育活动等情况作为学生综合素质评价的重要内容。

16. 建立学生体质健康状况分析和研判机制，根据学生体质健康状况制定干预措施，视情况采取分类教学、个别辅导等必要措施，指导学生有针对性地进行体育锻炼，切实改进体育工作，提高全体学生体质健康水平。

五、基础能力建设与保障

17. 健全学校体育保障机制，学校体育工作经费纳入学校经费预算，并与学校教育事业经费同步增长。加强学校体育活动的安全教育、伤害预防和风险管理，建立健全校园体育活动意外伤害保险制度，妥善处置伤害事件。

18. 根据体育课教学、课外体育活动、课余训练竞赛和实施《国家学生体质健康标准》等工作需要，合理配备体育教师。体育教师年龄、专业、学历和职称结构合理，健全体育教师职称评定、学术评价、岗位聘任和学习进修等制度。

19. 将体育教学、课外体育活动、课余训练竞赛和实施《国家学生体质健康标准》等工作纳入教师工作量，保证体育教师与其他学科（专业）教师工作量的计算标准一致，实行同工同酬。

20. 体育场馆、设施和器材等符合国家配备、安全和质量标准，完善配备、管理、使用等规章制度，基本满足学生参加体育锻炼的需求。定时维护体育场馆、设施，及时更新、添置易耗、易损体育器材。体育场馆、设施在课余和节假日向学生免费或优惠开放。

附件 4　国家学生体质健康标准（2014 年修订）

一、说明

1.《国家学生体质健康标准》（以下简称《标准》）是国家学校教育工作的基础性指导文件

和教育质量基本标准，是评价学生综合素质、评估学校工作和衡量各地教育发展的重要依据，是《国家体育锻炼标准》在学校的具体实施，适用于全日制普通小学、初中、普通高中、中等职业学校、普通高等学校的学生。

2. 本标准的修订坚持健康第一，落实《国家中长期教育改革和发展规划纲要（2010—2020 年）》、《国务院办公厅转发教育部等部门关于进一步加强学校体育工作若干意见的通知》（国办发〔2012〕53 号）和《教育部关于印发〈学生体质健康监测评价办法〉等三个文件的通知》（教体艺〔2014〕3 号）有关要求，着重提高《标准》应用的信度、效度和区分度，着重强化其教育激励、反馈调整和引导锻炼的功能，着重提高其教育监测和绩效评价的支撑能力。

3. 本标准从身体形态、身体机能和身体素质等方面综合评定学生的体质健康水平，是促进学生体质健康发展、激励学生积极进行身体锻炼的教育手段，是国家学生发展核心素养体系和学业质量标准的重要组成部分，是学生体质健康的个体评价标准。

4. 本标准将适用对象划分为以下组别：小学、初中、高中按每个年级为一组，其中小学为 6 组、初中为 3 组、高中为 3 组。大学一、二年级为一组，三、四年级为一组。

5. 小学、初中、高中、大学各组别的测试指标均为必测指标。其中，身体形态类中的身高、体重，身体机能类中的肺活量，以及身体素质类中的 50 米跑、坐位体前屈为各年级学生共性指标。

6. 本标准的学年总分由标准分与附加分之和构成，满分为 120 分。标准分由各单项指标得分与权重乘积之和组成，满分为 100 分。附加分根据实测成绩确定，即对成绩超过 100 分的加分指标进行加分，满分为 20 分；小学的加分指标为 1 分钟跳绳，加分幅度为 20 分；初中、高中和大学的加分指标为男生引体向上和 1 000 米跑，女生 1 分钟仰卧起坐和 800 米跑，各指标加分幅度均为 10 分。

7. 根据学生学年总分评定等级：90.0 分及以上为优秀，80.0～89.9 分为良好，60.0～79.9 分为及格，59.9 分及以下为不及格。

8. 每个学生每学年评定一次，记入《〈国家学生体质健康标准〉登记卡》。特殊学制的学校，在填写登记卡时可以按规定和需求相应地增减栏目。学生毕业时的成绩和等级，按毕业当年学年总分的 50%与其他学年总分平均得分的 50%之和进行评定。

9. 学生测试成绩评定达到良好及以上者，方可参加评优与评奖；成绩达到优秀者，方可获体育奖学分。测试成绩评定不及格者，在本学年度准予补测一次，补测仍不及格，则学年成绩评定为不及格。普通高中、中等职业学校和普通高等学校学生毕业时，《标准》测试的成绩达不到 50 分者按结业或肄业处理。

10. 学生因病或残疾可向学校提交暂缓或免予执行《标准》的申请，经医疗单位证明，体育教学部门核准，可暂缓或免予执行《标准》，并填写《免予执行<国家学生体质健康标准>申请表》，存入学生档案。确实丧失运动能力、被免予执行《标准》的残疾学生，仍可参加评优与评奖，毕业时《标准》成绩需注明免测。

11. 各学校每学年开展覆盖本校各年级学生的《标准》测试工作，《标准》测试数据经当地教育行政部门按要求审核后，通过“中国学生体质健康网”上传至“国家学生体质健康标准数据管理系统”。测试和数据上传时间由教育行政部门确定。

12. 本标准由教育部负责解释。

二、单项指标与权重（见附表1）

附表1　单项指标与权重

测试对象	单项指标	权重（%）
小学一年级至大学四年级	体重指数（BMI）	15
	肺活量	15
小学一、二年级	50米跑	20
	坐位体前屈	30
	1分钟跳绳	20
小学三、四年级	50米跑	20
	坐位体前屈	20
	1分钟跳绳	20
	1分钟仰卧起坐	10
小学五、六年级	50米跑	20
	坐位体前屈	10
	1分钟跳绳	10
	1分钟仰卧起坐	20
	50米×8往返跑	10
初中、高中、大学各年级	50米跑	20
	坐位体前屈	10
	立定跳远	10
	引体向上（男）/1分钟仰卧起坐（女）	10
	1 000米跑（男）/800米跑（女）	20

注：体重指数（BMI）=体重（千克）/身高^2（米^2）。

三、评分表

（一）单项指标评分表（见附表2～附表17）

附表2　男生体重指数（BMI）单项评分表（单位：千克/米^2）

等级	单项得分	一年级	二年级	三年级	四年级	五年级	六年级	初一	初二	初三	高一	高二	高三	大学
正常	100	13.5～18.1	13.7～18.4	13.9～19.4	14.2～20.1	14.4～21.4	14.7～21.8	15.5～22.1	15.7～22.5	15.8～22.8	16.5～23.2	16.8～23.7	17.3～23.8	17.9～23.9
低体重	80	≤13.4	≤13.6	≤13.8	≤14.1	≤14.3	≤14.6	≤15.4	≤15.6	≤15.7	≤16.4	≤16.7	≤17.2	≤17.8
超重		18.2～20.3	18.5～20.4	19.5～22.1	20.2～22.6	21.5～24.1	21.9～24.5	22.2～24.9	22.6～25.2	22.9～26.0	23.3～26.3	23.8～26.5	23.9～27.3	24.0～27.9
肥胖	60	≥20.4	≥20.5	≥22.2	≥22.7	≥24.2	≥24.6	≥25.0	≥25.3	≥26.1	≥26.4	≥26.6	≥27.4	≥28.0

附表 3　女生体重指数（BMI）单项评分表（单位：千克/米 ^{2}）

等级	单项得分	一年级	二年级	三年级	四年级	五年级	六年级	初一	初二	初三	高一	高二	高三	大学
正常	100	13.3～17.3	13.5～17.8	13.6～18.6	13.7～19.4	13.8～20.5	14.2～20.8	14.8～21.7	15.3～22.2	16.0～22.6	16.5～22.7	16.9～23.2	17.1～23.3	17.2～23.9
低体重	80	≤13.2	≤13.4	≤13.5	≤13.6	≤13.7	≤14.1	≤14.7	≤15.2	≤15.9	≤16.4	≤16.8	≤17.0	≤17.1
超重		17.4～19.2	17.9～20.2	18.7～21.1	19.5～22.0	20.6～22.9	20.9～23.6	21.8～24.4	22.3～24.8	22.7～25.1	22.8～25.2	23.3～25.4	23.4～25.7	24.0～27.9
肥胖	60	≥19.3	≥20.3	≥21.2	≥22.1	≥23.0	≥23.7	≥24.5	≥24.9	≥25.2	≥25.3	≥25.5	≥25.8	≥28.0

附表 4　男生肺活量单项评分表（单位：毫升）

等级	单项得分	一年级	二年级	三年级	四年级	五年级	六年级	初一	初二	初三	高一	高二	高三	大一大二	大三大四
优秀	100	1 700	2 000	2 300	2 600	2 900	3 200	3 640	3 940	4 240	4 540	4 740	4 940	5 040	5 140
	95	1 600	1 900	2 200	2 500	2 800	3 100	3 520	3 820	4 120	4 420	4 620	4 820	4 920	5 020
	90	1 500	1 800	2 100	2 400	2 700	3 000	3 400	3 700	4 000	4 300	4 500	4 700	4 800	4 900
良好	85	1 400	1 650	1 900	2 150	2 450	2 750	3 150	3 450	3 750	4 050	4 250	4 450	4 550	4 650
	80	1 300	1 500	1 700	1 900	2 200	2 500	2 900	3 200	3 500	3 800	4 000	4 200	4 300	4 400
及格	78	1 240	1 430	1 620	1 820	2 110	2 400	2 780	3 080	3 380	3 680	3 880	4 080	4 180	4 280
	76	1 180	1 360	1 540	1 740	2 020	2 300	2 660	2 960	3 260	3 560	3 760	3 960	4 060	4 160
	74	1 120	1 290	1 460	1 660	1 930	2 200	2 540	2 840	3 140	3 440	3 640	3 840	3 940	4 040
	72	1 060	1 220	1 380	1 580	1 840	2 100	2 420	2 720	3 020	3 320	3 520	3 720	3 820	3 920
	70	1 000	1 150	1 300	1 500	1 750	2 000	2 300	2 600	2 900	3 200	3 400	3 600	3 700	3 800
	68	940	1 080	1 220	1 420	1 660	1 900	2 180	2 480	2 780	3 080	3 280	3 480	3 580	3 680
	66	880	1 010	1 140	1 340	1 570	1 800	2 060	2 360	2 660	2 960	3 160	3 360	3 460	3 560
	64	820	940	1 060	1 260	1 480	1 700	1 940	2 240	2 540	2 840	3 040	3 240	3 340	3 440
	62	760	870	980	1 180	1 390	1 600	1 820	2 120	2 420	2 720	2 920	3 120	3 220	3 320
	60	700	800	900	1 100	1 300	1 500	1 700	2 000	2 300	2 600	2 800	3 000	3 100	3 200
不及格	50	660	750	840	1 030	1 220	1 410	1 600	1 890	2 180	2 470	2 660	2 850	2 940	3 030
	40	620	700	780	960	1 140	1 320	1 500	1 780	2 060	2 340	2 520	2 700	2 780	2 860
	30	580	650	720	890	1 060	1 230	1 400	1 670	1 940	2 210	2 380	2 550	2 620	2 690
	20	540	600	660	820	980	1 140	1 300	1 560	1 820	2 080	2 240	2 400	2 460	2 520
	10	500	550	600	750	900	1 050	1 200	1 450	1 700	1 950	2 100	2 250	2 300	2 350

附表5　女生肺活量单项评分表（单位：毫升）

等级	单项得分	一年级	二年级	三年级	四年级	五年级	六年级	初一	初二	初三	高一	高二	高三	大一大二	大三大四
优秀	100	1 400	1 600	1 800	2 000	2 250	2 500	2 750	2 900	3 050	3 150	3 250	3 350	3 400	3 450
	95	1 300	1 500	1 700	1 900	2 150	2 400	2 650	2 850	3 000	3 100	3 200	3 300	3 350	3 400
	90	1 200	1 400	1 600	1 800	2 050	2 300	2 550	2 800	2 950	3 050	3 150	3 250	3 300	3 350
良好	85	1 100	1 300	1 500	1 700	1 950	2 200	2 450	2 650	2 800	2 900	3 000	3 100	3 150	3 200
	80	1 000	1 200	1 400	1 600	1 850	2 100	2 350	2 500	2 650	2 750	2 850	2 950	3 000	3 050
及格	78	960	1 150	1 340	1 530	1 770	2 010	2 250	2 400	2 550	2 650	2 750	2 850	2 900	2 950
	76	920	1 100	1 280	1 460	1 690	1 920	2 150	2 300	2 450	2 550	2 650	2 750	2 800	2 850
	74	880	1 050	1 220	1 390	1 610	1 830	2 050	2 200	2 350	2 450	2 550	2 650	2 700	2 750
	72	840	1 000	1 160	1 320	1 530	1 740	1 950	2 100	2 250	2 350	2 450	2 550	2 600	2 650
	70	800	950	1 100	1 250	1 450	1 650	1 850	2 000	2 150	2 250	2 350	2 450	2 500	2 550
	68	760	900	1 040	1 180	1 370	1 560	1 750	1 900	2 050	2 150	2 250	2 350	2 400	2 450
	66	720	850	980	1 110	1 290	1 470	1 650	1 800	1 950	2 050	2 150	2 250	2 300	2 350
	64	680	800	920	1 040	1 210	1 380	1 550	1 700	1 850	1 950	2 050	2 150	2 200	2 250
	62	640	750	860	970	1 130	1 290	1 450	1 600	1 750	1 850	1 950	2 050	2 100	2 150
	60	600	700	800	900	1 050	1 200	1 350	1 500	1 650	1 750	1 850	1 950	2 000	2 050
不及格	50	580	680	780	880	1 020	1 170	1 310	1 460	1 610	1 710	1 810	1 910	1 960	2 010
	40	560	660	760	860	990	1 140	1 270	1 420	1 570	1 670	1 770	1 870	1 920	1 970
	30	540	640	740	840	960	1 110	1 230	1 380	1 530	1 630	1 730	1 830	1 880	1 930
	20	520	620	720	820	930	1 080	1 190	1 340	1 490	1 590	1 690	1 790	1 840	1 890
	10	500	600	700	800	900	1 050	1 150	1 300	1 450	1 550	1 650	1 750	1 800	1 850

附表6　男生50米跑单项评分表（单位：秒）

等级	单项得分	一年级	二年级	三年级	四年级	五年级	六年级	初一	初二	初三	高一	高二	高三	大一大二	大三大四
优秀	100	10.2	9.6	9.1	8.7	8.4	8.2	7.8	7.5	7.3	7.1	7.0	6.8	6.7	6.6
	95	10.3	9.7	9.2	8.8	8.5	8.3	7.9	7.6	7.4	7.2	7.1	6.9	6.8	6.7
	90	10.4	9.8	9.3	8.9	8.6	8.4	8.0	7.7	7.5	7.3	7.2	7.0	6.9	6.8
良好	85	10.5	9.9	9.4	9.0	8.7	8.5	8.1	7.8	7.6	7.4	7.3	7.1	7.0	6.9
	80	10.6	10.0	9.5	9.1	8.8	8.6	8.2	7.9	7.7	7.5	7.4	7.2	7.1	7.0
及格	78	10.8	10.2	9.7	9.3	9.0	8.8	8.4	8.1	7.9	7.7	7.6	7.4	7.3	7.2
	76	11.0	10.4	9.9	9.5	9.2	9.0	8.6	8.3	8.1	7.9	7.8	7.6	7.5	7.4
	74	11.2	10.6	10.1	9.7	9.4	9.2	8.8	8.5	8.3	8.1	8.0	7.8	7.7	7.6
	72	11.4	10.8	10.3	9.9	9.6	9.4	9.0	8.7	8.5	8.3	8.2	8.0	7.9	7.8
	70	11.6	11.0	10.5	10.1	9.8	9.6	9.2	8.9	8.7	8.5	8.4	8.2	8.1	8.0
	68	11.8	11.2	10.7	10.3	10.0	9.8	9.4	9.1	8.9	8.7	8.6	8.4	8.3	8.2
	66	12.0	11.4	10.9	10.5	10.2	10.0	9.6	9.3	9.1	8.9	8.8	8.6	8.5	8.4
	64	12.2	11.6	11.1	10.7	10.4	10.2	9.8	9.5	9.3	9.1	9.0	8.8	8.7	8.6
	62	12.4	11.8	11.3	10.9	10.6	10.4	10.0	9.7	9.5	9.3	9.2	9.0	8.9	8.8
	60	12.6	12.0	11.5	11.1	10.8	10.6	10.2	9.9	9.7	9.5	9.4	9.2	9.1	9.0
不及格	50	12.8	12.2	11.7	11.3	11.0	10.8	10.4	10.1	9.9	9.7	9.6	9.4	9.3	9.2
	40	13.0	12.4	11.9	11.5	11.2	11.0	10.6	10.3	10.1	9.9	9.8	9.6	9.5	9.4
	30	13.2	12.6	12.1	11.7	11.4	11.2	10.8	10.5	10.3	10.1	10.0	9.8	9.7	9.6
	20	13.4	12.8	12.3	11.9	11.6	11.4	11.0	10.7	10.5	10.3	10.2	10.0	9.9	9.8
	10	13.6	13.0	12.5	12.1	11.8	11.6	11.2	10.9	10.7	10.5	10.4	10.2	10.1	10.0

附表 7　女生 50 米跑单项评分表（单位：秒）

等级	单项得分	一年级	二年级	三年级	四年级	五年级	六年级	初一	初二	初三	高一	高二	高三	大一大二	大三大四
优秀	100	11.0	10.0	9.2	8.7	8.3	8.2	8.1	8.0	7.9	7.8	7.7	7.6	7.5	7.4
	95	11.1	10.1	9.3	8.8	8.4	8.3	8.2	8.1	8.0	7.9	7.8	7.7	7.6	7.5
	90	11.2	10.2	9.4	8.9	8.5	8.4	8.3	8.2	8.1	8.0	7.9	7.8	7.7	7.6
良好	85	11.5	10.5	9.7	9.2	8.8	8.7	8.6	8.5	8.4	8.3	8.2	8.1	8.0	7.9
	80	11.8	10.8	10.0	9.5	9.1	9.0	8.9	8.8	8.7	8.6	8.5	8.4	8.3	8.2
及格	78	12.0	11.0	10.2	9.7	9.3	9.2	9.1	9.0	8.9	8.8	8.7	8.6	8.5	8.4
	76	12.2	11.2	10.4	9.9	9.5	9.4	9.3	9.2	9.1	9.0	8.9	8.8	8.7	8.6
	74	12.4	11.4	10.6	10.1	9.7	9.6	9.5	9.4	9.3	9.2	9.1	9.0	8.9	8.8
	72	12.6	11.6	10.8	10.3	9.9	9.8	9.7	9.6	9.5	9.4	9.3	9.2	9.1	9.0
	70	12.8	11.8	11.0	10.5	10.1	10.0	9.9	9.8	9.7	9.6	9.5	9.4	9.3	9.2
	68	13.0	12.0	11.2	10.7	10.3	10.2	10.1	10.0	9.9	9.8	9.7	9.6	9.5	9.4
	66	13.2	12.2	11.4	10.9	10.5	10.4	10.3	10.2	10.1	10.0	9.9	9.8	9.7	9.6
	64	13.4	12.4	11.6	11.1	10.7	10.6	10.5	10.4	10.3	10.2	10.1	10.0	9.9	9.8
	62	13.6	12.6	11.8	11.3	10.9	10.8	10.7	10.6	10.5	10.4	10.3	10.2	10.1	10.0
	60	13.8	12.8	12.0	11.5	11.1	11.0	10.9	10.8	10.7	10.6	10.5	10.4	10.3	10.2
不及格	50	14.0	13.0	12.2	11.7	11.3	11.2	11.1	11.0	10.9	10.8	10.7	10.6	10.5	10.4
	40	14.2	13.2	12.4	11.9	11.5	11.4	11.3	11.2	11.1	11.0	10.9	10.8	10.7	10.6
	30	14.4	13.4	12.6	12.1	11.7	11.6	11.5	11.4	11.3	11.2	11.1	11.0	10.9	10.8
	20	14.6	13.6	12.8	12.3	11.9	11.8	11.7	11.6	11.5	11.4	11.3	11.2	11.1	11.0
	10	14.8	13.8	13.0	12.5	12.1	12.0	11.9	11.8	11.7	11.6	11.5	11.4	11.3	11.2

附表 8　男生坐位体前屈单项评分表（单位：厘米）

等级	单项得分	一年级	二年级	三年级	四年级	五年级	六年级	初一	初二	初三	高一	高二	高三	大一大二	大三大四
优秀	100	16.1	16.2	16.3	16.4	16.5	16.6	17.6	19.6	21.6	23.6	24.3	24.6	24.9	25.1
	95	14.6	14.7	14.9	15.0	15.2	15.3	15.9	17.7	19.7	21.5	22.4	22.8	23.1	23.3
	90	13.0	13.2	13.4	13.6	13.8	14.0	14.2	15.8	17.8	19.4	20.5	21.0	21.3	21.5
良好	85	12.0	11.9	11.8	11.7	11.6	11.5	12.3	13.7	15.8	17.2	18.3	19.1	19.5	19.9
	80	11.0	10.6	10.2	9.8	9.4	9.0	10.4	11.6	13.8	15.0	16.1	17.2	17.7	18.2
及格	78	9.9	9.5	9.1	8.6	8.2	7.7	9.1	10.3	12.4	13.6	14.7	15.8	16.3	16.8
	76	8.8	8.4	8.0	7.4	7.0	6.4	7.8	9.0	11.0	12.2	13.3	14.4	14.9	15.4
	74	7.7	7.3	6.9	6.2	5.8	5.1	6.5	7.7	9.6	10.8	11.9	13.0	13.5	14.0
	72	6.6	6.2	5.8	5.0	4.6	3.8	5.2	6.4	8.2	9.4	10.5	11.6	12.1	12.6
	70	5.5	5.1	4.7	3.8	3.4	2.5	3.9	5.1	6.8	8.0	9.1	10.2	10.7	11.2
	68	4.4	4.0	3.6	2.6	2.2	1.2	2.6	3.8	5.4	6.6	7.7	8.8	9.3	9.8
	66	3.3	2.9	2.5	1.4	1.0	−0.1	1.3	2.5	4.0	5.2	6.3	7.4	7.9	8.4
	64	2.2	1.8	1.4	0.2	−0.2	−1.4	0.0	1.2	2.6	3.8	4.9	6.0	6.5	7.0
	62	1.1	0.7	0.3	−1.0	−1.4	−2.7	−1.3	−0.1	1.2	2.4	3.5	4.6	5.1	5.6
	60	0.0	−0.4	−0.8	−2.2	−2.6	−4.0	−2.6	−1.4	−0.2	1.0	2.1	3.2	3.7	4.2
不及格	50	−0.8	−1.2	−1.6	−3.2	−3.6	−5.0	−3.8	−2.6	−1.4	0.0	1.1	2.2	2.7	3.2
	40	−1.6	−2.0	−2.4	−4.2	−4.6	−6.0	−5.0	−3.8	−2.6	−1.0	0.1	1.2	1.7	2.2
	30	−2.4	−2.8	−3.2	−5.2	−5.6	−7.0	−6.2	−5.0	−3.8	−2.0	−0.9	0.2	0.7	1.2
	20	−3.2	−3.6	−4.0	−6.2	−6.6	−8.0	−7.4	−6.2	−5.0	−3.0	−1.9	−0.8	−0.3	0.2
	10	−4.0	−4.4	−4.8	−7.2	−7.6	−9.0	−8.6	−7.4	−6.2	−4.0	−2.9	−1.8	−1.3	−0.8

附表 9　女生坐位体前屈单项评分表（单位：厘米）

等级	单项得分	一年级	二年级	三年级	四年级	五年级	六年级	初一	初二	初三	高一	高二	高三	大一大二	大三大四
优秀	100	18.6	18.9	19.2	19.5	19.8	19.9	21.8	22.7	23.5	24.2	24.8	25.3	25.8	26.3
	95	17.3	17.6	17.9	18.1	18.5	18.7	20.1	21.0	21.8	22.5	23.1	23.6	24.0	24.4
	90	16.0	16.3	16.6	16.9	17.2	17.5	18.4	19.3	20.1	20.8	21.4	21.9	22.2	22.4
良好	85	14.7	14.8	14.9	15.0	15.1	15.2	16.7	17.6	18.4	19.1	19.7	20.2	20.6	21.0
	80	13.4	13.3	13.2	13.1	13.0	12.9	15.0	15.9	16.7	17.4	18.0	18.5	19.0	19.5
及格	78	12.3	12.2	12.1	12.0	11.9	11.8	13.7	14.6	15.4	16.1	16.7	17.2	17.7	18.2
	76	11.2	11.1	11.0	10.9	10.8	10.7	12.4	13.3	14.1	14.8	15.4	15.9	16.4	16.9
	74	10.1	10.0	9.9	9.8	9.7	9.6	11.1	12.0	12.8	13.5	14.1	14.6	15.1	15.6
	72	9.0	8.9	8.8	8.7	8.6	8.5	9.8	10.7	11.5	12.2	12.8	13.3	13.8	14.3
	70	7.9	7.8	7.7	7.6	7.5	7.4	8.5	9.4	10.2	10.9	11.5	12.0	12.5	13.0
	68	6.8	6.7	6.6	6.5	6.4	6.3	7.2	8.1	8.9	9.6	10.2	10.7	11.2	11.7
	66	5.7	5.6	5.5	5.4	5.3	5.2	5.9	6.8	7.6	8.3	8.9	9.4	9.9	10.4
	64	4.6	4.5	4.4	4.3	4.2	4.1	4.6	5.5	6.3	7.0	7.6	8.1	8.6	9.1
	62	3.5	3.4	3.3	3.2	3.1	3.0	3.3	4.2	5.0	5.7	6.3	6.8	7.3	7.8
	60	2.4	2.3	2.2	2.1	2.0	1.9	2.0	2.9	3.7	4.4	5.0	5.5	6.0	6.5
不及格	50	1.6	1.5	1.4	1.3	1.2	1.1	1.2	2.1	2.9	3.6	4.2	4.7	5.2	5.7
	40	0.8	0.7	0.6	0.5	0.4	0.3	0.4	1.3	2.1	2.8	3.4	3.9	4.4	4.9
	30	0.0	−0.1	−0.2	−0.3	−0.4	−0.5	−0.4	0.5	1.3	2.0	2.6	3.1	3.6	4.1
	20	−0.8	−0.9	−1.0	−1.1	−1.2	−1.3	−1.2	−0.3	0.5	1.2	1.8	2.3	2.8	3.3
	10	−1.6	−1.7	−1.8	−1.9	−2.0	−2.1	−2.0	−1.1	−0.3	0.4	1.0	1.5	2.0	2.5

附表 10　男生一分钟跳绳单项评分表（单位：次）

等级	单项得分	一年级	二年级	三年级	四年级	五年级	六年级
优秀	100	109	117	126	137	148	157
	95	104	112	121	132	143	152
	90	99	107	116	127	138	147
良好	85	93	101	110	121	132	141
	80	87	95	104	115	126	135
及格	78	80	88	97	108	119	128
	76	73	81	90	101	112	121
	74	66	74	83	94	105	114
	72	59	67	76	87	98	107
	70	52	60	69	80	91	100
	68	45	53	62	73	84	93
	66	38	46	55	66	77	86
	64	31	39	48	59	70	79
	62	24	32	41	52	63	72
	60	17	25	34	45	56	65
不及格	50	14	22	31	42	53	62
	40	11	19	28	39	50	59
	30	8	16	25	36	47	56
	20	5	13	22	33	44	53
	10	2	10	19	30	41	50

附表 11　女生一分钟跳绳单项评分表（单位：次）

等级	单项得分	一年级	二年级	三年级	四年级	五年级	六年级
优秀	100	117	127	139	149	158	166
	95	110	120	132	142	151	159
	90	103	113	125	135	144	152
良好	85	95	105	117	127	136	144
	80	87	97	109	119	128	136
及格	78	80	90	102	112	121	129
	76	73	83	95	105	114	122
	74	66	76	88	98	107	115
	72	59	69	81	91	100	108
	70	52	62	74	84	93	101
	68	45	55	67	77	86	94
	66	38	48	60	70	79	87
	64	31	41	53	63	72	80
	62	24	34	46	56	65	73
	60	17	27	39	49	58	66
不及格	50	14	24	36	46	55	63
	40	11	21	33	43	52	60
	30	8	18	30	40	49	57
	20	5	15	27	37	46	54
	10	2	12	24	34	43	51

附表 12　男生立定跳远单项评分表（单位：厘米）

等级	单项得分	初一	初二	初三	高一	高二	高三	大一大二	大三大四
优秀	100	225	240	250	260	265	270	273	275
	95	218	233	245	255	260	265	268	270
	90	211	226	240	250	255	260	263	265
良好	85	203	218	233	243	248	253	256	258
	80	195	210	225	235	240	245	248	250
及格	78	191	206	221	231	236	241	244	246
	76	187	202	217	227	232	237	240	242
	74	183	198	213	223	228	233	236	238
	72	179	194	209	219	224	229	232	234
	70	175	190	205	215	220	225	228	230
	68	171	186	201	211	216	221	224	226
	66	167	182	197	207	212	217	220	222
	64	163	178	193	203	208	213	216	218
	62	159	174	189	199	204	209	212	214
	60	155	170	185	195	200	205	208	210
不及格	50	150	165	180	190	195	200	203	205
	40	145	160	175	185	190	195	198	200
	30	140	155	170	180	185	190	193	195
	20	135	150	165	175	180	185	188	190
	10	130	145	160	170	175	180	183	185

附表 13　女生立定跳远单项评分表（单位：厘米）

等级	单项得分	初一	初二	初三	高一	高二	高三	大一大二	大三大四
优秀	100	196	200	202	204	205	206	207	208
	95	190	194	196	198	199	200	201	202
	90	184	188	190	192	193	194	195	196
良好	85	177	181	183	185	186	187	188	189
	80	170	174	176	178	179	180	181	182
及格	78	167	171	173	175	176	177	178	179
	76	164	168	170	172	173	174	175	176
	74	161	165	167	169	170	171	172	173
	72	158	162	164	166	167	168	169	170
	70	155	159	161	163	164	165	166	167
	68	152	156	158	160	161	162	163	164
	66	149	153	155	157	158	159	160	161
	64	146	150	152	154	155	156	157	158
	62	143	147	149	151	152	153	154	155
	60	140	144	146	148	149	150	151	152
不及格	50	135	139	141	143	144	145	146	147
	40	130	134	136	138	139	140	141	142
	30	125	129	131	133	134	135	136	137
	20	120	124	126	128	129	130	131	132
	10	115	119	121	123	124	125	126	127

附表 14　男生一分钟仰卧起坐、引体向上单项评分表（单位：次）

等级	单项得分	三年级	四年级	五年级	六年级	初一	初二	初三	高一	高二	高三	大一大二	大三大四
优秀	100	48	49	50	51	13	14	15	16	17	18	19	20
	95	45	46	47	48	12	13	14	15	16	17	18	19
	90	42	43	44	45	11	12	13	14	15	16	17	18
良好	85	39	40	41	42	10	11	12	13	14	15	16	17
	80	36	37	38	39	9	10	11	12	13	14	15	16
及格	78	34	35	36	37								
	76	32	33	34	35	8	9	10	11	12	13	14	15
	74	30	31	32	33								
	72	28	29	30	31	7	8	9	10	11	12	13	14
	70	26	27	28	29								
	68	24	25	26	27	6	7	8	9	10	11	12	13
	66	22	23	24	25								
	64	20	21	22	23	5	6	7	8	9	10	11	12
	62	18	19	20	21								
	60	16	17	18	19	4	5	6	7	8	9	10	11
不及格	50	14	15	16	17	3	4	5	6	7	8	9	10
	40	12	13	14	15	2	3	4	5	6	7	8	9
	30	10	11	12	13	1	2	3	4	5	6	7	8
	20	8	9	10	11		1	2	3	4	5	6	7
	10	6	7	8	9			1	2	3	4	5	6

注：小学三年级～六年级：一分钟仰卧起坐；初中、高中、大学：引体向上。

附表 15　女生一分钟仰卧起坐单项评分表（单位：次）

等级	单项得分	三年级	四年级	五年级	六年级	初一	初二	初三	高一	高二	高三	大一大二	大三大四
优秀	100	46	47	48	49	50	51	52	53	54	55	56	57
	95	44	45	46	47	48	49	50	51	52	53	54	55
	90	42	43	44	45	46	47	48	49	50	51	52	53
良好	85	39	40	41	42	43	44	45	46	47	48	49	50
	80	36	37	38	39	40	41	42	43	44	45	46	47
及格	78	34	35	36	37	38	39	40	41	42	43	44	45
	76	32	33	34	35	36	37	38	39	40	41	42	43
	74	30	31	32	33	34	35	36	37	38	39	40	41
	72	28	29	30	31	32	33	34	35	36	37	38	39
	70	26	27	28	29	30	31	32	33	34	35	36	37
	68	24	25	26	27	28	29	30	31	32	33	34	35
	66	22	23	24	25	26	27	28	29	30	31	32	33
	64	20	21	22	23	24	25	26	27	28	29	30	31
	62	18	19	20	21	22	23	24	25	26	27	28	29
	60	16	17	18	19	20	21	22	23	24	25	26	27
不及格	50	14	15	16	17	18	19	20	21	22	23	24	25
	40	12	13	14	15	16	17	18	19	20	21	22	23
	30	10	11	12	13	14	15	16	17	18	19	20	21
	20	8	9	10	11	12	13	14	15	16	17	18	19
	10	6	7	8	9	10	11	12	13	14	15	16	17

附表 16　男生耐力跑单项评分表（单位：分·秒）

等级	单项得分	五年级	六年级	初一	初二	初三	高一	高二	高三	大一大二	大三大四
优秀	100	1'36"	1'30"	3'55"	3'50"	3'40"	3'30"	3'25"	3'20"	3'17"	3'15"
	95	1'39"	1'33"	4'05"	3'55"	3'45"	3'35"	3'30"	3'25"	3'22"	3'20"
	90	1'42"	1'36"	4'15"	4'00"	3'50"	3'40"	3'35"	3'30"	3'27"	3'25"
良好	85	1'45"	1'39"	4'22"	4'07"	3'57"	3'47"	3'42"	3'37"	3'34"	3'32"
	80	1'48"	1'42"	4'30"	4'15"	4'05"	3'55"	3'50"	3'45"	3'42"	3'40"
及格	78	1'51"	1'45"	4'35"	4'20"	4'10"	4'00"	3'55"	3'50"	3'47"	3'45"
	76	1'54"	1'48"	4'40"	4'25"	4'15"	4'05"	4'00"	3'55"	3'52"	3'50"
	74	1'57"	1'51"	4'45"	4'30"	4'20"	4'10"	4'05"	4'00"	3'57"	3'55"
	72	2'00"	1'54"	4'50"	4'35"	4'25"	4'15"	4'10"	4'05"	4'02"	4'00"
	70	2'03"	1'57"	4'55"	4'40"	4'30"	4'20"	4'15"	4'10"	4'07"	4'05"
	68	2'06"	2'00"	5'00"	4'45"	4'35"	4'25"	4'20"	4'15"	4'12"	4'10"
	66	2'09"	2'03"	5'05"	4'50"	4'40"	4'30"	4'25"	4'20"	4'17"	4'15"
	64	2'12"	2'06"	5'10"	4'55"	4'45"	4'35"	4'30"	4'25"	4'22"	4'20"
	62	2'15"	2'09"	5'15"	5'00"	4'50"	4'40"	4'35"	4'30"	4'27"	4'25"
	60	2'18"	2'12"	5'20"	5'05"	4'55"	4'45"	4'40"	4'35"	4'32"	4'30"
不及格	50	2'22"	2'16"	5'40"	5'25"	5'15"	5'05"	5'00"	4'55"	4'52"	4'50"
	40	2'26"	2'20"	6'00"	5'45"	5'35"	5'25"	5'20"	5'15"	5'12"	5'10"
	30	2'30"	2'24"	6'20"	6'05"	5'55"	5'45"	5'40"	5'35"	5'32"	5'30"
	20	2'34"	2'28"	6'40"	6'25"	6'15"	6'05"	6'00"	5'55"	5'52"	5'50"
	10	2'38"	2'32"	7'00"	6'45"	6'35"	6'25"	6'20"	6'15"	6'12"	6'10"

注：小学五年级～六年级：50 米×8 往返跑；初中、高中、大学：1 000 米跑。

附表 17　女生耐力跑单项评分表（单位：分・秒）

等级	单项得分	五年级	六年级	初一	初二	初三	高一	高二	高三	大一大二	大三大四
优秀	100	1'41"	1'37"	3'35"	3'30"	3'25"	3'24"	3'22"	3'20"	3'18"	3'16"
	95	1'44"	1'40"	3'42"	3'37"	3'32"	3'30"	3'28"	3'26"	3'24"	3'22"
	90	1'47"	1'43"	3'49"	3'44"	3'39"	3'36"	3'34"	3'32"	3'30"	3'28"
良好	85	1'50"	1'46"	3'57"	3'52"	3'47"	3'43"	3'41"	3'39"	3'37"	3'35"
	80	1'53"	1'49"	4'05"	4'00"	3'55"	3'50"	3'48"	3'46"	3'44"	3'42"
及格	78	1'56"	1'52"	4'10"	4'05"	4'00"	3'55"	3'53"	3'51"	3'49"	3'47"
	76	1'59"	1'55"	4'15"	4'10"	4'05"	4'00"	3'58"	3'56"	3'54"	3'52"
	74	2'02"	1'58"	4'20"	4'15"	4'10"	4'05"	4'03"	4'01"	3'59"	3'57"
	72	2'05"	2'01"	4'25"	4'20"	4'15"	4'10"	4'08"	4'06"	4'04"	4'02"
	70	2'08"	2'04"	4'30"	4'25"	4'20"	4'15"	4'13"	4'11"	4'09"	4'07"
	68	2'11"	2'07"	4'35"	4'30"	4'25"	4'20"	4'18"	4'16"	4'14"	4'12"
	66	2'14"	2'10"	4'40"	4'35"	4'30"	4'25"	4'23"	4'21"	4'19"	4'17"
	64	2'17"	2'13"	4'45"	4'40"	4'35"	4'30"	4'28"	4'26"	4'24"	4'22"
	62	2'20"	2'16"	4'50"	4'45"	4'40"	4'35"	4'33"	4'31"	4'29"	4'27"
	60	2'23"	2'19"	4'55"	4'50"	4'45"	4'40"	4'38"	4'36"	4'34"	4'32"
不及格	50	2'27"	2'23"	5'05"	5'00"	4'55"	4'50"	4'48"	4'46"	4'44"	4'42"
	40	2'31"	2'27"	5'15"	5'10"	5'05"	5'00"	4'58"	4'56"	4'54"	4'52"
	30	2'35"	2'31"	5'25"	5'20"	5'15"	5'10"	5'08"	5'06"	5'04"	5'02"
	20	2'39"	2'35"	5'35"	5'30"	5'25"	5'20"	5'18"	5'16"	5'14"	5'12"
	10	2'43"	2'39"	5'45"	5'40"	5'35"	5'30"	5'28"	5'26"	5'24"	5'22"

注：小学五年级～六年级：50 米×8 往返跑；初中、高中、大学：800 米跑。

（二）加分指标评分表（见附表 18～附表 22）

附表 18　男生一分钟跳绳评分表（单位：次）

加分	一年级	二年级	三年级	四年级	五年级	六年级
20	40	40	40	40	40	40
19	38	38	38	38	38	38
18	36	36	36	36	36	36
17	34	34	34	34	34	34
16	32	32	32	32	32	32
15	30	30	30	30	30	30
14	28	28	28	28	28	28
13	26	26	26	26	26	26
12	24	24	24	24	24	24
11	22	22	22	22	22	22
10	20	20	20	20	20	20
9	18	18	18	18	18	18
8	16	16	16	16	16	16
7	14	14	14	14	14	14
6	12	12	12	12	12	12
5	10	10	10	10	10	10
4	8	8	8	8	8	8
3	6	6	6	6	6	6
2	4	4	4	4	4	4
1	2	2	2	2	2	2

注：一分钟跳绳为高优指标，学生成绩超过单项评分 100 分后，以超过的次数所对应的分数进行加分。

附表 19　男生引体向上评分表（单位：次）

加分	初一	初二	初三	高一	高二	高三	大一大二	大三大四
10	10	10	10	10	10	10	10	10
9	9	9	9	9	9	9	9	9
8	8	8	8	8	8	8	8	8
7	7	7	7	7	7	7	7	7
6	6	6	6	6	6	6	6	6
5	5	5	5	5	5	5	5	5
4	4	4	4	4	4	4	4	4
3	3	3	3	3	3	3	3	3
2	2	2	2	2	2	2	2	2
1	1	1	1	1	1	1	1	1

附表 20　女生一分钟仰卧起坐评分表（单位：次）

加分	初一	初二	初三	高一	高二	高三	大一大二	大三大四
10	13	13	13	13	13	13	13	13
9	12	12	12	12	12	12	12	12
8	11	11	11	11	11	11	11	11
7	10	10	10	10	10	10	10	10
6	9	9	9	9	9	9	9	9
5	8	8	8	8	8	8	8	8
4	7	7	7	7	7	7	7	7
3	6	6	6	6	6	6	6	6
2	4	4	4	4	4	4	4	4
1	2	2	2	2	2	2	2	2

注：引体向上、一分钟仰卧起坐均为高优指标，学生成绩超过单项评分 100 分后，以超过的次数所对应的分数进行加分。

附表 21　男生 1 000 米跑评分表（单位：分・秒）

加分	初一	初二	初三	高一	高二	高三	大一大二	大三大四
10	−35"	−35"	−35"	−35"	−35"	−35"	−35"	−35"
9	−32"	−32"	−32"	−32"	−32"	−32"	−32"	−32"
8	−29"	−29"	−29"	−29"	−29"	−29"	−29"	−29"
7	−26"	−26"	−26"	−26"	−26"	−26"	−26"	−26"
6	−23"	−23"	−23"	−23"	−23"	−23"	−23"	−23"
5	−20"	−20"	−20"	−20"	−20"	−20"	−20"	−20"
4	−16"	−16"	−16"	−16"	−16"	−16"	−16"	−16"
3	−12"	−12"	−12"	−12"	−12"	−12"	−12"	−12"
2	−8"	−8"	−8"	−8"	−8"	−8"	−8"	−8"
1	−4"	−4"	−4"	−4"	−4"	−4"	−4"	−4"

附表 22 女生 800 米跑评分表（单位：分·秒）

加分	初一	初二	初三	高一	高二	高三	大一大二	大三大四
10	−50"	−50"	−50"	−50"	−50"	−50"	−50"	−50"
9	−45"	−45"	−45"	−45"	−45"	−45"	−45"	−45"
8	−40"	−40"	−40"	−40"	−40"	−40"	−40"	−40"
7	−35"	−35"	−35"	−35"	−35"	−35"	−35"	−35"
6	−30"	−30"	−30"	−30"	−30"	−30"	−30"	−30"
5	−25"	−25"	−25"	−25"	−25"	−25"	−25"	−25"
4	−20"	−20"	−20"	−20"	−20"	−20"	−20"	−20"
3	−15"	−15"	−15"	−15"	−15"	−15"	−15"	−15"
2	−10"	−10"	−10"	−10"	−10"	−10"	−10"	−10"
1	−5"	−5"	−5"	−5"	−5"	−5"	−5"	−5"

注：1 000 米跑、800 米跑均为低优指标，学生成绩低于单项评分 100 分后，以减少的秒数所对应的分数进行加分。

（三）《国家学生体质健康标准》登记卡（大学样表）（见附表 23）

附表 23 《国家学生体质健康标准》登记卡（大学样表）

学　校 ______________

姓　名		性　别		学　号	
院（系）		民　族		出生日期	

单项指标	大一			大二			大三			大四			毕业成绩	
	成绩	得分	等级	成绩	得分	等级	成绩	得分	等级	成绩	得分	等级	得分	等级
体重指数（BMI）（千克/米 ^{2}）														
肺活量（毫升）														
50 米跑（秒）														
坐位体前屈（厘米）														
立定跳远（厘米）														
引体向上（男）/1 分钟仰卧起坐（女）（次）														
1 000 米跑（男）/800 米跑（女）（分·秒）														
标准分														
加分指标	成绩	附加分		成绩	附加分		成绩	附加分		成绩	附加分			
引体向上（男）/1 分钟仰卧起坐（女）（次）														
1 000 米跑（男）/800 米跑（女）（分·秒）														
学年总分														
等级评定														
体育教师签字														
辅导员签字														

注：高等职业学校、高等专科学校参照本样表执行。

学校签章：　　　　年　　月　　日

（四）免予执行《国家学生体质健康标准》申请表（样表）（见附表 24）

附表 24　免予执行《国家学生体质健康标准》申请表（样表）

<table>
<tr><td>姓　名</td><td></td><td>性　别</td><td></td><td>学　号</td><td></td></tr>
<tr><td>班　级/院（系）</td><td></td><td>民　族</td><td></td><td>出生日期</td><td></td></tr>
<tr><td>原因</td><td colspan="5">申请人：
年　月　日</td></tr>
<tr><td>体育教师签字</td><td></td><td>家长签字</td><td colspan="3"></td></tr>
<tr><td>学校体育部门意见</td><td colspan="5">学校签章：
年　月　日</td></tr>
</table>

注：中等职业学校及普通高等学校的学生，“家长签字”由学生本人签字。

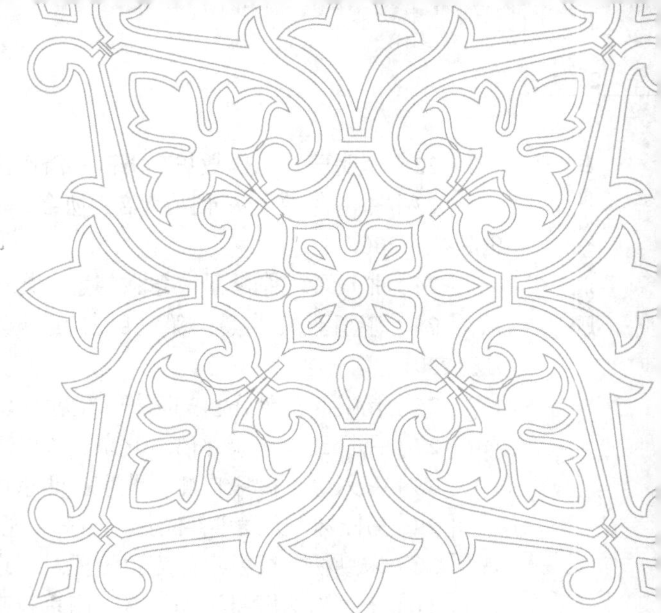

参考文献

Reference

[1] 季羡林．季羡林生命沉思录．北京：国际文化出版公司．2008.

[2] [美] 赛安慈，[美] 吴至青．还我本来面目 如何接纳自我和欣赏生命．北京：华夏出版社．2010.

[3] 燕燕．感恩生命 价值人生．长春：吉林大学出版社．2010.

[4] 星汉．世界上最经典的哲学故事大全集．北京：中国华侨出版社．2011.

[5] 蔡仁厚．孔子的生命境界——儒学的反思与开展．长春：吉林出版集团有限责任公司．2010.

[6] 郑晓江．生命与死亡——中国生死智慧．北京：北京大学出版社．2011.

[7] 王荣发，朱建婷．新生命伦理学．上海：华东理工大学出版社．2011.

[8] 学生德育教育指导小组编．学生民主法制的教育．沈阳：辽海出版社．2011.

[9] 袁卫星．生命教育．北京：外语教学与研究出版社．2013.

[10] 韩卿元，马小惠．大学生安全教育．北京：科学出版社．2010.

[11] 孙绍玉．火灾防范与火场逃生概论．北京：中国人民公安大学出版社．2001.

[12] 陈珍国．学校安全管理．上海：复旦大学出版社．2008.

[13] 王树民，王哲．女性安全防范手册．北京：群众出版社．2013.

[14] 叶轻舟．这样逃生最有效．哈尔滨：哈尔滨出版社．2008.

[15] 元坤．关键时刻拯救生命的生存技能．北京：当代世界出版社．2010.

[16] 张南，徐娟．青少年成长避险．北京：华文出版社．2005.

[17] 中国海上搜救中心,水上应急避险常识．北京：人民交通出版社．2008.

[18] 李旭．我的安全我做主．北京：清华大学出版社．2014.

[19] 穆亚宏，杨娥．大学生健康教育与健康促进．西安：西北工业大学出版社．2010.

[20] 李宗浩．紧急救护．北京：兵器工业出版社．1999.

[21] 周玉杰，李小鹰，马长生，霍勇．现代心肺复苏．北京：人民卫生出版社．2006.

[22] 李明玉．创伤救护．济南：济南出版社．2002.

[23] 香港急救及灾难医疗培训协会，心肺复苏与创伤救护现场急救课程．北京：解放军出版社．2005.

[24] 张珍玲．图解触电急救与意外伤害急救．北京：中国电力出版社．2004.

[25] 李清亚,王晓慧．第一目击者 突发疾病及意外伤害现场救护．北京：中国计量出版社．2001.

[26] 杨帆．意外伤害的防护．北京：海豚出版社．2002.

[27] 吕探云．健康评估．北京：人民卫生出版社．2001.

[28] 秦入金．健康自测．北京：北京体育大学出版社．2002.

[29] 马桂林．突发事件的第一时间：现场自救与互救．上海：第二军医大学出版社．2010.

[30] 宋劲松．突发事件应急指挥．北京：中国经济出版社．2011.

[31] 王竹影．健身运动处方．南京：南京师范大学出版社．2003.

[32] 王正珍．ACSM 运动测试与运动处方指南．北京：人民卫生出版社．2010.

[33] 凌月红．体育健康教育与运动处方．北京：北京体育大学出版社．2005.

[34] 刘琦．科学健身．北京：人民体育出版社．2008.

[35] 宋为民．动出健康动掉疾病．北京：人民军医出版社．2004.

[36] 王安利．运动忠告．广州：广东人民出版社．2005.